DES

TUMEURS DU LARYNX

PAR

Ch.-Ed. SCHWARTZ

Chirurgien des hôpitaux de Paris.

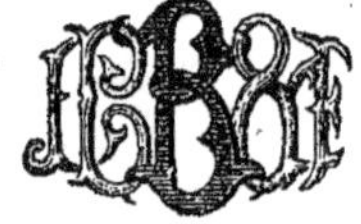

PARIS

LIBRAIRIE J.-B. BAILLIÈRE ET FILS

Rue Hautefeuille, 19, près le boulevard Saint-Germain.

—

1886

DES TUMEURS DU LARYNX

DU MÊME AUTEUR

1. **Recherches anatomiques et cliniques** sur les gaines synoviales de la face palmaire. Thèse. Paris, 1878.

2. **Des ostéosarcomes des membres.** Thèse d'agrégation. Paris, 1880.

3. **Des différentes espèces de pieds bots** et de leur traitement. Thèse d'agrégation. Paris, 1883.

4. **Dictionnaire de médecine et de chirurgie pratiques.** Articles : Tumeurs des os, Parotide (anatomie et physiologie), Poplité, Pubis, Synoviales, Tendons, Ténotomie, Utérus (anatomie et médecine opératoire), Veines.

5. **Du trépan appliqué aux traumatismes du crâne.** Revue générale : *Revue des sciences médicales*, p. 332, tome XIV, 1879.

6. **Contribution à l'étude de la synoviale du genou** et de son cul-de-sac sous-tricipital, *Archives générales de médecine*, juillet 1880.

7. **De l'hystérectomie.** Revue critique : *Revue de chirurgie*, p. 486, 1882, 125-195, 1883.

8. **Tumeur fibro-kystique de l'utérus** incisée sur le fond de la matrice. *Revue de chirurgie*, p. 287, 1884.

9. **Faits pour servir à l'histoire de l'influence du traumatisme sur les diathèses.** *Revue de chirurgie*, p. 821, 1884.

10. **Note sur la réparation des tendons extenseurs du pouce.** *Revue de chirurgie*, p. 901, 1885.

11. **De la périnéorrhaphie secondaire.** *Revue de chirurgie*, p. 966, 1885.

12. **Traumatisme et kyste hydatique.** *Archives générales de médecine*, t. I, p. 605, 1884.

Paris. — Typ. A. PARENT, A. DAVY, succ., imp. de la Faculté de médecine, 52, rue Madame et rue Corneille, 3

DES

TUMEURS DU LARYNX

PAR

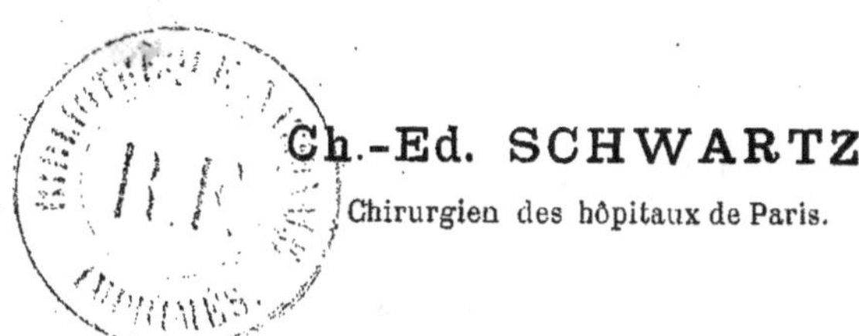

Ch.-Ed. SCHWARTZ

Chirurgien des hôpitaux de Paris.

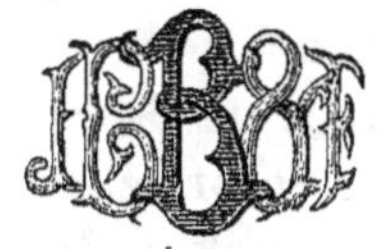

PARIS

LIBRAIRIE J.-B. BAILLIÈRE ET FILS

Rue Hautefeuille, 19, près le boulevard Saint-Germain.

—

1886

DES

TUMEURS DU LARYNX

INTRODUCTION

L'histoire des tumeurs du larynx est tout au plus vieille d'un siècle, et cependant quelle quantité de matériaux accumulés, surtout depuis la merveilleuse découverte du laryngoscope par Czermak en 1858. C'est principalement à partir de cette époque que la clinique des tumeurs du larynx et leur traitement ont pris un nouvel et rapide essor sous l'impulsion des chirurgiens et laryngologistes qui ont marché sur la trace des Ehrmann et des Von Bruns. Le champ de l'intervention a encore été étendu par l'introduction dans la chirurgie, de l'extirpation du larynx, exécutée pour la première fois par Billroth, en 1873. Est-ce là une nouvelle conquête à enregistrer, une nouvelle victoire de la chirurgie contemporaine? c'est ce que nous diront plus tard les résultats obtenus.

Quoi qu'il en soit, si la clinique et le traitement des tumeurs du larynx ont réalisé et réalisent encore des progrès considérables, peut-être ne pourrions-nous pas en dire autant de l'anatomie et surtout de l'histologie pathologiques des néoplasmes laryngés.

Cela tient à plusieurs causes : tout d'abord, la plupart des tumeurs bénignes du larynx pouvant être enlevées par les voies naturelles, le sont souvent par fragments et dans des séances successives, de telle sorte que l'on n'a à sa disposition, pour pratiquer l'examen, que des parties souvent impropres à donner une bonne idée de la nature du néoplasme. D'un autre côté, bon nombre d'opérateurs se contentent d'un diagnostic anatomique sommaire tiré des caractères extérieurs de la tumeur. Il serait à désirer, au point de vue des relations qui peuvent exister entre la structure d'une tumeur et son pronostic thérapeutique, c'est-à-dire sa tendance à la récidive ou à l'envahissement, que le nombre des examens complets et bien faits augmentât, pour le plus grand bien du malade et du chirurgien.

Avant d'entrer en matière, nous désirons adresser nos remerciements à tous ceux qui, par leurs conseils, leurs recherches, ou les matériaux qu'ils nous ont gracieusement fournis, ont pu contribuer à l'achèvement de ce travail.

DIVISION DU SUJET.

Le larynx peut être le siège de tumeurs développées primitivement aux dépens des tissus. qui le constituent ou provenant
d'un envahissement parti des tissus et des organes qui l'entourent.

Les unes sont les tumeurs primitives, celles qui seront avant
tout l'objet de notre étude.

Les autres sont les tumeurs propagées, primitivement développées dans les ganglions voisins, la glande thyroïde et surtout
dans le pharynx et l'œsophage : ce sont presque toujours des
tumeurs malignes ; elles ne nous occuperont qu'en tant que lésions de l'organe vocal.

Quand on considère les tumeurs du larynx, on trouve qu'elles
constituent actuellement deux catégories assez tranchées au
point de vue de leur évolution clinique : les unes, localisées aux
tissus aux dépens desquels elles ont pris naissance, n'envahissent pas, ne détruisent pas la charpente de l'organe dans lequel
elles se sont développées ; elles ne sont graves que par l'obstacle qu'elles apportent à la phonation et quelquefois à la respiration et c'est par là qu'elles amenaient presque toujours une issue
fatale, alors que l'ablation n'en était pas pratiquée. Enlevées en
totalité, elles ne récidivent presque jamais ; le chirurgien peut
espérer presque toujours leur guérison radicale par une intervention patiente et répétée, lorsque cela est nécessaire. Ces tumeurs constituent les tumeurs *bénignes* du larynx encore appe-
lées polypes. Les autres ne restent pas localisées aux tissus
dans lesquels elles se sont développées ; elles envahissent autour
d'elles, attaquent les organes voisins, détruisent la charpente
laryngée, s'ulcèrent, tuent par l'asphyxie, l'inanition ou la cachexie et présentent en un mot tous les caractères de tumeurs

malignes; enlevées, lorsque cela est possible, elles récidivent presque toujours, et nos moyens d'action sur elles sont, comme nous le verrons, encore bien impuissants.

Si nous prenions le mot tumeur au sens anatomopathologique strict, nous serions obligé de faire rentrer dans notre description les néoplasies de la tuberculose et de la syphilis laryngées, d'autant plus qu'elles se manifestent parfois sous la forme de tumeurs, à tel point qu'on a pu les confondre avec des tumeurs bénignes ou malignes. Mais la phthisie laryngée, de même que la syphilis du larynx, tout en présentant quelquefois des déterminations morbides difficiles à distinguer des tumeurs proprement dites, ainsi que nous le retrouverons d'ailleurs au chapitre du diagnostic, sont tellement différentes, comme évolution et comme traitement que, suivant en cela l'exemple de la plupart des pathologistes, nous ne les ferons nullement rentrer dans le cadre des néoplasmes du larynx.

En somme, nous diviserons les tumeurs du larynx en bénignes et malignes. Nous préférons le mot tumeur bénigne à celui de polype. Ce dernier implique l'idée d'une tumeur plus ou moins pédiculée, ce qui est loin d'être la règle, comme nous le verrons.

Dans une **première partie**, nous étudierons les *tumeurs bénignes du larynx*, au point de vue anatomique et clinique ; dans une **seconde partie**, nous passerons en revue les caractères anatomiques et cliniques de celles dites *malignes* ; la **troisième**, enfin, sera consacrée au traitement. Nous verrons alors quelle part revient à l'ablation par les voies naturelles, quelle part à l'extirpation par les voies artificielles ; enfin, nous étudierons l'extirpation du larynx, prônée par les uns, repoussée par les autres, et nous montrerons ce que peut donner l'opération palliative de la trachéotomie.

PREMIÈRE PARTIE

DES TUMEURS BÉNIGNES DU LARYNX

CHAPITRE PREMIER.

HISTORIQUE.

Les deux premiers faits bien authentiques de polypes des *voies aériennes* se trouvent consignés dans Lieutaud (1) ; nous les transcrivons textuellement, à cause de leur importance historique :

Obs. 63. — In cadavere cujusdam *asthmatici* triginta annorum, qui perpetuo querebatur de quodam impedimento in tracheâ, quod tussi et screatu expellere sæpius conabatur ; et morte subitaneâ sublati ; reperitur quidam polypus variis radicibus laryngi infixus et versus glottidem obturamenti instar adactus ; unde suffocatio inexpectata.

Obs. 64. — Secto cadavere cujusdam pueri duodecim annorum jampridem phthisici, et inexpectatâ morte rapti, in propatulum veniebat intra laryngem corpus quoddam polyposum et vacuosum e tracheæ superiori parte pediculo unico et peculiari ortum trahens ; et hinc fluitans ; quo forte ad laryngem repulso suffocationem obierat œger.

La première observation est un cas non douteux de polype inséré sur le larynx et dans la portion sous-glottique ; il n'en est

---

(1) Lieutaud. *Historia anatomico-medica*, t. II, p. 297, 303, 1767.

pas de même de la seconde qui est partout rapportée comme appartenant au larynx ; il est évident, d'après le texte, que c'était un polype de la trachée « e superiori parte tracheæ ortum trahens » à pédicule assez long, pour venir pendant les mouvements d'expiration s'engager entre les lèvres de la glotte et causer la suffocation.

Lieutaud (1) avait eu l'occasion d'observer de son vivant le malade qui fait le sujet de la première citation. Celui-ci, avait un râle si bruyant qu'on l'entendait de bien loin ; il disait sentir dans la trachée quelque chose de solide dont il ne pouvait se débarrasser par la toux ; il mourut subitement en se baissant pour ramasser un livre qu'il avait laissé tomber de son lit. A l'autopsie, brièvement relatée plus haut, on trouva que le polype tenait à la membrane qui tapisse le cartilage annulaire dans lequel il était si bien engagé, que, pour l'en faire sortir, on fut obligé de le pousser par la glotte.

Le fait rapporté par Herbiniaux, cité lui-même par Lewin (2), et qui constituerait en même temps la première tentative d'extraction par les voies naturelles couronnée de succès, ne présente pas, comparativement à celui rapporté par Lieutaud, les mêmes garanties. Voici ce que rapporte Herbiniaux : « Un polype du larynx, que Levret ne put pas lier avec ses instruments, fut lié par G. Roderik, chirurgien à Bruxelles, avec facilité, à l'aide d'un instrument formé par une suite de sphères creuses et pouvant prendre toutes les formes. » Cet instrument ressemblait à une sorte de chapelet, destiné à embrasser le pédicule de la tumeur. Mais où s'attachait ce pédicule ? Etait-ce une tumeur de la cavité du larynx ou de l'épiglotte ou des replis aryténoépiglottiques ? L'observation ne le dit pas et ne pouvait guère le dire à cette époque. Le fait de Roderik remonterait à 1750 environ.

Desault (3) a observé deux fois des polypes du larynx ; dans les deux cas, la tumeur était pyriforme, et son pédicule était inséré dans un des ventricules ; l'un a été trouvé sur un cadavre ap-

---

(1) Lieutaud. *Histoire de l'Académie des sciences.* p. 74, 1754.

(2) Lewin. *Ueber Neubildungen namentlich Polypen des Kehlkopfes. Deutsche Klinik*, nᵒˢ 12, 26, 1862, p. 121.

(3) Desault. *Œuvres chirurgicales*, par Bichat. Paris, 1798, t. I, p. 228.

porté dans son amphithéâtre, l'autre sur un sujet qui suffoqua subitement et dont on fit l'autopsie. Un chirurgien lui en aurait rapporté en outre une troisième observation.

C'est à Desault que revient l'honneur d'avoir proposé le premier la laryngotomie et la bronchotomie pour la double indication du rétablissement du passage de l'air et de l'extirpation des néoplasmes.

La première moitié du xixe siècle est encore peu féconde au point de vue de l'histoire des tumeurs bénignes du larynx. Gerdy (1), dans sa thèse de concours, en 1833, ne put réunir que 6 cas de polypes du larynx; il est vrai que 8 autres, relevés plus tard par le professeur Ehrmann (2), de Strasbourg, lui avaient totalement échappé. Ce sont ceux de Desault, de Pelletan (3), d'Otto (4), de Berlin, de Senn, de Genève; il ne pouvait pas connaître les deux cas de Schultze (5), de Deux-Ponts, qui ne les communiqua par écrit que plus tard.

L'observation d'Otto, de Breslau, est très intéressante, parce que c'est la première où l'on voit noté un symptôme bien important, alors que le laryngoscope n'existait pas encore : nous voulons parler de l'expulsion spontanée de petits fragments du polype. Il y est parlé d'un homme de 65 ans qui était atteint depuis plusieurs années de raucité de la voix allant jusqu'à l'aphonie ; il expulsa à plusieurs reprises par la bouche des fragments de chair gros comme des grains de groseille et même comme des merises, en ayant aussi la forme et la couleur et mourut un jour d'asphyxie; à l'autopsie, on trouva le larynx rempli par un grand nombre de petites tumeurs dont les plus volumineuses avaient les dimensions et la forme d'une noisette ; elles étaient pédiculisées, insérées sur les cordes vocales et obstruaient la glotte.

La même année que Gerdy soutenait sa thèse, paraissait l'ob-

(1) Gerdy. Thèse concours. Paris, 1833. *Des polypes et de leur traitement.*

(2) Ehrmann. *Histoire des polypes du larynx,* 1850. Strasbourg.

(3) Pelletan. *Clinique chirurgicale,* t. I, p. 15.

(4) Otto. *Seltene Beobachtungen zur Anatomie und Physiologie gehörig.* Berlin, 1824.

(5) Senn. *Journal des Progrès des Sciences médicales,* t. V, p. 230.

servation due à Brauers (1), de Louvain ; celui-ci avait pratiqué la première thyrotomie, pour débarrasser un homme de 40 ans, qui présentait tous les signes d'une tumeur du larynx. Après avoir sectionné-le cartilage thyroïde, il découvrit le néoplasme qui avait l'aspect de verrues, probablement un papillome, peut-être aussi un cancroïde, l'enleva et cautérisa au nitrate acide de mercure. La récidive eut lieu presque aussitôt et nécessita une nouvelle opération ; cette fois, le chirurgien enleva, pour se donner plus de jour, une partie du cartilage thyroïde et détruisit le néoplasme par le fer rouge. Malgré tout, nouvelle récidive : le larynx, est-il dit, se transforma en une masse squirrheuse, et l'opéré mourait de fièvre hectique, lorsque l'observation se termine.

En 1850, le professeur Ehrmann, de Strasbourg, fit paraître son remarquable mémoire sur les polypes du larynx ; il avait été vivement frappé dès 1837, par le fait d'un enfant de 9 ans qui mourut de suffocation, avec tous les signes d'une obstruction des voies aériennes, et chez lequel on trouva à l'autopsie un polype du larynx, dont l'examen anatomique fut fait par le professeur Michel. Ce cas servit de sujet de thèse, en 1842, au fils de l'auteur, A. Ehrmann (2).

En 1844, un cas analogue se présentait à lui. Nous le rapporterons in-extenso, car c'est l'observation princeps de la thyrotomie appliquée après un diagnostic précis au traitement des polypes du larynx et suivie de succès.

Polype du larynx fixé au ligament inférieur gauche de la glotte.

(Laryngotomie pratiquée dans un cas de polype du larynx. In-8°. Strasbourg, 1844. — Histoire des polypes du larynx, par Ehrmann. Strasbourg, 1850, p. 23. (Obs. XXIX.)

Caroline M..., âgée de 33 ans, d'une bonne constitution, mariée depuis six ans et mère de deux enfants bien portants, a continuellement joui d'une très bonne santé, si l'on en excepte les légères indis-

(1) Brauers. *Warzenartige Geschwülste im Kehlkopf. (Journal der Chirurgie,* von Gräfe und Walther, Bd XXI, S. 534, 1834.)

(2) A. Ehrmann. *Des polypes du larynx.* Dissertation inaugurale, Strasbourg, 1842.

positions de l'enfance auxquelles elle avait payé l'inévitable tribut. Les fonctions particulières à son sexe n'ont jamais offert la moindre irrégularité, et en aucun temps les voies respiratoires n'ont été le siège d'une irritation quelconque. Ce fut en automne 1840 que, pour la première fois, Caroline M... et les personnes qui l'entouraient observèrent un léger changement dans le son de sa voix; d'abord rauque et enrouée, elle devint au bout de quelque temps entièrement voilée. Cette altération dans le timbre vocal s'opéra d'une manière insensible, sans être accompagnée d'aucune douleur ni de gêne dans l'exercice de la parole ou même dans la simple respiration; l'aphonie survint plus tard, et elle avait cela de particulier que vers la fin des deux grossesses, elle augmenta d'une manière marquée, pour dimi-nuer après l'accouchement, sans toutefois disparaître complètement.

Depuis la dernière couche, qui date du 24 juillet 1843, l'enroue-ment de C. M... n'a plus varié jusqu'au grave accident arrivé le 15 mars 1844. Mais déjà, peu de temps après que l'on se fut aperçu du changement survenu dans le larynx, la malade parvenait, à l'aide d'un mouvement brusque d'inspiration et d'expiration, à imiter le bruit d'une soupape qui se fermait et se rouvrait alternativement; il arriva parfois que pendant la déglutition, à fortes gorgées, quelques gouttes de liquide pénétrèrent avec facilité dans le larynx et excitè-rent de violentes quintes de toux. Ce fut dans ces accès que la malade rejeta à différentes reprises, par l'expectoration, de petites portions de tissu semblables à la tumeur enlevée plus tard par l'excision. Du reste, jusqu'ici, aucun accident n'était venu troubler l'exercice des fonctions, et, à l'exception de l'aphonie, nul dérangement organique n'avait été observé; mais bientôt l'orage éclata. Vers le milieu du mois de mars, C. M... quitta sa demeure; à peine avait-elle fait quelques pas, qu'elle éprouva une difficulté extrême de respirer, qui l'obligea de rentrer; il lui semblait qu'un obstacle mécanique s'op-posait à la libre entrée et à la libre sortie de l'air, et qu'un corps étranger lui obstruait le gosier. Quelques instants de repos parais-saient ramener le calme, en rendant la respiration plus libre, lorsque tout à coup, à la suite d'un effort de toux, la dyspnée devint extrême et s'accompagna d'agitation et d'angoisses. Les moments de relâche permirent, il est vrai, à la malade d'inspirer parfois un peu plus librement; mais elle appréhendait à chaque instant de voir surven r soit un accès de toux, soit un effort de vomissement, accidents pen-dant lesquels la difficulté de respirer devenait extrême et la suffoca-tion imminente. C'est à cette époque que je fus appelé auprès de la malade par M. le Dr Schmitt. Les antécédents, observés avec le plus grand soin par mon honorable collègue, ne pouvaient laisser aucun doute sur la nature et sur la cause de l'accident grave pour lequel on réclamait nos soins.

Le polype engagé entre les lèvres de la glotte, disions-nous, ne se
déplace plus ; la respiration devient de plus en plus gênée ; la teinte
bleue de la face, la petitesse et la fréquence du pouls indiquent déjà
un trouble notable dans la circulation. Attendre plus longtemps sans
agir, serait compromettre la vie de la malade. L'indication la plus
pressante, sans doute, étant de rétablir les fonctions respiratoires,
nous décidâmes qu'il fallait inciser le canal aérien. Notre proposition
éprouva d'abord quelque difficulté, non de la part de la malade, car
l'excès de souffrance l'avait fait consentir à tout, mais de la part de la
famille, à laquelle l'idée d'une opération chirurgicale inspirait presque de l'horreur. Cette hésitation nous fit perdre près de deux heures
et prolongea ainsi les angoisses de la patiente, dont l'état devenait
de plus en plus alarmant ; ce ne fut qu'après avoir épuisé tous les
moyens de persuasion, que nous parvînmes enfin à vaincre une obsti-
nation qui menaçait de devenir fatale.

Je fis placer la malade dans un fauteuil dont le dossier était garni
de coussins ; la tête étant penchée en arrière et convenablement maintenue, je divisai les tissus de la partie antérieure et moyenne du col
dans une étendue de 5 centimètres à peu près, à partir du point correspondant à l'espace crico-thyroïdien et dans la direction de la ligne
médiane jusque vers l'échancrure du sternum ; je fendis ainsi successivement la peau, le tissu cellulaire sous-cutané, la membrane
crico-thyroïdienne, le cartilage cricoïde et les deux premiers anneaux
de la trachée-artère ; il ne s'écoula que très peu de sang lors de ces
incisions, et ce qui s'en introduisit dans le canal aérien fut aussitôt
rejeté par l'expiration, qui, dès la division des parties, se fit avec
beaucoup de facilité et au grand soulagement de la malade. Je plaçai
immédiatement dans la plaie faite au tube aérien, une canule courbe,
de la grosseur du petit doigt, et je la fixai, à l'aide de forts rubans
partant des deux côtés de son embouchure, qui resta ainsi en rapport
avec le niveau de la plaie. L'introduction de cette canule avait causé
une sensation très désagréable, qui se dissipa un instant après.

Le bien-être inexprimable dont jouit la malade après avoir enduré
pendant près de trois heures les angoisses de la mort, le besoin
qu'elle éprouva du repos après de si pénibles inquiétudes, et la certitude que j'avais de pouvoir attaquer plus tard le larynx, dans le but
d'extirper le polype sans avoir à craindre les inconvénients d'une
opération prolongée sur les voies aériennes ; toutes ces considérations me décidèrent à remettre à un autre moment l'incision du larynx et l'ablation du corps étranger qui s'y était développé. Cette
manière d'agir me sembla même commandée par un sentiment d'hu-
manité, et je m'applaudis de l'avoir suivie, car je lui attribue en
grande partie le succès de l'opération.

Le séjour de la canule pendant quarante-huit heures dans la plaie

récente, avait donné lieu à un suintement séro-purulent, et l'irritation de la membrane muqueuse produite par le contact du tube métallique, avait également déterminé une abondante sécrétion de mucosités, rejetées par une toux devenue assez fatigante. D'un autre côté,
l'état moral de la malade ne laissant rien à désirer, je crus le moment
favorable pour procéder à la seconde opération, à la laryngotomie. Je
fus assisté de MM. les docteurs Schmitt et Aronssohn.

Afin de pouvoir prolonger convenablement l'incision déjà existante,
je fis abaisser la canule et tendre ainsi le tuyau vocal de haut en bas.
Après avoir déterminé, par le toucher, la ligne saillante formée par
la réunion des deux moitiés du cartilage thyroïde, ainsi que l'échancrure de son bord supérieur, j'incisai le long de la ligne indiquée,
en agrandissant la section par en bas, pour la réunir à celle que
j'avais pratiquée antérieurement, et, par en haut, jusque vers l'os
hyoïde.

Le sang qui s'écoula pendant cette division des parties fut soigneusement épongé, et il ne s'en introduisit que bien peu dans la trachée,
le tube métallique, appliqué contre la paroi de ce canal, s'opposant
au passage du liquide. De cette manière je parvins à éviter, pendant
l'opération, les accès de toux continuels, toujours fatigants pour les
malades et non moins gênants pour le chirurgien.

Je fis écarter les deux moitiés du larynx divisé, et je débarrassai sa
cavité du sang qui s'y était amassé : nous découvrîmes alors l'excroissance polypeuse, implantée le long du ligament inférieur gauche de
la glotte : d'une main je la saisis à l'aide de pinces à dissection, de
l'autre, armée d'un bistouri, je l'excisai, et parvins à l'enlever ainsi
en trois portions qui, réunies, forment une masse assez volumineuse
(Voy. pl. I, fig. III). L'ensemble de cette tumeur rappelle la forme
d'un petit choufleur, présentant çà et là, sur sa surface, des granulations arrondies et charnues.

Après l'ablation totale de ce corps étranger, nous pûmes nous assurer de la disposition et de l'état de la cavité laryngienne : elle était
lisse dans toute son étendue, à l'exception du point qu'avait occupé
le polype ; nous distinguâmes parfaitement le mouvement des cartilages aryténoïdes, qui se rapprochaient l'un de l'autre chaque fois que
l'on touchait du doigt la surface interne de la boîte cartilagineuse.

L'incision du larynx, ayant porté directement sur la ligne médiane
du cartilage thyroïde, l'instrument tranchant a passé entre les attaches antérieures des deux muscles thyro-aryténoïdiens, sans intéres-
ser leur substance.

Aussitôt que le suintement sanguin se fut arrêté et qu'on ne tou-
cha plus au larynx, les deux lèvres de la division faite au cartilage
thyroïde se rapprochèrent et se réunirent exactement. Pendant que
j'opérais, quelques crachats sanguinolents furent rendus par la bou-

che et de l'écume colorée en rouge s'échappa de temps à autre, mais en petite quantité, par la canule. Aucun accident n'est venu du reste entraver ou gêner cette opération, que la malade a supportée avec beaucoup de calme et de courage.

Le pansement, très simple, consista dans l'application d'un peu de charpie mollette entre les lèvres de la plaie, rapprochées à l'aide de bandelettes agglutinatives ; la canule, restée en place, permit à l'air de pénétrer facilement dans le conduit trachéal.

La malade fut placée dans son lit ; on lui interdit tout mouvement et on lui fit observer le silence le plus absolu ; de temps à autre seulement elle prit un peu d'eau sucrée, qu'elle avala sans difficulté. La nuit qui suivit fut très tranquille ; d'abondantes mucosités passèrent par le tube métallique et nécessitèrent plusieurs fois sa désobstruction.

Dans la journée du lendemain il survint un peu de réaction ; le pouls était fréquent ; il y avait de la chaleur à la peau et de l'agitation : nulle douleur cependant du côté de la plaie. Des boissons diaphorétiques et un lavement administré le soir, calmèrent le malaise, et tout rentra dans l'ordre le second jour. La malade se nourrit d'aliments liquides.

Comme aucun gonflement n'était survenu aux parties intéressées, et qu'en retirant la canule de la trachée-artère, l'air passait par le larynx sans occasionner la moindre sensation douloureuse, je supprimai le tube et rapprochai la moitié inférieure de la plaie, dont les bords étaient déjà en pleine suppuration.

Dès lors la respiration s'opéra par les voies naturelles, et l'ouverture faite à la trachée-artère ne fournit plus que de petites quantités de matière muqueuse, qui bientôt passèrent aussi par le larynx et par la bouche.

Le troisième jour de l'opération, la malade se trouvait dans les conditions les plus favorables : bien-être général, respiration libre, déglutition facile, nulle douleur, nul gonflement du côté des organes incisés ; la voix seule restait voilée.

La plaie du tuyau vocal, marchant à son tour rapidement vers la guérison, ne laissa plus échapper d'air que de temps à autre, et cela chaque jour en moindre quantité ; enfin le 5 avril, vingt-et-unième jour de l'opération, il n'en passa plus par cette ouverture. A cette époque, C. M... se rendit à la campagne pour profiter de la belle saison, et à son retour, qui eut lieu dans la huitaine, non seulement la plaie du col se trouva complètement fermée, mais la santé générale ne laissa plus rien à désirer. L'aphonie seule persista encore, et la cicatrice des téguments, adhérente à celle du larynx et de la trachée-artère, suit, sans occasionner aucune gêne, tous les mouvements du tube aérien.

Ainsi se passèrent six mois, pendant lesquels, débarrassée de son

polype et de tous les accidents qui en furent la suite, C. M... jouit
d'un bien être que rien n'est venu troubler ; toutes les fonctions
avaient repris leur cours habituel, et la respiration surtout n'éprouva
plus aucune entrave. Malheureusement, au mois d'octobre de la même
année, vint se déclarer une maladie complètement étrangère et indépendante de la grave affection dont elle venait de subir, au mois
d'avril dernier, les périlleuses atteintes : une fièvre typhoïde abdominale, véritable entérite folliculeuse, éclata avec des symptômes si
alarmants, qu'au bout du second septénaire, malgré les soins les
plus assidus et les mieux entendus, la malade succomba.

L'autopsie cadavérique signala les lésions organiques du tube digestif, que l'on rencontre communément dans ces cas ; notre attention cependant se porta plus particulièrement vers le larynx, afin de
connaître les changements qu'avait dû subir, par suite du travail de
cicatrisation, la région, siège de l'excroissance polypeuse, et qui avait
été intéressée dans l'opération. Ouvert par derrière et incisé dans la
direction de la ligne médiane, le tuyau vocal n'offrit, à l'exception de
la surface laryngée, pas la moindre trace d'altération. Le ligament
inférieur gauche de la glotte, un peu raccourci, légèrement froncé,
se prolonge sous forme de stries en relief, vers la base de l'épiglotte,
et semble par cette direction, diminuer l'étendue du ventricule correspondant ; la membrane muqueuse laryngienne se continue sur la
surface de cette corde vocale, et quelques petites granulations sont
assises le long de son trajet sur les replis de cette tunique ; une dernière granulation un peu plus grande et d'un aspect vésiculeux occupe le point de jonction des deux ligaments inférieurs de la glotte.
Ces granulations développées sur les surfaces qu'avait entamées l'instrument tranchant, seraient-elles un commencement de retour de
l'affection primitive ?

L'examen microscopique du polype excisé et des granulations dont
il vient d'être question, a fourni les mêmes éléments que celui de la
membrane muqueuse laryngienne ; seulement les cellules épithéliales
étaient beaucoup plus nombreuses que d'ordinaire et affectaient plutôt la forme pavimenteuse que la cylindrique ; quelques traces rares
du tissu fibro-plastique se sont trouvées mêlées ensuite aux éléments
des granulations ; leur présence était due probablement au voisinage
de la cicatrice résultant de l'ablation du polype et sur laquelle étaient
venues se reproduire des portions de membrane muqueuse hypertrophiée.

Dans le savant mémoire dont cette observation est la base,
Ehrmann a recueilli 31 cas de polypes dont 1 de la trachée, soit
en tout 30, avant la période qui suit la publication de cette œuvre

magistrale. L'auteur y décrit les symptômes, l'anatomie pathologique, le traitement.

Après Ehrmann, Rokitansky (1), en 1851, ajoute 10 nouveaux
cas, et Middeldorpff (2), en 1854, pouvait rassembler une soixan-
taine de cas de polypes auxquels Lewin, cité par Von Ziemssen (3), en ajouta encore 16 ; soit 76. Si l'on retranche de ce nombre quatre ou cinq observations douteuses et ayant trait à des
végétations tuberculeuses, on arrive au chiffre de 70 qui représente à peu près celui des observations de tumeurs bénignes du
larynx avant la période qui va s'ouvrir maintenant, la période
laryngoscopique. Dans tous les faits précédents, le diagnostic n'a
été fait que rarement pendant la vie, et dans les cas où il a été
posé, ce n'est que rarement encore qu'une opération a débar-
rassé le patient de son mal. Tels sont les faits d'Horace Green (4)
et de Middeldorpff, *loc. cit.* ; Horace Green avait deux fois extirpé
par la bouche des tumeurs du larynx. La première fois (1846),
il s'agissait d'un polype pédiculé, gros comme une cerise in-
seré, d'après lui, sur la corde vocale gauche, mais qui reposait
sur la bande ventriculaire. Lorsque la bouche était largement
ouverte et que la malade toussait, on pouvait voir et sentir au
niveau de la région aryépiglottique une tumeur blanchâtre brillante qu'il enleva après l'avoir saisie avec une pince à amygdales
en la sectionnant avec un bistouri très délié. La jeune fille, qui
avait treize ans, guérit sans encombre. Elle avait été traitée
pendant neuf ans pour une hypertrophie des amygdales.

La seconde fois, c'était un homme de quarante-deux ans qui
était atteint d'aphonie, de dyspnée et de dysphagie. En lui passant dans le larynx une éponge chargée d'une solution de nitrate d'argent, Green parvint à enlever un certain nombre de
fragments de tumeur de grosseur variable, de telle façon que la

(1) Rokitansky. *Zeilschrift der K. K. Ges. der Aerzte zu Wien.*, mars 1851.
(2) Middeldorpff. *Die Galvanocaustik*, Breslau, S. 176 et suiv., 1854.
(3) Von Ziemssen. *Die Neubildungen des Kehlkopfes Handbuch der speciellen
pathologie und Therapie*, Bd IV, Erste Hælfte., p. 359, 1879.
(4) Green Horace. *On the surgical treatment of Polypi of the Larynx and
œdema of the glottis*, New-York, 1852. (*Transactions of the Amer. med. Assoc.*,
1853.)

dyspnée disparut ; mais l'aphonie persista malgré tout. Cela semble avoir été un papillome.

Middeldorpff enleva chez un malade âgé de quarante-deux ans, qui en avait expulsé à plusieurs reprises des fragments par la bouche, une tumeur située au niveau de la base et à la face postérieure de l'épiglotte ; c'était avant 1854, puisque le fait est rapporté dans son traité de la galvanocaustique qui fut publié à Breslau, cette année-là ; la tumeur fut attaquée par la bouche, à l'aide de l'anse galvanocaustique et, six ans et demi après, il n'y avait pas de récidive.

Pour en finir avec la période prélaryngoscopique, nous devons encore citer le fait remarquable de Prat (1), qui extirpa par la laryngotomie sous-hyoïdienne proposée par Malgaigne et Vidal de Cassis, une tumeur de l'épiglotte chez un phthisique ; l'opération fut couronnée de succès ; mais la tumeur ne fut pas examinée au microscope, de sorte que cette observation peut très bien se rapporter à un produit tuberculeux.

Toutefois, la méthode opératoire n'en était pas moins créée.

Avec la merveilleuse découverte de Garcia et de Czermak, dont les deux noms doivent être associés, l'histoire des tumeurs bénignes du larynx prit un nouvel essor ; les cas se succédèrent ; armé de ce merveilleux instrument de diagnostic qui permet de voir l'intérieur du larynx et même de la trachée, Victor Von Bruns (2) fait sur son frère la première opération endolaryngée, se guidant avec la précision que donnent la vue et la connaissance exacte des rapports de la tumeur. Ce fut le 21 juillet 1861 qu'il fit sa première tentative couronnée de succès ; avec un bistouri caché il scarifia le pédicule du polype qui s'insérait sur la face ventriculaire de la corde vocale gauche Plusieurs séances amenèrent la suppuration et la déliquescence de la tumeur qui disparut totalement, de telle sorte qu'au mois de septembre de la même année le patient pouvait parler à haute et intelligible voix et vaquer à toutes ses occupations. Depuis l'introduction du laryngoscope dans la pratique, le nombre des travaux sur les polypes du larynx s'est accru dans de telles proportions, qu'il serait pré-

---

(1) Prat. *Gazette des Hôpitaux*, 1859, p. 809.
(2) V. Bruns. *Laryngoscopie und Laryngoscopische Chirurgie.* (S. 143, p. 322, 1865.)

tentieux de vouloir les citer tous. Leur histoire clinique et thérapeutique, à peine connue avant Ehrmann, progresse de toutes
parts ; Causit (1), en 1867, la fait chez les enfants et établit leur
congénialité possible ; on étudie leurs variétés anatomiques ; l'art
invente une foule d'instruments plus ou moins compliqués des-
tinés à les enlever par les voies naturelles ; l'on a discuté et l'on
discute encore leur extirpation par les voies artificielles. Mais
tout cela est de l'histoire contemporaine, et bien des noms qui
mériteraient d'être cités en tête d'un travail sur les tumeurs du
larynx, nous les retrouverons dans le cours de notre étude.

En résumé, avec le professeur Verneuil (2), nous pouvons diviser l'historique des tumeurs bénignes du larynx en trois périodes : une première période qui va depuis Lieutaud jusqu'à
Ehrmann de 1754 à 1850 ; les polypes sont considérés comme au-
dessus des ressources de l'art, malgré la tentative de Brauers
et de Horace Green ; c'est à peine si on leur oppose la trachéotomie palliative pour combattre l'asphyxie et les accidents de
suffocation ; leur diagnostic se base avant tout sur les fragments
expulsés par le patient dans des quintes de toux ; rien sur les
variétés anatomiques ou à peu près ; très peu de choses sur leur
symptomatologie.

Dans une seconde période très courte, de 1850 à 1858, la clinique et l'anatomie pathologique font l'objet de descriptions
nombreuses et détaillées ; la thyrotomie est pratiquée un certain
nombre de fois, à l'exemple du professeur Ehrmann.

Dans une troisième période, qui est la période laryngoscopique
et qui s'étend depuis 1858-1859 jusqu'à nos jours, nous voyons
surtout se perfectionner le diagnostic et le traitement, en même
temps que l'anatomie macroscopique et microscopique crée des
variétés nouvelles ou établit sur des bases solides d'autres
espèces encore moins bien connues. Elle est surtout remarquable par le grand développement que prend la méthode de
cure endolaryngée et sa lutte contre l'extirpation par les
voies artificielles.

(1) Causit. *Etude sur les polypes du larynx chez les enfants et en particulier
sur les polypes congénitaux.* (Thèse Paris, 1867.)

(2) Verneuil. *Traitement chirurg. des polypes du larynx.* (Gaz. hebd , p. 161,
1863.

CHAPITRE II.

ANATOMIE PATHOLOGIQUE

Quand on considère la structure du larynx, on le trouve formé
de deux espèces de tissus bien distincts : d'un côté la charpente constituée par des membranes fibreuses, des cartilages
hyalins qui s'ossifient plus ou moins rapidement suivant les individus, des cartilages fibreux, comme l'épiglotte. Le début de l'ossification, d'après les recherches de Huscke, Merkel, Fournié,
Rambaud, aurait généralement lieu vers la vingt-cinquième année, et c'est à soixante-dix ans environ que tout le processus est
terminé. D'un autre côté, nous trouvons les parties molles qui
tapissent l'intérieur du larynx fibrocartilagineux : muscles, membrane élastique et fibreuse de Tourtual, tissu cellulaire unissant,
muqueuse. Un premier point important dans l'étude anatomo-
pathologique des tumeurs bénignes du larynx, c'est que dans
l'immense majorité des cas celles-ci se développent aux dépens
des parties molles endolaryngées ; ce n'est que très rarement
qu'elles naissent de la charpente fibro-cartilagineuse, puisque l'on
compte le nombre des cas que l'on trouve de tumeurs ayant pris
naissance dans les cartilages hyalins ossifiés ou non et fibreux.
Une première division s'impose donc et dans les deux chapitres
qui vont suivre, nous étudierons successivement : 1° les tumeurs bénignes des parties molles ; 2° celles de la charpente.

I. — TUMEURS BÉNIGNES DES PARTIES MOLLES. POLYPES.

Étudions-les au point de vue de leur fréquence, de leur siège
en général, puis de leurs variétés anatomiques.

Schwartz.   2

Fréquence. — Les tumeurs bénignes du larynx constituent-
elles une affection fréquente relativement aux autres maladies
du larynx ? C'est ce que nous avons recherché, en priant M. Ar-
chambault, chef de clinique du docteur Fauvel, que nous tenons à remercier ici de son extrême obligeance, de bien vouloir
compulser les registres de sa clinique. Sur 12,360 malades qui y
sont inscrits, 140 étaient atteints de polypes, ce qui donne le
chiffre de 1 pour 100 à peu près ; l'on voit donc que les néoplasmes bénins sont relativement rares quand on les compare aux
laryngites, à la phymie, à la syphilis laryngée, etc. Nous aurions voulu néanmoins pouvoir opérer sur un chiffre quatre
à cinq fois plus fort pour avoir une opinion tout à fait assise
sur la fréquence des néoplasmes bénins, car il faut tenir compte
ici, comme pour toute autre statistique, des séries ; ainsi il nous
est arrivé plusieurs fois, en suivant la clinique, de voir, sur
30 malades nouveaux, 2 ou 3 polypes, tandis que les fois suivantes, l'on n'en retrouvait plus un seul.

Quant à la fréquence de leurs variétés, nous y arriverons tout
à l'heure.

Siège. — V. Bruns (1) a réuni 1100 cas de tumeurs du larynx ;
sur ces 1100 tumeurs, 836 siégeaient sur les cordes vocales ; les
autres occupaient soit la région sus-glottique, soit encore plus
rarement la région sous-glottique. Il est donc avéré que les néoplasmes bénins du larynx ont comme siège de prédilection la
glotte et ses contours. Cette donnée nous est encore confirmée
par la statistique un peu moins riche fournie par Fauvel (2) ;
sur 300 cas de polypes observés par lui :

250 étaient intraglottiques,
 10 étaient sus-glottiques,
  9 étaient sous-glottiques,
 31 étaient à siège indéterminé.

1° *Des tumeurs intraglottiques.* — Les unes naissent de l'angle
de réunion des cordes vocales inférieures (62 fois sur 300) ; elles

<hr>

(1) V. Bruns. *Die Laryngotomie.* Tübingen, 1878.
(2) Ch. Fauvel. *Maladies du largnx*, Paris, 1876.

reposent alors en général sur les cordes vocales, se logent dans l'espace qui sépare celles-ci des fausses cordes ou cordes vocales supérieures, et se cachent sous le tubercule de Czermak, de telle sorte que si elles sont petites, il sera difficile de les voir au laryngoscope, ou du moins, si elles sont assez volumineuses pour se montrer, l'on éprouvera beaucoup de difficulté à trouver leur point d'insertion.

Le plus grand nombre naît sur le bord libre des cordes vocales, 150 fois sur 300, d'après Fauvel ; 31 fois elles, s'étaient développées aux dépens de la face supérieure qui regarde le ventricule du larynx.

Quant aux polypes s'insérant directement sur la muqueuse même des ventricules, ils sont relativement rares, 7 sur 300. Si nous divisons la longueur des cordes vocales inférieures en trois parties égales, le tiers antérieur est le plus abondamment fourni, 124 ; le tiers moyen l'est encore beaucoup, quoiqu'un peu moins, 115 ; 10 fois seulement les polypes siégeaient au niveau du tiers postérieur. Au point de vue du côté, sur 402 observations de polypes que nous avons réunies dans le cahier du docteur Fauvel, 208 fois ils siégeaient à droite, 170 fois à gauche.

2° *Tumeurs sus-glottiques.* — Tandis que la glotte proprement dite, qui intervient surtout dans le fonctionnement du larynx, est un siège de prédilection pour le développement des tumeurs bénignes, la région sus-glottique est rarement affectée ; 10 fois seulement sur 300 observations de Fauvel. La région aryténoïde et inter-aryténoïde est de toutes la moins souvent prise ; elle est, au contraire, par une sorte d'opposition, le siège de prédilection de la tuberculose ; la région des replis aryténo-épiglottiques et les sinus pyriformes sont peut-être atteints un peu plus souvent ; mais c'est surtout l'épiglotte qui nous fournit le contingent relativement le plus fort, avec les replis ary-épiglottiques. Dupuytren (1) rapporte, dans ses leçons orales, un remarquable cas de fibrome pédiculé du ligament ary-épiglottique ; il s'y insérait et se prolongeait profondément dans la cavité du larynx ; il avait amené l'asphyxie et la mort.

(1) Dupuytren. *Leçons orales*, t. III, p. 498, 1839.

3º *Tumeurs sous-glottiques*. — Peut-être encore moins fréquentes que les précédentes. Ce sont toutes celles qui naissent
aux dépens de la face inférieure des cordes vocales et au niveau
de la face interne de l'anneau du cricoïde, se développent vers
la trachée et se dérobent souvent à la facile observation par le
laryngoscope, quand elles occupent la partie postérieure de la
région cricoïdienne.

VARIÉTÉS ANATOMIQUES.

Nous trouvons dans le livre de Mackenzie (1) sur les tumeurs du
larynx, la division suivante des polypes du larynx.

Se basant sur l'anatomie du larynx, sur la texture et la structure, des parties molles qui le constituent, Morell Mackenzie décrit des tumeurs d'origine connective (fibromes, myxomes, sarcomes, lipomes), des tumeurs d'origine épithéliale (tumeurs
épithéliales simples et papillomes), enfin des néoplasmes développés aux dépens soit des glandes, soit des vaisseaux (kystes,
adénomes et angiomes).

Morell Mackenzie range les sarcomes parmi les tumeurs de
cette catégorie ; nous les décrirons parmi les tumeurs malignes,
nous plaçant avant tout au point de vue clinique.

Quand on parcourt les observations qu'il donne comme des
tumeurs épithéliales bénignes, on s'aperçoit que ce sont des papillomes à couches épithéliales très épaisses ; ce n'est donc pas
une variété anatomique spéciale.

En terminant l'étude de la structure des diverses tumeurs bénignes du larynx, Morell Mackenzie fait remarquer, à juste titre,
qu'une tumeur peut être mixte, et c'est ce qui arrive souvent
ici comme pour les néoplasmes des autres régions.

Nous décrirons donc successivement les tumeurs solides, et
par rang de fréquence, les papillomes, les fibromes, les myxomes,
les adénomes, les angiomes et les lipomes du larynx ; puis les
tumeurs liquides ou kystes, bien étudiés dans ces derniers
temps.

(1) M. Mackenzie. *Essay on growths of the larynx*, Londres 1871.

Papillomes.

Les papillomes sont de beaucoup les tumeurs bénignes du larynx les plus fréquentes. V. Bruns, sur 1100 cas, a trouvé 602 papillomes, soit environ 54,7 0/0. Fauvel en a trouvé 206 sur 300 polypes: la proportion donnée par Massei (1) est un peu moins forte, mais elle porte aussi sur un nombre moins considérable de cas ; sur 200 cas, il a observé 94 papillomes. Morell Mackenzie a trouvé la proportion la plus forte, 67 pour 100.

Il semble, d'après cela, que les papillomes constituent à peu près, comme le signale Krishaber (2), la moitié des tumeurs bénignes observées dans le larynx, proportion à laquelle répond presque exactement la statistique donnée par Elsberg (3) qui, sur 310 polypes ou tumeurs bénignes, a trouvé 163 papillomes.

Les papillomes ont un siège de prédilection qui se tire de la connaissance même de la structure du larynx. Coyne (4), dans son excellente thèse sur la structure de la muqueuse laryngée, a confirmé les recherches antécédentes moins précises néanmoins que les siennes, et montré que les cordes vocales inférieures étaient tapissées, surtout au niveau de leur bord, d'une muqueuse papillaire à revêtement épithélial pavimenteux ; les papilles diminuent de nombre et de grandeur de la partie moyenne vers les régions antérieure et postérieure ; elles se rapprochent, comme forme, de celles qu'on rencontre à la face palmaire des doigts, tout en présentant des dimensions moindres ; les faces supérieure et inférieure de la corde sont aussi munies de papilles, mais moins développées, et celles-ci cessent complètement au niveau de la région où commencent les glandes muqueuses. Partout ailleurs, il n'y a point de papilles, et l'épithélium, au lieu d'être pavimenteux et stratifié, l'est bien moins au niveau

(1) Massei. *Sui neoplasmi laryngei Studii i casuistica*, Napoli, 1885.

(2) Krishaber. Article : *Polypes du larynx.* (*Dictionnaire encyclopédique des sciences médicales*, 2ᵉ série, t. I, p. 729, 1876.)

(3) Elsberg (Louis). *Microscopical study of Papillomata of the Larynx*, New-York, 1880, nᵒ 1, p. 1.

(4) Coyne. *Recherches sur l'anatomie normale de la muqueuse du larynx.* (Th. Paris, 1874.)

de la partie saillante de la corde vocale supérieure, et devient partout ailleurs cylindrique et à çils vibratiles. Toutefois, en arrière, vers le bord antérieur du cartilage aryténoïde, l'épithélium reprend une forme stratifiée intermédiaire au véritable revêtement épithélial de la peau et à l'épithélium cylindrique.

Le siège de prédilection des papillomes se trouve sur les cordes vocales inférieures, sur les parties antérieure et moyenne de ces cordes, et, d'après Stoerk (1), au niveau du point de rencontre des deux rûbans vocaux.

M. Mackenzie (2) a observé un fait bien intéressant à cet égard :

Un papillome, probablement congénital, puisque l'aphonie datait de la naissance, constituait comme une sorte de membrane unissant à leur partie antérieure les deux cordes vocales inférieures. L'opérateur vit le malade à l'âge de 23 ans, et arracha la tumeur avec des pinces. La voix fut rétablie dans son intégrité. L'examen microscopique démontra la réalité de sa nature papillaire.

Von Bruns (3), sur 602 papillomes, a constaté 441 fois leur insertion sur les cordes vocales inférieures. Dans les cas de papillomes solitaires, de tumeur unique, 323 fois sur 385, le polype partait des cordes vocales ou de leur angle de réunion ; sur 217 cas de polype diffus, 91 fois on pouvait encore trouver leur siège principal sur les vraies cordes.

Souvent les papillomes sont uniques, et alors, soit sessiles, soit pédiculés ; le plus généralement ils sont attachés aux cordes vocales par une base assez large. Quand ils sont uniques, il est rare de les voir siéger autre part que sur les cordes ; Fauvel n'en trouve qu'un seul sur 207 cas, inséré sur la région des aryténoïdes. Betz (4), dans une observation récente, a cité un cas de papillome de la partie antérieure de la paroi postérieure du larynx

---

(1) Stœrk. *Neubildungen des Kehlkopfes.* (*Pitha und Billroth. Handbuch der chirurgie*, Bd III, Abth. I. Lief. III, p. 396, 55, 1880.)

(2) M. Mackenzie. *Congenital papillomatous web uniting the vocal cords till the age of twenty three years Removal of the web and establishement of voice.* (*Transactions of the pathological Society*, XXV, p. 35.)

(3) V. Bruns. *Die Laryngotomie, op. citato.*

(4) Betz. *Monatschrift für Ohrenheilkunde*, mars 1882.

sur la muqueuse inter-aryténoïdienne; c'était une tumeur gris rougeâtre, bosselée, comme une petite frambroise, et grosse comme un pois. Betz pensait à une végétation de nature tuberculeuse, quand il vit d'autres polypes de même nature se développer sur les cordes vocales; il n'y avait plus de doute, les poumons d'ailleurs ne se prenant pas. Il procéda alors à leur ablation avec les pinces et l'éponge de Voltolini.

Lorsque les papillomes sont diffus, ils peuvent recouvrir tous les points de la muqueuse laryngée et constituer alors par leur agglomération des tumeurs qui remplissent presque totalement la cavité du larynx. C'est surtout chez les enfants qu'on les observe dans ces conditions, ainsi que l'a bien montré Causit et quelquefois ce seraient de vraies tumeurs congénitales.

La forme diffuse ou plutôt disséminée se manifeste encore après des ablations successives chez des sùjets dont la muqueuse est pour ainsi dire prédisposée à leur production.Quand les tumeurs ne sont pas généralisées à la muqueuse, elles peuvent être symétriquement disposées sur les cordes vocales comme dans un cas de Beschorner (1).

Comme *forme*, le papillome se présente sous deux aspects : tantôt il est villeux et est constitué par une agglomération de filaments plus ou moins allongés dont Krishaber a comparé l'assemblage à une gerbe de blé; tantôt il est disposé en grappes, et ressemble à une mûre, à une framboise, à un petit choufleur; c'est la comparaison la plus généralement usitée pour les grosses masses papillaires qui remplissent le larynx.

Leur *couleur* est généralement rosée ou rouge vineux, quelquefois violacée, lorsque le papillome est très vasculaire et offre des dilatations capillaires considérables, comme dans l'observation CLXIII de Fauvel, *op. cit.* La couleur est modifiée beaucoup par les mucosités qui s'accumulent à leur surface et leur donnent dans certains cas un aspect grisâtre, dans d'autres une apparence brillante et transparente.

Quant à leur *volume*, l'on trouve toutes les dimensions depuis

(1) Beschorner. *Endolaryngeate operation* von Kehlkopfpolypen. (*Berliner Klinische Wochenschr.*, n° 14, 1877, p. 187.)

celle d'un grain de millet, jusqu'à une masse grosse comme une noix ou un marron dans les cas de papillomes diffus.

Leur *consistance* est variable ; molle, comme pulpeuse la plupart du temps, elle est tantôt plus dure et comme cornée, et Jurasz (1) a publié tout récemment sous le titre de *Cornu laryngeum*, un cas de papillome corné dont la consistance était celle des verrues de la peau ; il avait, d'après sa propre expression, une dureté comme cartilagineuse.

Les papillomes peuvent subir un certain nombre de modifications spontanées intéressantes. C'est ainsi que des parties de la tumeur peuvent se détacher pendant les efforts de toux et être rejetées au dehors ; nous reviendrons sur ce phénomène quelquefois curateur, lors de la marche et des terminaisons. Dans d'autres cas, la suppuration peut s'emparer d'une partie de la tumeur sous l'influence d'irritations répétées et la faire disparaître, c'est là un fait rare, excepté lorsqu'elle est très petite ; Causit signale dans sa thèse une transformation comme caséeuse du polype à sa surface (obs. X). Partout où les polypes ne prennent pas leur insertion, la muqueuse a un aspect parfaitement normal ; quelquefois elle est seulement un peu congestionnée.

STRUCTURE. — Nous n'insisterons pas longuement sur la structure des papillomes du larynx, qui ne diffère en rien de celle des papillomes des muqueuses en général. Elle a été bien étudiée dans un mémoire d'Elsberg, publié en 1880. Ils sont constitués par des papilles hypertrophiées, divisées en papilles plus petites recouvertes d'une membrane limitante, puis d'une première couche de cellules cylindriques ou plutôt coniques à noyaux, comme pour l'épiderme cutané (couche profonde de Malpighi), au-dessus plusieurs couches de cellules cubiques ou polyédriques encore à noyaux, enfin à la superficie un certain nombre de couches d'épithélium pavimenteux ; plus l'épaisseur de ces dernières est grande, plus grande aussi est la consistance du papillome. Il est remarquable de voir que même dans les points où il n'y a normalement ni papilles, ni épithéliums pavi-

____

(1) Jurasz. *Ein Verhorntes Papillom des Kehlkopf.* (*Berlin. klin. Wochenschrift*, 1er février 1886.)

menteux, mais bien un épithélium cylindrique cilié, le revêtement des papillomes et des polypes en général, est toujours une couche de cellules pavimenteuses. Cependant Mackenzie (*op. cit.*) nous cite trois cas où la tumeur était recouverte d'épithélium cylindrique cilié. Les papilles sont munies de vaisseaux plus ou moins abondants. Ceux-ci peuvent eux-mêmes prendre un grand développement, se dilater outre mesure, ce qui est un signe de l'accroissement rapide et de la nutrition exagérée des éléments du néoplasme. Dans un cas que nous devons à l'obligeance du Dr Poyet, le papillome était remarquable par l'énorme dilatation des anses capillaires, comme l'a démontré l'examen microscopique pratiqué par notre ami le D^r Ch. Remy, agrégé de la Faculté. Le centre de la tumeur était formé par une sorte d'axe, d'où irradiaient les vaisseaux et les papilles et constitué lui-même par un bouquet de fibres lamineuses.

C'est ce qui existe en effet, et ce tissu fibreux n'est autre que la continuation du tissu fibreux dermique. Il peut lui-même, après l'arrachement d'un papillome, devenir le siège d'une prolifération anormale qui aboutit à la formation d'un fibrome, comme dans un fait cité par Stœrk (*op. cit.*). Lorsque les papilles sont en voie de prolifération, le tissu qui les constitue peut revêtir les caractères du tissu connectif embryonnaire.

Le papillome, comme nous venons de le voir, est une tumeur constituée en grande partie par de l'épithélium ; peut-il devenir un épithélioma proprement dit, c'est-à-dire une tumeur atypique maligne ? C'est là une question à laquelle on ne peut encore répondre aujourd'hui qu'avec beaucoup de réserves.

Le papillome du larynx est une tumeur qui récidive non-seulement lorsqu'il n'a pas été enlevé en totalité (récidive sur place), mais qui se reproduit en d'autres points jusque-là sains de la muqueuse du larynx (récidive à distance) ; mais il n'a pas de tendance ulcéreuse et destructive. L'épithélioma peut revêtir à son origine la forme papillaire tout comme sur la muqueuse des lèvres, comme sur la peau, se développer très lentement pour prendre à un moment donné, sous une influence ou sous une autre, un accroissement et une extension beaucoup plus grands. Dans ce premier stade, il sera très difficile de distinguer anatomiquement les deux genres de tumeurs, d'autant plus que c'est la base, la limite des parties malades et des parties saines qu'il s'agirait d'examiner, ce qui n'est généralement pas fait et pour cause. Stœrk, Fauvel, M. Mackenzie, P. Bruns, admettent la transformation du papillome en épithélioma; le fait suivant de Beschorner (*loc. cit.*) paraît appuyer leur opinion : Une femme de 54 ans était atteinte d'un papillome de la corde vocale droite. On essaya, mais infructueusement, l'extirpation par les voies naturelles, et des accès de suffocation nécessitèrent la trachéotomie. Après cela on arriva avec un serre-nœud à enlever une grande partie de la tumeur; dans une nouvelle séance on extirpa le tout avec succès et l'on cautérisa le point d'implantation.

L'examen microscopique de la tumeur enlevée démontra un papillome; quelque temps après la patiente revint avec une récidive étendue aux deux cordes vocales; l'on pratiqua plusieurs ablations toujours suivies de récidive; à chaque nouvelle repullulation, l'examen microscopique démontrait que la tumeur se rapprochait de plus en plus d'une tumeur atypique, d'un véritable épithélioma.

Les faits de Mackenzie (obs. LXXXVII de son *Traité des tumeurs*), d'Holthouse Gibb (*British med. Journal*, p. 328, 1865), semblent avoir été de véritables épithéliomas à marche d'abord lente se développant rapidement ensuite; de même celui de Fauvel (obs. X, p. 774, du *Traité des maladies du larynx*); par contre, celui de Stœrk (*loc. cit.*, p. 401), se rapproche beaucoup du cas de Beschorner. En somme, nous tenant sur une prudente réserve, nous dirons avec Cornil et Ranvier (1) que nous ne voyons pas d'impossibilité à la transformation du papillome en épithélioma; mais il faut attendre des faits plus nombreux pour le prouver d'une façon incontestable.

(1) Cornil et Ranvier. *Papillomes.* (*Traité d'histologie pathologique*, t. I, p. 285.)

Fibromes.

Les fibromes sont moins fréquents que les papillomes, puisque sur 1,100 tumeurs du larynx, Von Bruns a trouvé 346 fibromes, soit 31,4 0/0 ; Fauvel les considère comme plus rares encore : sur 300 polypes, il n'en a vu que 14 fibreux ; Massei (*loc. cit.*), se rapprochant en cela davantage de Von Bruns, en a trouvé 32 sur 200 ; ces divergences tiennent certainement à des différences d'interprétation ; d'après Krishaber, et cela nous paraît être la note exacte, ils constituent le quart des tumeurs laryngées bénignes observées.

Leur siège de prédilection est encore les cordes vocales inférieures; c'est ainsi que sur les 346 fibromes rassemblés par Von Bruns, 315 avaient leur point de départ sur les vraies cordes, dont 150 à droite et 139 à gauche; 26 s'inséraient dans la commissure antérieure. Bien plus rarement ils naissent des cordes vocales supérieures, des ventricules de Morgagni, de l'épiglotte, de la région aryténoïdienne et des replis aryépiglottiques ; ils sont tellement rares dans ces derniers points qu'il faut alors toujours penser à une végétation tuberculeuse ou syphilitique et ce n'est souvent que l'examen histologique qui pourra lever les doutes.

Ils sont solitaires ou uniques dans l'immense majorité des cas (le fait de Solis Cohen (1) qui trouva six fibromes dans un larynx est tout à fait exceptionnel). Pédiculés assez rarement, souvent sessiles, moins souvent toutefois que les papillomes; ils prennent naissance par une base d'implantation plus ou moins étendue aux dépens de la membrane fibreuse élastique du larynx, d'après Stœrk, et aux dépens du périchondre, d'après Mackenzie et Von Ziemssen (*loc. cit.*), p. 365. Ce dernier a eu l'occasion d'observer chez un jeune ouvrier de 22 ans, qui succomba dans la suite à une néphrite aiguë, un gros fibrome naissant du périchondre du bord supérieur du cartilage cricoïde et qui recouvrait comme un opercule la partie droite de l'orifice supérieur du larynx, sans toutefois gêner la respiration. Par

(1) Cohen (Solis). *A case of multipl. fibromata (six).* (*Med. Record*, p. 265, 1869.)

contre, la déglutition ne se faisait qu'imparfaitement et à chaque mouvement le polype venant se placer entre le cricoïde et la colonne vertébrale, rejetait le larynx en avant; celui-ci revenait en place ensuite par une sorte de mouvement de ressort. Lorsque les tumeurs sont pédiculées et que leur pédicule est assez long, elles peuvent flotter dans le larynx et s'engager à certains moments entre les lèvres de la glotte, donnant lieu aux symptômes et aux accidents que nous verrons plus tard.

Leur forme est presque toujours régulière: arrondie, quelquefois lobée, mais à gros lobes; une variété particulière de fibromes observée chez les chanteurs et que Stœrk appelle à cause de cela, *Sänger knoten*, bosselures des chanteurs, siège généralement au milieu du bord tranchant de la corde vocale inférieure et a la forme d'un cône tronqué inséré sur elle par sa grande base.

Leur volume varie depuis celui d'une graine de moutarde et même moins jusqu'à celui d'un abricot; tel le cas observé par Massei (de Naples), *op. citato*; tel encore celui décrit par Rokitansky (*loc. cit.*), qui était en outre remarquable par son insertion sur l'aryténoïde, d'où il retombait sur la glotte et provoquait une dyspnée intense à laquelle le malade succomba, après avoir refusé la trachéotomie. Dans les derniers jours, il s'était produit un commencement d'ulcération du pédicule avec tendance au détachement de l'insertion aryténoïdienne.

La couleur des fibromes est ordinairement grisâtre, leur surface unie, lisse et brillante, leur *consistance* est solide; mais variable cependant suivant les cas; M. Mackenzie en distingue deux formes : l'une dure, deux fois plus fréquente que la seconde qui est molle; dans la forme molle le polype est œdémateux.

La structure est celle du fibrome en général; disons toutefois que souvent au tissu fibreux est annexé du tissu muqueux ou myxomateux, qui en fait une tumeur mixte, ou myxofibrome. Labus (1) (de Milan), a rapporté un cas de tumeur fibro-kystique grosse comme une aveline et qu'il enleva avec la guillotine de Stœrk.

(1) Labus. *Tumore fibrosocistoïd delle vera corda dest.*, Milan, 1880, p. 6.

Le polype est recouvert à sa surface d'épithélium pavimenteux stratifié, même lorsqu'il se développe en d'autres points que les cordes vocales, et ce n'est qu'au niveau de son point d'implantation qu'il présente alors un revêtement d'épithélium cylindrique et à cils vibratils.

Certains fibromes sont très vasculaires.

Ils peuvent s'ulcérer à la surface, et s'ils sont pourvus de vaisseaux nombreux, donner lieu à des hémorrhagies plus ou moins abondantes. Quand ils sont durs et insérés sur le bord d'une corde vocale, ils peuvent enflammer la corde opposée par frottement et même lui imprimer une dépression qui persistera après leur ablation.

Myxomes.

Tandis que les papillomes et les fibromes constituent la grande majorité des tumeurs bénignes du larynx, les tumeurs que nous allons passer en revue maintenant sont beaucoup plus rares. L'histoire des polypes myxomateux est encore obscurcie, parce que les auteurs confondent encore et ont confondu sous la dénomination de polypes muqueux, des myxomes, des fibromes, des adénomes et surtout des kystes. Aussi voyons-nous des divergences d'opinions très considérables sur leur fréquence, et tandis que Fauvel rapporte 53 observations de myxomes du larynx, Von Ziemssen les regarde comme excessivement rares, en tant que myxomes purs, puisqu'il n'en connait que deux observations, celles de V. Bruns et de Mackenzie. Dans le cas de Von Bruns, l'examen microscopique fait par Schüppel montra que c'était un myxome hyalin; dans celui de Mackenzie (p. 48) (*op. cit.*), ce n'était pas un myxome pur, puisqu'une partie seulement du polype avait la structure du myxome hyalin, de la gélatine de Warton.

D'après les recherches que nous avons faites, nous nous rangeons absolument à l'opinion de Von Ziemssen et de Morell Mackenzie.

Les myxomes purs sont d'une grande rareté; nous pouvons ajouter aux cas qu'ils ont cités, deux observations bien probantes de myxome hyalin, de myxome pur, ce sont celles de Clinton Wagner (1) et d'Eeman (2) (de Gand).

Dans celle de Wagner, il s'agit d'une jeune fille qui expulsa dans un accès de toux pendant la nuit, un polype qu'on se proposait d'extraire par les voies naturelles, le lendemain; ce polype était pédiculé et s'insérait dans le ventricule de Morgagni du côté gauche. Elle apporta le corps du délit à Clinton Wagner, qui fut frappé de sa consistance gélatineuse et de sa transparence. La tumeur avait le volume d'un gros pois et était pyriforme; sa couleur était gris blanchâtre; l'examen microscopique, fait avec grand soin, montra que c'était un myxome constitué par du tissu muqueux réticulé comme celui du cordon ombilical.

Dans l'observation d'Eeman (de Gand), la malade était atteinte de tous les signes d'une laryngite chronique. Au niveau de la moitié antérieure du bord libre de la corde vocale inférieure gauche, faisant saillie de 2 millimètres environ dans la fente glottique, se dessine une tumeur de coloration grise, à surface parfaitement lisse et arrondie; elle présente très nettement un certain degré de transparence; au voisinage de la tumeur, la corde vocale gauche est un peu congestionnée; un petit vaisseau très apparent suit l'axe de la corde dans ses deux tiers antérieurs; le reste du larynx est normal. Le chirurgien crut à un kyste, se fondant surtout sur la transparence de la tumeur; il n'avait jamais pu arriver à se rendre compte de la consistance par l'emploi de la sonde laryngienne, la malade ne pouvant pas la tolélérer. Il se décida à pratiquer l'incision du soi-disant kyste avec le bistouri caché de Schrœtter, et y arriva en effet; mais grand fut son étonnement, quand il vit qu'il ne s'écoulait de l'incision, qui avait traversé la partie centrale de la tumeur, qu'un peu de sang et qu'entre les lèvres distendues de la plaie se présentait une masse molle, grise, ayant l'aspect de la gelée. On arracha alors par fragments et en plusieurs séances successives le polype

(1) Clinton Wagner. *Myxomata of the left ventricule; spontaneous expulsion.* (*Archiv of laryngology*, p. 333, 1880.)

(2) Eeman (de Gand). *Mynome hyalin de la corde vocale inférieure gauche.* (*Revue mensuelle de laryngologie, d'otologie et de rhinologie* 1886, p. 7.)

reconnu solide ; après plusieurs récidives traitées par l'arrachement, la malade guérit et l'aphonie disparut.

L'examen microscopique démontra que le polype était recouvert par l'épithélium normal des cordes vocales; viennent ensuite
de petites papilles et enfin au-dessous du tissu muqueux type,
parsemé d'un grand nombre d'hématies mises en liberté par
des ruptures vasculaires.

Les néoplasmes constitués par le mélange du tissu myxomateux avec le tissu fibreux semblent être plus fréquents et il
est probable qu'un certain nombre de tumeurs dites muqueuses, ne sont autres que des fibromyxomes. Sur six polypes
enlevés par le Dr Poyet et dont il m'a obligeamment prié de faire
l'examen microscopique, deux étaient très nettement des
fibromyxomes; l'un d'eux (examen du D^r Ch. Remy) était un
angiomyxome, remarquable par sa vascularisation. Un polype enlevé par le Dr Chauvel (1) et présenté à la Société de Chirurgie
en 1885, était un fibromyxome, ainsi que l'a démontré l'examen
anatomique complet fait par le Dr Vaillard.

Tous ces polypes étaient recouverts d'un épithélium pavimenteux et à pédicule très court ou sessile.

Leur *couleur* varie du rose au rouge sombre, leur *consistance*
est généralement plus molle que celle des fibromes; ils sont
multilobulés rarement multiples (2).

Adénomes.

Les adénomes du larynx constituent une classe de tumeurs
très rares, et leur existence n'est même pas admise par tous les
laryngologistes, entre autres par Von Ziemssen (*op. cit.*), qui ne
leur consacre aucune description.

Presque tous les processus néoplasiques qui se passent dans
une région riche en glandes, amènent une prolifération de
l'épithélium de leurs culs-de-sac, ainsi que l'ont bien montré

(1) Chauvel. *Polype du larynx extirpé par les voies naturelles (fibro-myxome).*
(*Bulletin de la Soc. de chir.*, p. 486, 1885.)

(2) Cohen (Solis). *A case of multiple myxomata (Three).* (*Transact. of the
pathol. Soc. of Philadelphia*, p. 151, 1873.)

Cornil et Ranvier; mais ce n'est pas là l'adénome, qui est l'hypertrophie glandulaire proprement dite. C'est ainsi que dans les laryngites aiguës et chroniques, on remarque dans la région aryténoïdienne, par exemple, une augmentation de volume des culs-de-sac glandulaires qui peuvent atteindre ainsi le double ou le triple de leur volume normal ; ceux-ci se remplissent de cellules épithéliales qui peuvent subir elles-mêmes une dégénérescence graisseuse ou colloïde. Mais ce ne sont pas là des adénomes. Presque tous les faits décrits comme tels parmi les polypes du larynx, se rapportent à un processus analogue ou peuvent être rangés parmi les kystes que nous étudierons plus loin. Cependant, Mackenzie (*op. cit.*, 1871) paraît avoir observé au moins un fait d'adénome proprement dit constitué par l'hypertrophie de glandes à acinus chez un homme de 33 ans (obs. LXXIX); la petite tumeur était située au-dessous de l'insertion antérieure des cordes vocales ; elle était petite, mais très difficile à atteindre, et par conséquent à extirper. Von Bruns en aurait vu un autre cas chez un homme de 72 ans. (*Polypen des Kehlkopfes, Tubingen*, 1868, p. 30.) Tel serait aussi celui communiqué par J. Bœckel (2).

En somme, nous n'avons pas trouvé d'observation avec un examen microscopique détaillé nous permettant d'affirmer catégoriquement l'existence des adénomes du larynx.

Angiomes.

L'histoire des angiomes du larynx est de date toute récente et a été l'objet d'un travail intéressant de L. Elsberg (2), en 1884.

L'auteur, à propos e deux cas qu'il a vus lui-même, a recherché dans la littérature les faits analogues.

Voici en résumé ses deux observations que nous rapportons à cause de la rareté du fait :

1º Homme, 28 ans, faisant et ayant fait beaucoup d'efforts de voix.

Accidents ayant débuté il y a quatre ans par de l'aphonie partielle ou plutôt par une diminution dans l'éclat vocal. On lui enlève les amygdales ; pas d'amélioration. En janvier 1883, on

(1) J. Bœckel. *Gazette médicale de Strasbourg*, p. 262, 1876.
(2) Elsberg (Louis). *On angioma of the larynx.* (*Arch. of medicin*, 1884, p. 13.)

découvre une petite tumeur sur la corde vocale droite qu'on retrouve au mois d'août suivant ; elle est pyriforme, attachée tout
le long du tiers antérieur de la corde vocale droite ; elle est de
coloration rouge très foncée ; la muqueuse laryngée se montre
aussi congestionnée. On fait l'ablation du polype à l'aide de la
pince de Cusco en deux séances, puis on cautérise au nitrate
d'argent le point d'implantation. Il y eut après l'arrachement
une abondante hémorrhagie. Trois semaines après, plus de traces de l'existence de la tumeur qui, examinée au microscope, se
révèle comme un angiome caverneux.

2° Homme de 37 ans, enroué depuis six ans, atteint depuis
douze ans d'un catarrhe nasopharyngien. On découvre au laryngoscope sur la corde vocale droite et inséré par un pédicule assez
long et large à sa base, une tumeur grosse comme un pois
et toute noire ; l'épiglotte présentait un état de veinosité marqué. On enleva le polype avec le serre-nœud de Gibb ; il y eut
une hémorrhagie considérable qu'on fut obligé d'arrêter par des
applications de sulfate de fer ; le malade guérit parfaitement et
la voix lui revint complètement. L'examen histologique démontra un angiome caverneux type.

A ces cas il faut en ajouter deux de Fauvel (obs. CLXXXV et
CCXL. *Traité des maladies du larynx*, 1876), où l'examen anatomique a été fait par le Dr Duret, un fait de Heinze (1), observé
chez un homme de 38 ans qui avait des signes de catarrhe laryngopharyngien et la voix voilée. Ici encore, après l'arrachement,
l'hémorrhagie fut abondante, il y avait deux tumeurs ressemblant à des groseilles noires et insérées sur la muqueuse ventriculaire près de la commissure antérieure ; l'examen microscopique démontra la structure caverneuse des polypes.

Dans tous ces faits, les angiomes se sont développés chez des
adultes hommes, au niveau ou tout près de la commissure antérieure des cordes vocales, et pour tous on note un catarrhe
chronique précédent ; à côté de ces angiomes intra-laryngés, il
faut placer ceux qui se sont développés en dehors de la cavité
laryngienne dans le sinus pyriforme, ainsi qu'Elsberg en rap-

(1) Heinze. *On angioma of the larynx. (Arch. of Laryngology*, 1880, vol. I,
p. 135.)

porte encore deux exemples dont un personnel et l'autre faisant
l'objet de l'observation V, p. 882, de Fauvel (*op. cit.*), sous le
titre de tumeur mélanique. Dans le cas d'Elsberg, il s'agissait
d'une femme de 52 ans qui avait de la dysphagie sans altération
de la voix et qui présentait au niveau du sinus pyriforme droit
une tumeur qui fut reconnue après l'ablation comme un angiome caverneux. Ici encore l'hémorrhagie fut tellement forte
après l'opération que l'on fut obligé d'employer le persulfate de
fer et le galvanocautère ; pas de récidive cinq ans après.

Tels sont les cas cités dans le mémoire d'Elsberg, au nombre
de 5 angiomes intralaryngés et 2 extralaryngés.

A propos d'un cas de papillome très vasculaire, pour ainsi dire
caverneux et qui fut enlevé avec succès par Hooper (1) (de Boston), Seiler (de Philadelphie) a rapporté le cas d'une tumeur
qui avait tous les caractères d'un angiome et qui était insérée
sur la corde vocale droite.

Enfin, nous avons nous-même recueilli un angiome capillaire
sous-muqueux qui a été examiné par notre ami Ch. Remy, mais
dont nous n'avons pu nous procurer l'observation.

Nous ne rangeons pas parmi les angiomes le cas de Johnson,
cité par Heine, que l'on peut regarder aussi bien comme un
kyste hématique.

En résumé, les angiomes laryngés sont des tumeurs rares
et ordinairement facilement reconnaissables.

Lipomes.

Nous n'avons pu trouver en tout que trois polypes graisseux
ou lipomes du larynx ; Von Bruns (2) a enlevé avec l'anse gal-
vano-caustique un lipome gros comme une noix, inséré sur la
région aryténoïdienne droite ; l'examen microscopique a été fait
par Schüppel. En 1880, Jones (3) a publié une observation de
tumeur graisseuse du ligament aryépiglottique droit chez un
homme de 40 ans ; il fit l'ablation par torsion après avoir sec-

(1) Hooper (Boston). *A rare form of tumour (cavernous papilloma) of the
vocal Band*. (*The medical Record*, New-York, p. 562, 1884.)

(2) V. Bruns. 23 *Neue Beobachtungen von Kehlkopf Polypen*, Tübingen,
p. 8, 1868.

(3) Jones. *Fatty tumour of the larynx*. (*The Lancet*, 23 octobre 1880.)

tionné la muqueuse au niveau du pédicule ; le lipome contenait un petit kyste dans son intérieur. Enfin, Schrœtter (1), en 1884, a enlevé chez un homme de 55 ans, une tumeur lobulée, changeant de forme par les efforts de toux et insérée par un pédicule large au niveau du bord gauche de l'épiglotte. Elle était formée par des lobules de graisse séparés par de petits trousseaux fibreux et contenait de gros vaisseaux.

Il est bon de remarquer que ces trois tumeurs exceptionnelles étaient extralaryngées, ce qui se comprend lorsqu'on pense à l'absence de tissu adipeux dans le larynx.

Kystes.

Comme celle des tumeurs précédentes, la connaissance des kystes du larynx ne date que de la période laryngoscopique. On trouve dans l'excellent mémoire de Moure (2), sur cette question, une étude historique très bien faite. Le premier cas authentique de kyste du larynx est celui qui a été présenté par Durham (séance du 10 novembre), en 1863, à la Société médico-chirurgicale de Londres ; il s'agissait d'un enfant de 11 ans, porteur d'un kyste de l'épiglotte et opéré par les voies naturelles ; la même année, Virchow (3) trouvait le premier fait bien net de kyste intralaryngé situé dans le ventricule de Morgagni, chez un homme âgé.

A partir de ce moment les observations se succèdent et Moure, en 1881, lors du premier congrès de laryngologie, à Milan, pouvait en réunir 68, dont 38 de kystes intralaryngés et 25 extralaryngés ; cinq fois ils occupaient une partie non spécifiée par les auteurs. La même année, Cervesato (4) publiait de son côté un mémoire sur les kystes laryngés qui contenait encore des faits nouveaux, de telle sorte que ses cas réunis à ceux de Moure arrivaient au chiffre de 101 jusqu'en 1880.

(1) Schrœtter. *Ueber das Vorkommen von Fettgewebe im Larynx.* (*Monatschrift für Ohrenheilkunde*, n° 6, 1884.)

(2) Moure. *Etude sur les kystes du larynx*, Paris, 1881. (Extraits de la *Revue mensuelle de laryngologie.*)

(3) Virchow. *Die krankh. Geschwülste*, vol. I, p. 246, Berlin, 1863.

(4) Cervesato. *Kystes du larynx.* (Comptes rendus du 1er Congrès international de laryngologie de Milan, 1882.)

En 1883, parut un nouveau travail de ce dernier (1) qui complétait son premier mémoire, et il porta à 117 le nombre des cas observés. Nous avons nous-même recueilli 21 nouveaux cas depuis, sans avoir la prétention de les avoir découverts tous, ce qui porte le chiffre de 117 à 138. Ces cas appartiennent pour les kystes intralaryngés, à Lefferts (2), Blanc (3), Garel (4), Frænkel (5), Guinier (6) ; pour les extralaryngés, à Jurasz (7), Blanc, Garel, Donitsky (8), Krakauer (9) et Coupard (10) (deux cas inédits). Sur ces 138 kystes, 67 sont extralaryngés, c'est-à-dire naissent de l'épiglotte et de l'orifice supérieur du larynx ; 66 sont intralaryngés, naissent de la cavité même de l'organe, 5 sont de siège indéterminé. Si nous détaillons davantage leurs points d'insertion, voici les résultats que nous obtenons :

Kystes extralaryngés.		*Kystes intralaryngés.*	
Epiglotte	61	Cordes vocales inférieures..	48
Replis aryépiglottiques.	5	Cordes vocales supérieures	2
Cartilage de Santorini..	1	Ventricule de Morgagni....	9
	67	Cartilages aryténoïdes.....	4
		Région sous-glottique.....	2
		Indéterminé	1
			66

(1) Moure. *Kystes du larynx.* (*Revue mensuelle de laryngologie et d'otologie,* n° 4 et suiv., 1883.)

(2) Lefferts. *Cyste of the right vocal Band.* (*Med. Record,* New-York, 12 mars 1881.)

(3) Blanc. *Des kystes du larynx.* (*Revue mensuelle de laryngologie et d'otologie,* p. 324, t. III, 1883.)

(4) Garel. *Quatre cas de kystes du larynx.* (*Lyon médical,* avril 1885.)

(5) Fränkel (E.). *Larynxcyste Deutsche medizinische Wochenschrift,* n° 44, p. 720, 1884.

(6) Guinier. *Contribution à l'étude des tumeurs éphémères ou non permanentes du larynx.* (*Revue mensuelle de laryngologie, d'otologie,* 1881.)

(7) Jurasz. *Zur Lehre von des Kehlkopfcysten.* (*Deutsche med. Wochenschrift,* p. 625, 627, 1884.)

(8) Donitsky. *Ueber Epiglottis Cysten.* (*Aerztlich. Intelligenz Blatt,* p. 129, 144, 153, 1885.)

(9) Krakauer. *Ueber einen Fall von Cyste des Lig. Ary Epiglotticum sinistrum.* (*Berlin klin Wochenschr.,* p. 701, 1883.)

(10) G. Coupard. *Tumeur sanguine (kyste) de la corde vocale inférieure gauche.* (*Revue mensuelle de laryngologie et d'otologie,* p. 211, 1883.)

En résumé, ce sont les kystes des cordes vocales et de l'épiglotte qui sont de beaucoup le plus souvent observés. Si on
compare leur fréquence à celle des autres espèces de polypes, on
les trouve rarement, puisque Beschorner (1), par exemple, sur
un relevé de 693 tumeurs bénignes, n'en a compté que 45 ;
V. Bruns, sur 1,100, n'en a rassemblé que 27 ; Massei, 13 sur
200 polypes, nombre relativement élevé ; enfin, Fauvel, 3 sur 300.
En prenant la moyenne de ces diverses observations, l'on peut
dire que sur 100 polypes on voit en moyenne 3 polypes kysti-
ques.

Les kystes extra-laryngés, dont le plus grand nombre est épiglottique, se développent sur la face antérieure (linguale) ou sur
la face postérieure du fibro-cartilage, sur les replis ary-épiglottiques : ils atteignent, de tous les kystes laryngés, les plus grandes
dimensions (le volume d'une cerise et même plus) ; ils sont remarquables par leur forme régulièrement sphérique, leur apparence brillante, leur transparence, et souvent par l'existence à
leur surface d'un lacis vasculaire très notable. Ils se développent
généralement d'une manière lente et progressive ; ils peuvent
même cesser de croître pour réaugmenter ensuite, sous l'influence d'une cause irritante quelconque.

Comme l'a fait observer Moure, les tumeurs les plus volumineuses occupent toujours l'épiglotte et généralement la face
linguale de cet opercule. Cependant, Krakauer a vu un kyste du
ligament aryténo-épiglottique gauche de la grosseur d'une noix
chez un enfant de 10 ans, et qui nécessita la pharyngotomie sous-
hyoïdienne. Quant aux kystes intra-laryngés, développés presque toujours sur les cordes vocales, quelquefois dans les ventricules de Morgagni ou dans la partie sous-glottique, leur volume
est moins considérable que celui des extra-laryngés, et ne dépasse
pas en général celui d'un gros pois ou d'une groseille. Les kystes
sont quelquefois pédiculés, tel le cas cité par Guinier, d'un kyste
sous-glottique à surface lisse, même luisante, qui venait s'interposer entre les lèvres de la glotte et produisait l'aphonie intermittente. Lorsqu'ils viennent des cordes vocales, il n'est pas rare

(1) Beschorner. *Ueber Epiglottis cysten. (Berliner klinische Wochenschri*
m° 42, p. 620, 1877.)

de les voir au début avec un aspect fusiforme, allongé, suivant la direction même de la corde sur laquelle ils sont insérés.

Ils ont alors tout à fait l'aspect du polype muqueux décrit par un grand nombre d'auteurs, et ce n'est que la ponction qui puisse éclairer d'une façon certaine le diagnostic.

La *structure* des kystes du larynx varie un peu suivant les cas. Ils sont formés d'une poche généralement mince, assez résistante, non pas assez cependant pour qu'elle ne puisse pas se rompre spontanément sous des efforts de toux ou de parole; elle est recouverte par la muqueuse amincie. Leur contenu est variable; tantôt c'est un liquide séreux, jaunâtre et transparent, de saveur salée; d'autres fois, il est épais, visqueux, colloïde, comme de la gelée et plus ou moins coloré; d'autres fois encore, il est sanguinolent ou même sanguin, comme dans le cas déjà cité de Johnson, soit que le sang y ait été épanché primitivement, soit que, sous l'influence des tentatives opératoires, il se soit fait un déchirement des vaisseaux du kyste et un épanchement consécutif (Moure); enfin, nous avons noté deux fois un contenu athéromateux (1); sous ce rapport, le cas de Blanc, de Lyon, est bien remarquable.

Une jeune fille de 10 ans, lymphatique, avait eu, après sa naissance, la voix faible, rauque, et inégale; par moments, elle avait été prise d'accès de suffocation et de respiration sifflante. Il se forma à ce moment un petit abcès sur le côté gauche du cou; on l'incisa et il s'ensuivit une amélioration immédiate.

Depuis, la voix a toujours été altérée et la respiration embarrassée. Un examen laryngoscopique rapide montra que le larynx présentait à gauche une notable tuméfaction qui oblitérait son calibre à ce niveau. Un mois et demi après, respiration plus embarrassée et cornage pendant le sommeil. Un second examen laryngoscopique fait après une éducation de quelques jours, montra à gauche une tumeur qui semblait venir du ventricule de Morgagni; elle oblitérait la glotte dans les 4/5° de son étendue et rejetait l'épiglotte en haut et à droite; elle était grosse comme une amande et l'on sentait nettement la fluctuation en appuyant dessus avec une baleine.

(1) Chiari. *Zwei Kehlkopfcysten Monatschrift für Ohrenheilkunde*, n° 2, 1881.

Blanc diagnostiqua un kyste et en proposa l'ouverture par les voies naturelles. C'est ce qui fut fait ; il en sortit une matière épaisse, ressemblant à du mastic, pâteuse, comme celle que contiennent les kystes dermoïdes. Quatre jours après l'opération, la tumeur était diminuée des 2/3 ; il n'y avait plus de dyspnée et l'opérée parlait mieux. La marche de la guérison fut entravée par une attaque de scarlatine.

Blanc croit à un kyste dermoïde de la troisième fente branchiale, qui se serait fait jour ensuite dans le larynx en refoulant les muscles et les membranes. La gêne dans le larynx, manifeste depuis la naissance, l'amélioration subite obtenue après l'ouverture de ce qu'on a appelé un abcès ganglionnaire et qui n'était peut-être qu'une partie d'un kyste dermoïde enflammé, bilobé, dont une portion se sera échappée extérieurement et dont l'autre partie sera restée emprisonnée du côté du larynx, la persistance de la gêne du côté de cet organe, son aggravation, tout nous fait penser, dit l'auteur, que c'est bien là un kyste branchial congénital.

On pourrait rapprocher ce cas de celui que Daniel Mollière (1) a observé dans son service de l'Hôtel-Dieu. Ayant remarqué chez une jeune fille une sécrétion persistante à l'ouverture d'un de ces kystes dermoïdes du cou, il introduisit un crin de cheval dans cette ouverture, et à son grand étonnement il le vit sortir par la bouche en contournant l'épiglotte.

Il est regrettable que l'on n'ait pas fait l'examen microscopique de la matière pâteuse extraite du kyste ; on aurait ainsi vu si c'était de l'épithélium, et le diagnostic eût été confirmé ; car on pourrait aussi bien penser à un abcès froid dégénéré avec régression granulo-graisseuse du pus.

La structure de la paroi des kystes laryngés a été rarement étudiée, parce qu'on a rarement l'occasion d'en extraire des morceaux ; Moure (*op. cit.*), dans un cas de kyste épiglottique, a pu enlever la calotte du kyste et en faire l'examen microscopique. Elle était formée de trois couches : une première, constituée par la muqueuse avec une véritable hypertrophie de ses parties

(1) Daniel Mollière, cité par Blanc.

épithéliale et dermique; cette dernière forme une zone conjonctive assez épaisse et résistante, tapissée elle-même intérieurement par une troisième couche, de nouveau épithéliale, à cellules granuleuses d'abord, puis polyédriques et aplaties. Dans la zone conjonctive et élastique, l'on trouve quelques culs-de-sac glandulaires en voie de dégénérescence.

La plupart des auteurs sont généralement d'accord pour admettre que ces kystes sont le résultat d'une dilatation kystique des culs-de-sac glandulaires, par suite du rétrécissement et de l'oblitération de leur canal excréteur. On sait combien l'épiglotte est riche en glandes, on sait encore, surtout depuis les recherches de Coyne (*op. cit.*), que les cordes vocales sont munies d'un appareil glandulaire remarquable ; or, ce sont là les points d'élection pour la production de ces tumeurs.

II. — TUMEURS DE LA CHARPENTE DU LARYNX.

Autant les polypes nés aux dépens des parties molles du larynx sont relativement fréquents, autant sont rares les tumeurs qui naissent des cartilages et des tissus fibreux qui les unissent; aussi leur histoire est-elle à peine ébauchée. Tout récemment cependant, et alors que nous avions déjà recueilli tous nos matériaux sur cette question, a paru un intéressant travail de Bertoye (1), interne des hôpitaux de Lyon, qui a rassemblé tous les faits connus et y a ajouté une bonne observation personnelle.

La première observation de tumeur de la charpente du larynx est attribuée à Travers, qui l'a publiée en 1818 ; elle est relatée dans le *Traité des maladies du larynx*, d'Albers (2). Il s'agissait d'une femme âgée de 50 ans, à l'autopsie de laquelle on trouva les cartilages thyroïde et cricoïde ossifiés et épaissis. Il est difficile d'admettre, sur ces seuls renseignements, une tumeur plutôt qu'une lésion inflammatoire.

Les cas de Gintrac, Macilvain, Froriep, ne sont pas plus pro-

(1) Bertoye. *Aperçu sur les ecchondroses et exostoses du larynx.* (*Annales des maladies de l'oreille et du larynx*, p. 125, 1886.)
(2) Albers. *Pathologie und Therapie der Kelkopfkrankheiten*, Leipzig, 1829.

bants et nous ne pouvons en tenir compte, pas plus que de celui de Rylandt.

Les premiers faits bien observés paraissent appartenir à Virchow (1), qui consacra aux ecchondroses du larynx un paragraphe de son traité des tumeurs. Il a vu des excroissances partielles des cartilages qui formaient des protubérances arrondies devenant successivement de plus en plus pointues. Il a trouvé sur la moitié postérieure du cartilage cricoïde un enchondrome de deux lignes de haut et presque aussi large à sa base et un plus grand encore occupant la moitié antérieure du pourtour inférieur du thyroïde; il était ossifié; c'était une véritable exostose au-dessous de laquelle le cartilage même était intact. « En regardant par la bouche dans un semblable larynx, dit Virchow (*op. cit.*), on peut croire à l'existence d'un polype, l'excroissance étant encore recouverte par la muqueuse. C'est là, aujourd'hui, où l'on prend tant d'intérêt à l'étude des productions laryngées, un cas particulièrement remarquable; car l'épaisseur et la dureté de ces productions rendent naturellement tout à fait impossible une opération quelconque pratiquée par le haut. »

L'observation de Stœrk (2) est plus complète encore.

Il trouva chez un homme, ancien officier, enroué depuis dix ans, deux tumeurs partant de l'aryténoïde gauche et faisant saillie dans le larynx, l'une plus grande, l'autre à côté plus petites avec une immobilité complète de la corde vocale du même côté.

Stœrk fut frappé et du siège insolite de ce polype, et de son aspect qui indiquait une tumeur d'une certaine consistance avec une ferme base d'implantation, attendu qu'elle n'exécutait pas le moindre mouvement; l'examen avec une sonde laryngienne pratiqué par Jellenffy, montra que la tumeur était très dure et absolument immobile. Elle fut enlevée en deux temps à l'aide de la guillotine; malgré cela la corde vocale resta paralysée, la voix ne revint pas à son état normal.

L'examen microscopique montra que les deux néoplasmes dont la section était lisse et brillante, unie comme celle du cartilage,

(1) Virchow. *Traité des tumeurs*, t. I, p. 411, 1867.
(2) Stœrk. *Krankheiten des Kelkopfes*, Stuttgard, 1880, p. 417.

n'étaient autres que des enchondromes. Stœrk attribue leur développement à un processus inflammatoire chronique, le patient ayant eu pendant longtemps un catarrhe laryngien.

Ehrendorfer (1) a publié dans les *Archives de Langenbeck*, en 1881, un nouveau cas de tumeur de la charpente laryngée.

Une femme de 53 ans était enrouée depuis trois ans. Au bout d'un an, on découvrit à la partie postérieure de la paroi laryngienne, près de la corde vocale gauche, entre elle et la fausse corde (corde vocale supérieure) une petite tumeur recouverte d'abord par la muqueuse normale, qui grossit progressivement, finalement s'ulcéra et fut prise pour un cancer. Les symptômes persistant, on fut obligé, trois ans plus tard, de pratiquer la trachéotomie. En introduisant la canule, on arracha un petit fragment de la tumeur, qui, examiné au microscope, montra la structure du cartilage. Billroth, après avoir mis une canule de Trendelenbourg, enleva le néoplasme par une incision externe. Il faisait saillie et dans le pharynx et dans le larynx, et l'on fut obligé d'ouvrir ce dernier. La tumeur mesurait 4 centimètres de long, 3 de large et 2 d'épaisseur. L'examen microscopique montra que c'était une tumeur cartilagineuse hyaline traversée à sa base par du tissu conjonctif ; en divers points il existait des kystes de ramollissement plus ou moins gros.

L'opérée guérit parfaitement.

Musser (2) a vu un cas dans lequel une tumeur dite ecchondrose du larynx avec ankylose du cartilage aryténoïde amena une dyspnée telle qu'on fut obligé de faire la trachéotomie. Le malade, qui avait 50 ans, succomba quatre jours après de pneumonie. L'autopsie montra une tumeur grosse comme une noix, ayant l'apparence macroscopique d'un enchondrome qui naissait de la moitié droite de la face postérieure du cricoïde et proéminait dans le larynx ; malheureusement, l'on n'en a pas fait l'examen microscopique.

(1) Ehrendorfer. *Ecchondrose du larynx*. (*Arch. für klinisch. Chirurgie*, Bd. XXVI, p. 578.)

(2) Musser. *Ecchondroma of the larynx*. (*Philadelph. Medical Times*, p. 540, t. XII, 1882.)

Vient ensuite le fait publié par Asche (1) : un homme de 42 ans portait une tumeur très dure sur la face interne du cartilage thyroïde à la base de la corne supérieure droite. On fit l'ablation à l'aide de la guillotine de Stœrk ; il y eut guérison et grande amélioration de la voix. La tumeur vue au microscope était une tumeur cartilagineuse, calcifiée par endroits.

Morris (2), de New-York, a rapporté au sixième Congrès annuel de laryngologie, l'observation d'une large tumeur cartilagineuse paraissant naître de l'aryténoïde droit, et qu'il enleva aussi à l'aide de la guillotine de Stœrk, modifiée pour la circonstance. Ici encore, il n'y a pas d'examen histologique détaillé qui permette la confirmation absolue du diagnostic.

Tel n'est pas le cas pour l'intéressante observation qui a fait l'objet du mémoire de Bertoye, de Lyon. Un homme de 42 ans est atteint depuis 7 à 8 ans de raucité de la voix. Il prend froid et alors à la raucité s'ajoutent toux, dysphagie et dyspnée qui arrive à un tel point qu'on est obligé de le trachéotomiser d'urgence ; les accidents immédiats disparaissent, mais la dysphagie persiste et on essaye d'y parer par la sonde œsophagienne ; toutes les fois celle-ci heurte à un obstacle situé derrière le larynx. L'examen laryngoscopique pratiqué par Garel, montre que tout le larynx est sain jusqu'au niveau de l'espace sous-glottique ; mais entre les lèvres de la glotte, au-dessous des cordes vocales, apparaît une masse arrondie, lisse, empêchant de voir la canule trachéale ; malgré tout, le malade mourut et voici ce qu'on trouva à l'autopsie : rien dans l'œsophage et le pharynx ; l'obstacle de ce côté était donc spasmodique : le larynx ouvert montre une tumeur hémisphérique insérée sur les deux tiers postérieurs du cartilage cricoïde au-dessous des cordes vocales, à sa face interne et du côté droit ; son volume est celui d'une grosse amande ; elle est pâle, lisse, dure, non lobée. A la coupe, elle présente un éclat humide, une couleur blanc bleuâtre, une consistance assimilable à celle de la pulpe d'une pomme. L'examen microscopique démontre que l'on a affaire à une tumeur cartila-

(1) Asch. *Ecchondrosis of the Larynx*. (*New-York med. Journal*, p. 562, 1884.)
(2) Morris. *Chondrome du larynx*. (*Revue mensuelle de laryngologie*, p. 349, 1884.)

gineuse avec quelques points d'ossification disséminés. Au niveau du point d'implantation, le tissu cartilagineux se continue directement avec le cricoïde.

Pour clore la liste des tumeurs des cartilages du larynx, dont nous avons pu trouver les observations, nous avons encore à rapporter trois faits, deux de tumeurs ayant surtout pris un développement externe, un autre de fibro-chondrome de l'épiglotte, le seul que nous ayons pu recueillir.

Morell Mackenzie (1) a eu l'occasion d'observer, chez un homme de 60 ans, une tumeur qui était située sur le devant et le côté droit du cricoïde et des premiers anneaux de la trachée. A l'examen laryngoscopique, on trouvait dans le larynx une tuméfaction grosse comme une féverole au-dessous de la commissure antérieure des cordes vocales. On pratiqua la laryngotomie cricothyroïdienne, on enleva, avec une pince, la portion située dans le larynx, et on mit une canule à demeure. Malgré tout, le malade déclina ; il y eut de la dysphagie, reflux des aliments par le larynx et, malgré les tentatives d'alimentation avec la sonde œsophagienne, il succomba. La tumeur avait le siège déjà indiqué au début de l'observation, et il semble bien que d'après l'examen microscopique, il se soit agi d'un chondro-sarcome plutôt que d'une ecchondrose simple ; c'est ce que parait indiquer aussi la marche de la maladie.

Une tumeur à peu près de même nature a été opérée par Caselli (2) chez un homme de' 27 ans. Il s'agissait d'un énorme fibro-enchondrome myxomateux, né sur le cartilage thyroïde. Il avait débuté deux ans avant sur le côté droit et fut enlevé en vain à deux reprises ; la récidive fut rapide et étendue, puisqu'elle occupait tout le côté droit du cou. Caselli l'extirpa une troisième fois et cette fois aussi la moitié correspondante du larynx. L'opéré mourut le lendemain de l'opération. Il est à remarquer que le cartilage thyroïde était ossifié ; la tumeur elle-même était constituée par du cartilage hyalin, du tissu fibreux et myxomateux.

(1) Mackenzie (M.). *Fibroïde degeneration of the cartilages of the larynx.* *Transact. of the pathol. Soc.*, p. 50, vol. XXI.)
(2) Caselli. *Boll. delle scienze méd.*, Bologna, t. IV, 1880.

Enfin, Porter (1) a enlevé chez un homme de 44 ans, souffrant de raucité de la voix et de dysphagie, une tumeur que le microscope démontra fibrocartilagineuse ; elle occupait sous forme de nodule les trois quarts du bord libre de l'épiglotte et elle était ulcérée. Le malade guérit très bien et n'eut plus de dysphagie. C'est le seul fait d'ecchondrose de l'épiglotte que nous ayons trouvé.

Telles sont les observations de tumeurs de la charpente du larynx que nous avons pu rassembler ; il est impossible, avec un si petit nombre de faits, d'en tracer une histoire détaillée, et c'est pour cela que nous les avons résumées de la façon la plus précise possible. Il semble néanmoins en résulter que la plupart de ces productions pathologiques se dirigent vers la cavité laryngienne, qu'elles affectent de préférence le cricoïde et le thyroïde, puis seulement l'aryténoïde, le plus rarement l'épiglotte, enfin qu'elles se développent à l'âge où les phénomènes de nutrition dans les cartilages sont les plus actifs, à la période de l'ossification. La tumeur peut revêtir toutes les formes, depuis l'ecchondrose jusqu'à l'exostose ; d'autres fois, elle dévie vers le sarcome et le myxome, comme dans les cas de Morell Mackenzie et de Caselli.

Nous ne voudrions pas terminer ce chapitre sans citer, quoique cela soit une tumeur venue de plus loin encore que la charpente laryngée, et de nature bénigne, l'observation rapportée par Von Ziemssen (*op. cit.*), p. 379.

On constata chez un homme de 30 ans, porteur d'un goitre d'un volume moyen, des signes de laryngosténose qu'on attribua à la compression de la trachée par le goitre ; l'examen laryngoscopique ayant été négatif, on fit la trachéotomie ; le malade fut emporté par un érysipèle. A l'autopsie, dans le larynx à gauche, commençant au milieu du cricoïde et allant au-dessous de lui dans une étendue de 2 centimètres de longueur sur 1 centimètre d'épaisseur, se trouva une tumeur cylindrique à surface recouverte de muqueuse saine. Cette tumeur était constituée par du tissu du goitre, qui s'était insinué à gauche entre le cricoïde et le thyroïde et avait produit la sténose.

(1) Porter. *Excision of the Epiglottis. (Amer. Journal of the med. Sciences,* p. 391, 1879.)

Von Bruns rapporte dans son traité de la Laryngotomie, 1878, p. 202, deux observations presque analogues à celle de Von Ziemssen. Des tumeurs intratrachéales et intralaryngées étaient constituées par du tissu de la glande thyroïde qui n'était nullement hypertrophiée. Il a été impossible dans un cas de trouver une continuité directe entre la tumeur et le corps thyroïde. Dans ces deux cas l'ablation a été pratiquée par Von Bruns père à l'aide du couteau galvanocaustique, et avec succès, après incision du segment inférieur du larynx et de la partie supérieure de la trachée.

CHAPITRE III.

ÉTIOLOGIE ET PATHOGÉNIE.

———————

Nous avons à rechercher les causes prédisposantes et les causes efficientes.

Quelle est l'influence de l'âge, du sexe, des professions? c'est ce que nous allons d'abord examiner :

AGE. — En réunissant les statistiques personnelles de Fauvel et de Mackenzie, qui nous donnent un total de 400 cas bien obser- vés, on arrive aux résultats suivants :

Statistique Fauvel.	Statistique Mackenzie.	Age.	Total.
5	6	avant 10 ans	11
7	6	10 20 »	13
60	21	20 à 30 »	81
118	22	30 à 40 »	140
79	28	40 à 50 »	107
24	14	50 à 60 »	38
7	3	60 à 70 »	10
300	100		400

C'est donc entre 30 et 50 ans que l'on observe le plus souvent les polypes. Il est excessivement rare de les observer après 70 ans ; cependant, Von Bruns avait déjà vu un papillome chez un homme de 74 ans et, plus récemment, Schiffers (1), de Bruxel- les, a enlevé en une séance, chez un vieillard de 82 ans, un po- lype papillaire inséré au niveau du tiers antérieur de la corde

(1) Schiffers. *Société médico-chirurgicale de Liège*, p. 368, 1885.

vocale droite. Si chez les vieillards, les polypes sont rares, il n'en est pas tout à fait de même chez les enfants, et leur nombre relativement faible dans le tableau précédent, nous semble tenir à ce fait que la maladie reste souvent ignorée, est prise pour un croup ou une affection spasmodique et soustraite à l'examen des laryngoscopistes.

Causit (*op. cit.*), dans sa thèse, en a rassemblé 46 cas, dont 10 congénitaux. La congénialité des tumeurs bénignes du larynx n'est plus discutée actuellement et Von Bruns a pu, sur 127 cas de papillomes chez des enfants jusqu'à 15 ans, en trouver 23 congénitaux. Johnson (1), en a, plus récemment encore, publié une série de 5 cas. Avec Solis Cohen (2), nous croyons que les polypes congénitaux proprement dits sont, tout en existant, très rares; il est vrai que, dans beaucoup d'observations, il est dit que la maladie remonte à l'époque de la naissance, mais elle se manifeste par des signes fonctionnels qui peuvent aussi bien tenir à une laryngite, qui elle-même peut amener à la longue la production du papillome. Rigoureusement, on ne doit regarder comme congénitale que la tumeur constatée à la naissance ou peu après, ce qui est tout ce qu'il y a de plus rare.

De toutes les variétés de polypes, ce sont les papillomes qui se développent le plus souvent dans le larynx de l'enfant, tantôt sous la forme circonscrite, tantôt sous la forme diffuse. Il est remarquable de voir que presque toujours, lorsque le mal remonte à la naissance ou à peu près, le polype est diffus : ainsi, sur 23 papillomes congénitaux, 18 étaient diffus, d'après les recherches de Von Bruns (*Die Laryngotomie*, 1878.)

Voici quelle était d'ailleurs la distribution suivant les âges :

Congénitaux ...	23
1ʳᵉ année	9
2ᵉ année	18
3ᵉ année	13
3 à 6 ans	15
6 à 10 ans	11
10 à 15 ans	10

(1) Johnson. *Five cases of congenital tumour of the larynx.* (*Med. News*, 20 mai 1883)
(2) Solis Cohen. *Encyclopédie internationale de chirurgie*, Paris 1886, t. VL, p. 101.

Si les papillomes sont presque exclusivement rencontrés chez les enfants, il n'en est pas moins vrai qu'on trouve aussi chez eux d'autres variétés, et, à ce propos, nous ne saurions passer sous silence le remarquable cas d'Edis (1), de kyste congénital du larynx ayant amené la mort par suffocation 37 heures après la naissance.

Sexe. —Les sexes sont loin d'être également partagés, et c'est l'homme qui paie à la maladie le plus lourd tribut.

Sur 113 enfants, Von Bruns a compté : 73 garçons,

40 filles ;

Sur 585 cas de polypes que nous avons rassemblés, nous trouvons nous-même : 426 hommes,

159 femmes.

Les femmes fournissent à peu près le quart des malades ; les hommes les trois autres quarts ; cela tient, comme nous le verrons tout à l'heure, au genre de vie et aux occupations différentes.

Chez les enfants, les proportions se rapprochent davantage et, quoiqu'il y ait encore prédominance des garçons, le rapport n'est plus que de 2 pour 1.

Professions. — Il est certain que les polypes paraissent se développer de préférence chez les gens dont la profession exige de fréquents efforts de voix. Ce fait est unanimement accepté et ne souffre pas de discussion. Mackenzie a observé que 21 0/0 de ses malades étaient des chanteurs. Toutes les professions qui nécessitent un usage abusif de la voix sont fréquemment représentées dans la statistique des polypes ; tels les prédicateurs, les orateurs, les professeurs, les crieurs, les militaires, etc.

Il en est de même de celles qui exposent à de fréquents changements de température ou de celles encore dans lesquelles on respire fréquemment des vapeurs irritantes ou des poussières. Toutes ces professions agissent par une seule et unique cause : l'irritation de la muqueuse laryngée qui détermine elle-même une hyperhémie chronique, dont nous verrons tout à l'heure l'importance ; l'on a encore accusé l'abus du tabac et de l'alcool.

(1) Edis. *Transact. obstetr. Soc.*, vol. XVIII, p. 2, London 1876.

Schwartz.   4

Hérédité. Diathèses. — Elle ne semble jouer qu'un faible rôle dans la production des néoplasmes bénins du larynx ; nous citerons néanmoins, à titre de curiosité, le fait rapporté par Poyet, qui a eu l'occasion de trouver le frère et la sœur atteints de papillomes du larynx, et les deux malades affirmaient que leur père avait présenté une affection identique. Une autre fois, il opéra deux frères atteints de polypes du larynx ; il serait important de savoir si, dans ces cas, il n'y avait pas une cause prédisposante autre, telle que la profession, par exemple.

Il semble que dans certains faits il y ait une véritable disposition à produire, non seulement des polypes du larynx, mais encore des tumeurs analogues dans le reste de l'économie, par suite d'une véritable diathèse néoplasique. Cela est surtout vrai pour les papillomes : il n'est pas rare de trouver chez les individus atteints de tumeurs papillaires du larynx, des papillomes de la peau et des muqueuses.

Hering [1] a rapporté le fait d'un homme de trente-trois ans qui était couvert de neurofibromes du volume d'une noix à celui d'un pois au nombre de près de 1500. La mère avait été atteinte de la même affection. Une tumeur jaunâtre, granuleuse, du volume d'une cerise, existait au-dessous de la corde vocale gauche entourée d'une ulcération profonde à bords hypertrophiés. La dyspnée obligea à la trachéotomie et le malade mourut dix jours après d'hémoptysie. L'examen histologique montra que la tumeur était un fibrome, que l'ulcération était tuberculeuse ; il y avait d'ailleurs une tuberculose miliaire des poumons : les tempéraments ne nous ont pas paru avoir grande importance dans la question.

Maladies aigues. — Causit avait déjà accusé comme causes prédisposantes des polypes chez les enfants la rougeole et la coqueluche ; Isambert soutint la même opinion, qui est d'ailleurs généralement partagée et qu'a confirmée encore récemment Solis Cohen, de Philadelphie ; quoi d'étonnant à ce que les affections catarrhales amenant une inflammation ou une hyperhémie

(1) Hering. *Multiple fibrome der Haut. Subekordales fibrome der Hinteren Larynxwand*, etc. (*Wiener med. Presse*, n° 2, 1883.)

de la muqueuse laryngée, la prédisposent aux néoformations ?
Lewin et Mackenzie y ajoutent la variole et l'érysipèle, qui agi-
raient alors de la même façon.

Il semble en effet que la seule cause vraiment efficace et directe de la production des polypes du larynx soit l'HYPERHÉMIE,
la CONGESTION CHRONIQUE de la muqueuse laryngée entretenue
ou déterminée par les nombreuses causes prédisposantes que
nous avons énumérées plus haut; déjà Ehrmann et Horace
Green avaient insisté sur l'importance de ce facteur pathologique que nous retrouvons d'ailleurs dans l'histoire de la pathogénie des néoplasmes de bien d'autres régions.

CHAPITRE IV.

SYMPTOMATOLOGIE.

Les symptômes fournis par la présence de polypes dans le larynx dépendent de la situation de la tumeur, de ses dimensions, de sa forme pédiculée ou non, enfin de sa nature et de l'âge du sujet chez lequel il existe.

Nous étudierons d'abord les signes fonctionnels, puis les signes physiques sur l'importance desquels nous appellerons immédiatement l'attention : on peut dire qu'actuellement et depuis la découverte du laryngoscope, les signes physiques fournis par la vue et les autres modes d'exploration sont presque tout dans le diagnostic des polypes du larynx ; avant l'invention de Czermak, la proposition pouvait être pour ainsi dire formulée d'une façon inverse.

SIGNES FONCTIONNELS

Ils consistent avant tout dans un trouble de la voix plus ou moins prononcé pouvant aller jusqu'à l'aphonie complète, en troubles du côté de l'appareil respiratoire, de la déglutition. Tandis que l'altération vocale ne manque presque jamais, au contraire, les accidents du côté de l'appareil respiratoire et surtout digestif sont beaucoup plus rares ; Mackenzie (1) a constaté

(1) M. Mackenzie. *Bening growths of the larynx*, London, 1871.

que les altérations de la voix étaient 52 fois sur 100 l'unique symptôme; sur 100 cas elle existait 92 fois; 55 fois la voix était complètement perdue; 37 fois elle était seulement enrouée. Nous avons surtout en vue l'adulte; il n'en est pas tout à fait de même chez les enfants.

ALTÉRATIONS DE LA PHONATION. — Elle s'établit la plupart du temps peu à peu et sans que le malade en ait pour ainsi dire conscience; quelquefois elle débute d'emblée; le plus généralement, elle survient à la suite d'un rhume ou d'un effort de voix prolongé. Rien de plus variable que le tableau clinique des différents cas; il a été admirablement tracé, d'ailleurs, par les auteurs qui ont écrit sur cette question.

La voix peut être altérée et dans son intensité et dans son timbre et deux facteurs entrent en jeu pour produire ces modifications: la présence du polype d'un côté, et de l'autre la congestion dont la muqueuse du larynx peut être le siège.

En égard à l'intensité, le malade peut être atteint de dysphonie simple, d'enrouement, de raucité de la voix; mais aussi l'aphonie peut être complète.

Quand le néoplasme est développé sur le bord même des cordes vocales, qu'il empêche leur rapprochement complet pendant l'émission des sons, la voix est légèrement rauque et voilée; le son émis est ordinairement plus grave, quand le polype occupe l'angle d'insertion des cordes vocales; l'altération est plus sensible encore, lorsqu'il est inséré tout près de l'angle, car alors, pour peu qu'il soit un peu volumineux, il s'interpose et le sujet devient aphone. En général, ce sont les polypes insérés sur les bords et près des extrémités antérieures des cordes inférieures qui donnent lieu aux troubles de la voix les plus accentués.

Nous avons vu à la clinique du docteur Fauvel une jeune femme de trente ans environ qui portait sur le bord de la corde gauche et près de son extrémité antérieure un petit polype dont le volume ne dépassait pas celui d'une tête d'épingle et qui présentait un enrouement excessivement marqué qui disparut totalement alors que le docteur Coupard lui eut fait le grattage. D'après OErtel (1), la voix est surtout rauque dans les cas de papillomes à base consistante et étendue suivant la longueur de la corde vocale. Chez les enfants, elle prend quelquefois le caractère croupal. Lorsque le néoplasme s'insère sur la face supérieure des cordes vocales, les altérations de la voix, du moment qu'il est sessile, n'apparaissent que lorsqu'il a pris un certain volume qui lui permette de déprimer la corde sous-jacente

L'existence ou non d'un pédicule modifie profondément les conditions que nous venons de signaler ; lorsqu'il y a un pédicule assez long, il y a souvent disparition, puis retour brusque des accidents en hemmant ou en émettant un son donné, ou encore en prenant une certaine position ; cela tient à ce. que le polype serré entre les cordes vocales tombe à un moment donné dans l'espace sous-glottique ou est refoulé dans la partie sus-glottique pour revenir ensuite à sa situation première ; pour cela, il faut que le pédicule soit mince et n'écarte que très peu les cordes l'une de l'autre. Lorsque le pédicule est court et plus volumineux, la voix peut être bitonale. Les tumeurs qui naissent des ventricules du larynx peuvent passer d'abord inaperçues par suite de l'absence de symptômes ; ce n'est que lorsqu'elles empêchent les vibrations des cordes inférieures que la dysphonie apparaît, et il n'y a alors généralement pas aphonie, parce que l'une des cordes continue à vibrer.

Les tumeurs qui se développent dans l'espace sous-glottique, ne donnent pas généralement au début de troubles phonateurs, surtout lorsqu'elles sont sessiles ; si elles sont pédiculées, elles peuvent être entraînées entre les lèvres de la glotte et amener les altérations déjà signalées : celles-ci pourront elles-mêmes disparaître quand le polype reprendra sa place. Ces intermittences d'aphonie et de dysphonie sont pour ainsi dire caractéristiques des polypes sous-glottiques. En général, ils n'entraînent pas l'aphonie complète, mais seulement la raucité de la voix. Quant aux polypes que l'on pourrait appeler extralaryngés, ceux de l'épiglotte, des replis aryténo-épiglottiques, de la région aryténoïdienne, du sinus pyriforme, presque jamais ils ne produisent

(1) OErtel. *Ueber Gewächte im Kelkopf und deren operation auf Endolaryngealem Wege. (Bayr. ärztliches Intelligenzblatt*, n°ˢ 1-5, 1868.)

d'aphonie ; ils ne donnent lieu à des accidents vocaux que lorsqu'ils ont acquis un certain volume, et alors ils se manifestent
par des troubles de la respiration et de la déglutition bien plus
importants.

La nature de la tumeur peut avoir de l'influencé sur le symptôme que nous venons de décrire ; c'est ainsi que certains polypes érectiles peuvent, par suite de congestions passagères, causer des intermittences de dysphonie et d'aphonie.

En terminant, nous dirons que Czermak (1) avait déjà remarqué
que les petits polypes empêchent la vocalisation beaucoup plus
souvent que les gros parce que les petits sont généralement sessiles, tandis que les gros possèdent souvent un pédicule qui
permet leur déplacement.

ALTÉRATIONS DE LA RESPIRATION. — Mackenzie l'a observée
30 fois sur 100 cas, et 15 fois la dyspnée était grave ; celle-ci peut
être continue ou au contraire survenir sous forme de paroxys-
mes ; les véritables accès de suffocation peuvent tuer le malade
sur place. Fauvel regarde la dyspnée comme un symptôme relativement peu fréquent. Si cela est exact chez l'adulte, il n'en est
pas de même chez l'enfant, comme Causit (*op. cit.*) l'a si bien démontré dans sa thèse, et comme le démontrent d'ailleurs amplement les nombreuses observations de trachéotomies chez des
enfants atteints de papillomes.

Le polype peut amener la gêne respiratoire par trois méca-
nismes bien différents : soit par suite de l'obstacle mécanique
qu'il constitue ; soit par suite des phénomènes inflammatoires
dont la muqueuse laryngée peut devenir ou est le siège, soit
enfin par suite du spasme de la glotte qu'il détermine, comme
tout corps étranger. Comme obstacle à la respiration, il amène
la gêne soit par son volume qui peut varier comme l'a déjà montré
Ehrmann, sous l'influence de l'état hygrométrique pour certains
polypes du moins, soit par son siège insolite ; un polype volumineux remplissant la partie sus-glottique du larynx et ne laissant qu'un étroit passage à l'air, produit par cela même de la
dyspnée constante ; un polype plus petit peut, en s'introduisant

(1) Czermak. *Die Laryngoscopie*, 1860.

entre les cordes vocales, boucher complètement ou incomplètement la glotte vocale et respiratoire ; mais certainement la part la plus importante dans les accès de suffocation subits que l'on observe quelquefois chez les individus atteints de polypes, doit revenir à la congestion inflammatoire, à l'œdème de la muqueuse et surtout au spasme de la glotte. Cela est vrai avant tout pour les enfants, et alors pas n'est besoin que la tumeur soit volumineuse pour produire les accidents.

Lewin avait déjà fait remarquer que le caractère même des deux temps de la respiration a une certaine importance au point de vue du diagnostic du siège même de la tumeur. C'est ainsi que lorsque l'inspiration est bruyante et sifflante, et l'expiration comparativement aisée, le polype est probablement situé au-dessus des cordes vocales ; quand les phénomènes inverses se produisent, le polype est situé au-dessous d'elles. Il arrive que les malades sentant que telle ou telle position leur est plus favorable pour la liberté de la respiration, la prennent instinctivement. C'est ainsi que Fauvel cite plusieurs cas de patients dormant assis dans leur lit, la tête penchée en avant et porteurs de polypes sus-glottiques qui se déplaçaient de la sorte et permettaient le passage de l'air. Poyet nous a communiqué le fait intéressant d'un paysan qui n'avait pas quitté cette position depuis deux ou trois ans, et qui arriva chez lui pour se faire opérer d'un volumineux fibromyxome siégeant dans la portion sus-glottique.

Les polypes qui siègent dans l'espace sous-glottique s'accompagnent toujours ou presque toujours d'une gêne respiratoire en rapport avec leur volume ; les accès de suffocation surviennent soit lorsque la tumeur est pédiculée, qu'elle passe dans la trachée, soit qu'elle vienne s'interposer entre les lèvres de la glotte et amener du spasme des constricteurs ; un polype sus-glottique devenant sous-glottique à la suite d'une violente inspiration peut amener des accidents analogues et même la mort immédiate. Chez les enfants, les accès sont souvent nocturnes, ainsi que l'a fait remarquer Causit.

L'intensité des troubles de la respiration est, comme on peut déjà le pressentir, éminemment variable. Tantôt c'est une simple gêne, d'autres fois c'est de la dyspnée proprement dite qui, graduellement, peut conduire à l'asphyxie ; enfin, il peut y avoir apnée subite et mort, comme dans les cas rapportés par Lieutaud, Desault, Schultze, de Deux-Ponts, etc. A l'étude des troubles respiratoires, nous rattacherons celle de la toux comme symptôme des polypes laryngés.

Toux. — C'est un symptôme assez rare chez l'adulte, puisque Fauvel, sur 300 cas, ne l'a notée que 6 fois ; il est vrai, par contre, que Morell Mackenzie l'a observée 39 fois dans 271 observations ; chez l'enfant elle paraît exister plus fréquemment puisque Causit l'a notée 26 fois dans ses 46 observations. Elle a un caractère variable ; tantôt elle est sèche, brisée et aphone ; d'autres fois elle est accompagnée d'expulsion de mucosités ; c'est ce qui se produit surtout quand il y a un catarrhe du larynx concomitant. Chez les enfants et les adultes, elle prend le caractère croupal, elle est éteinte lorsque les polypes sont volumineux et situés au voisinage de la glotte ; rarement elle est aboyante. Dans un cas présenté par Ozanam (1), à l'Académie des sciences, elle était fréquente, éteinte, comme dans le croup à la période ultime, chez une femme de 39 ans, qui avait en même temps de l'aphonie et une respiration bruyante : il existait à la base de la glotte, à l'angle postérieur, deux tumeurs disposées symétriquement de chaque côté de la ligne médiane ; elles étaient insérées au-dessous des cordes vocales inférieures au point de jonction du larynx et de la trachée.

La toux se manifeste par quintes, déterminées par une sensation de chatouillement dans le larynx, par action réflexe ; ou bien le malade a la sensation d'un corps étranger qu'il cherche à expulser par des efforts plus ou moins répétés.

Elle est quelquefois accompagnée d'hémoptysies, simulant à s'y méprendre celles de la phthisie pulmonaire.

Troubles de la déglutition. — La dysphagie est un symptôme très rarement observé pendant l'évolution des tumeurs bénignes ; ce n'est que dans les cas de polypes insérés sur l'épiglotte, les replis aryténoépiglottiques et les régions aryté-

______

(1) Ozanam. *Polype du larynx et de la trachée extirpé par les voies naturelles.* (*Comptes rendus de l'Académie des sciences*, p. 321, 1863.)

noïdiennes qu'on l'a trouvé notée, et encore faut-il qu'ils atteignent un volume déjà considérable ; presque toujours alors elle
est accompagnée de dyspnée. Morell Mackenzie fait avec raison
remarquer qu'il faut distinguer à cet égard la difficulté d'avaler,
de la déglutition douloureuse ; 7 fois dans les 100 cas qu'il a eus
sous les yeux, il y avait gêne de la déglutition, une seule fois
celle-ci était vraiment accompagnée de douleur. Il s'agissait d'une
tumeur fibreuse émergeant de la fausse corde droite et envahissant les replis aryténoépiglottiques. Le malade, âgé de 45 ans,
avait en même temps de forts accès de dyspnée. Par contre, dans
le cas déjà cité de Von Ziemssen (*op. cit.*, p. 365), les troubles de
la déglutition produits par un polype inséré sur la région cricoaryténoïdienne étaient très notables ; le malade était obligé
en avalant de faire très attention pour que les aliments ne s'in-
troduisissent pas dans le larynx, tandis que la respiration était
si peu gênée qu'il refusa toute opération.

DOULEUR. — C'est là un symptôme encore plus rare que le
précédent. Les polypes sont insensibles, tellement bien que
c'est un critérium pour le chirurgien qui en pratique l'ablation
endolaryngée ; le patient ne doit pas souffrir si le polype seul
est pris. Lorsqu'il y a de la douleur spontanée, elle tient à l'in-.
flammation des parties voisines ou à leur ulcération.

Quelquefois, il y a une sensation de gêne, de corps étranger
ui pousse le malade à hemmer plus ou moins fréquemment ;
cela est surtout le fait des tumeurs pédiculées implantées
sur les cordes vocales. Dans un cas de Cervesato (1) où des papillomes remplissaient presque totalement le larynx d'une
femme de 18 ans, la sensation de corps étranger était très
nettement exprimée par la jeune malade.

Dans le seul cas de Mackenzie (*Benign Growths*, p. 193, 1871),
où il y eut douleur en parlant, un fibrome existait au niveau de
la région aryténoïdienne, sans inflammation et sans ulcération
périphérique.

De toutes les variétés de tumeurs que nous avons passées en

(1) Cervesato. *Papillome diffus du larynx ; guérison*. (*Arch. ital. de laryng.*
1882.)

revue, ce sont les papillomes qui donnent lieu le plus souvent à des troubles fonctionnels graves, surtout dans leur forme diffuse ; viennent ensuite les fibromes et les autres tumeurs. Les plus bénignes sont certainement les kystes qui, quelquefois, restent ignorés et ne sont reconnus qu'au laryngoscope.

SIGNES PHYSIQUES.

Ceux-ci sont le résultat de l'exploration directe du larynx et on doit les distinguer en deux catégories : ceux fournis par les autres méthodes d'exploration que la laryngoscopie, ceux fournis par l'examen au miroir de Czermak.

Nous passerons rapidement en revue les premiers, qui ont une maigre importance aujourd'hui.

L'abaissement forcé de la langue et sa traction en avant peuvent montrer des tumeurs épiglottiques, et de toutes façons celles qui sont situées sur la face linguale de l'épiglotte ou sur ses bords. L'examen en est encore plus facile lorsqu'on élève en même temps le larynx ou que le patient fait un effort de vomissement.

Le toucher digital par la bouche peut permettre de reconnaître les tumeurs de l'orifice supérieur du larynx, de sentir leur consistance solide ou liquide (kystes épiglottiques) ; cette exploration donne surtout des résultats chez les enfants ; mais il faut bien se garder de la faire quand il y a de la dyspnée et craindre alors un spasme qui pourrait tuer le petit malade.

L'auscultation du larynx peut faire entendre des bruits anormaux, dont le plus important est le bruit de drapeau, de soupape ou d'explosion, comme l'appelle Fauvel. Il est produit par un polype pédiculé entraîné par les mouvements alternatifs d'inspiration et d'expiration et flottant dans le larynx ; il est surtout manifeste pour ceux de la trachée et a été bien décrit par Dupuytren qui lui a donné son nom ; il peut être produit par tout corps étranger mobile, une fausse membrane, et n'est nullement pathognomonique ; il en est de même du sifflement, des ronchùs. Causit attribue néanmoins une certaine valeur au sifflement laryngé, surtout pendant l'inspiration, se produisant de préférence la nuit, quelquefois intermittent ; il est rare, d'après lui, qu'il n'existe pas chez les enfants, lorsque l'affection est avancée. Ce sifflement a un timbre variable ; tantôt, c'est un bruit rauque, sourd, comme étouffé, tantôt rude et comme rapeux, tantôt encore aigu et strident. Le malade de la première observation de Lieutaud avait un râle si bruyant qu'on l'entendait de très loin.

Ce bruit de sifflement laryngé devenant très sensible lorsqu'on applique le sthétoscope sur le larynx, avait dejà été décrit par Rayer (1) qui l'avait observé avec Roux chez une femme atteinte d'un polype de l'arrière-gorge et chez laquelle on aurait fait la trachétosomie, pour des accidents de suffocation, si elle n'avait pas été atteinte d'une pneumonie grave.

Un signe qui a plus d'importance, c'est l'expectoration de petits fragments de tumeurs. Ce signe est surtout observé dans les cas de papillomes, aussi bien chez les adultes que chez les enfants, et les premiers diagnostics précis de tumeurs du larynx ont été faits par son aide ; tel le cas d'Ehrmann et tel celui de Maisonneuve, cité par Causit (obs. XXXV). Néanmoins, il est aussi rare qu'il est précieux lorsque les autres moyens d'investigation font défaut, et il ne se produit que lorsque le mal est déjà avancé dans son évolution. Non seulement il nous donne la clef du diagnostic de la maladie, mais encore il nous indique quelle est sa nature exacte, ce qui n'est pas de peu d'importance, ainsi que nous le verrons bientôt.

Les signes fournis par le laryngoscope sont de tous les plus précieux. Grâce à lui, nous nous rendons compte du volume, de la couleur, de la forme, du siège, de l'insertion de la tumeur ; nous savons même, en général, par les caractères extérieurs que nous avons étudiés dans l'anatomie pathologique, quelle est sa structure ; à l'aide de la sonde laryngienne, nous connaissons sa mobilité, sa consistance ; toutefois, il est des points du larynx où le laryngoscope ne montre que difficilement ce qui s'y trouve et ne peut nous donner des renseignements aussi précis. Tous

______

(1) Rayer. *Maladies de la peau*, t. II, p. 422.

les polypes insérés au-dessous de la racine de l'épiglotte, au niveau de la commissure antérieure des cordes ; ceux qui se développent dans les ventricules de Morgagni ; ceux enfin de la partie postérieure de l'espace sousglottique peuvent, tant qu'ils sont petits, échapper à un examen qui est quelquefois nécessairement rapide et qui est rendu encore plus difficile par les genres spéciaux de conformation de l'épiglotte ; c'est ainsi que chez les enfants, déjà si difficiles par eux-mêmes à examiner, l'épiglotte est souvent pointue et longue, ou encore en chapeau de gendarme, ce qui gêne beaucoup la vue de toute la région antérieure du larynx. Ce sont là des difficultés que, le plus souvent, le laryngoscopiste exercé parviendra à vaincre avec de la douceur, de la patience de son côté, de la persévérance et de la bonne volonté de la part du sujet à examiner. Nous n'avons pas d'ailleurs ici à décrire l'examen laryngoscopique qui n'est pas différent de ce qu'il est pour les autres maladies du larynx.

Etat général.

Il n'y a pour ainsi dire pas à en tenir compte dans l'étude des tumeurs bénignes du larynx ; l'affection étant toute locale et ne retentissant sur la santé générale que par les troubles qu'elle peut apporter soit dans la respiration, soit dans la déglutition. Quand ces troubles durent pendant un certain temps, surtout chez les enfants, ils peuvent amener une dénutrition inquiétante, se traduisant par de l'amaigrissement, des symptômes d'anémie, dus soit à l'insuffisance respiratoire, soit à la difficulté de l'alimentation. Bien entendu, nous ne décrirons pas les accidents généraux qui accompagnent une dyspnée intense ou l'accès de suffocation pouvant se terminer par la mort.

CHAPITRE V.

MARCHE. — DURÉE. — TERMINAISONS.

La marche des polypes du larynx est généralement très lente, et souvent c'est par années que se chiffre déjà la durée de l'affection, lorsque le malade vient consulter le médecin. Il y a cependant de grandes différences, suivant la nature même de la tumeur. Tandis que les fibromes, les myxomes, les kystes marchent très lentement, les papillomes au contraire évoluent plus vite, surtout lorsqu'on y a touché et qu'on les a incomplètement enlevés. Il semble même qu'après chaque nouvelle tentative opératoire, la repullulation soit plus rapide; quelquefois cependant ils restent longtemps sans croître pour prendre ensuite tout à coup un grand développement et amener des accès de suffocation, surtout chez les enfants.

Notre ami le Dr Coupard, que nous tenons à remercier ici de son extrême obligeance, nous a communiqué l'observation d'un médecin de 60 ans, qui était aphone depuis sept ans, sans autres signes de lésions laryngées et qui portait sur le bord libre et au niveau du tiers antérieur de la corde vocale gauche, un polype muqueux gros comme un grain de chènevis. Morell Mackenzie rapporte deux faits où les accidents d'aphonie remontaient à vingt-trois et à vingt-quatre ans. Voltolini cite un malade de 60 ans, atteint d'aphonie intermittente depuis son enfance.

Türck en a vu un autre âgé de 30 ans et dont l'aphonie datait aussi des premières années de la vie.

Mais il est difficile de dire, dans tous ces cas, à quel moment a débuté l'affection et par conséquent quelle en est la durée exacte, puisque les malades n'ont pas été examinés dès l'origine.

Nous avons toutefois recueilli un cas qui montre très nettement la longue durée de l'affection : c'est celui d'un jeune homme de 20 ans qui était soigné depuis sa première enfance pour des papillomes qu'on lui extirpait de temps en temps par les voies naturelles, sans qu'on soit jamais arrivé à une guérison radicale, malgré les moyens employés.

Malheureusement les choses ne se passent pas toujours aussi simplement et la marche de la maladie peut revêtir une allure plus rapide, sous l'influence d'affections inflammatoires intercurrentes des voies respiratoires, ou encore sous l'influence d'un usage immodéré de la voix, de fatigue exagérée. La voix qui était simplement voilée ou rauque, ou bien encore modifiée dans sa hauteur, disparaît peu à peu et à la dysphonie succède l'aphonie complète. Le changement est quelquefois plus brusque, et l'aphonie s'installe d'emblée. Ce n'est pas tout : les accidents dyspnéiques peuvent survenir, d'abord d'une façon intermittente, pendant des efforts pour crier ou parler, pendant une course, des jeux ; puis presque ou tout à fait continue et alors la vie est fortement compromise, si les soins nécessaires ne sont pas donnés au malade.

Le mal étant livré à son évolution naturelle, la terminaison funeste survient toujours par asphyxie, soit subite, soit rapide, soit lente, et c'est ce qui avait presque toujours lieu avant Ehrmann. Le premier cas de polype du larynx bien authentique recueilli par Lieutaud se termina précisément de cette façon ; le malade mourut subitement en se baissant pour ramasser son livre qui était tombé ; le polype pédiculé s'était déplacé et l'avait asphyxié ; nous pourrions citer encore bien d'autres observations analogues ; dans ces cas la respiration paraît s'arrêter subitement, par suite d'une sorte de sidération des centres nerveux qui y président, et sans qu'il y ait nécessairement obstacle complet au passage de l'air.

Un type de mort par asphyxie rapide nous est fourni par l'observation de Rendtorff, rapportée dans le travail d'Ehrmann. Ici un jeune homme de 18 ans, probablement cirrhotique, meurt en quelques minutes de suffocation ; il était atteint d'un gros polype du larynx (obs. XXIII, mémoire d'Ehrmann) sus-glottique.

Enfin le type de la mort par asphyxie lente, nous est offert par la première observation d'Ehrmann (obs. XXII de son mémoire). Il s'agit d'un enfant de 9 ans, qui mourut lentement d'asphyxie en deux ou trois jours, et chez lequel on trouva un polype inséré sur toute la longueur du ligament inférieur gauche de la glotte par un pédicule large ; la tumeur était de la grosseur d'une noisette.

Il est probable que dans ces derniers cas, c'est au spasme de la glotte, à un gonflement du polype hygrométrique, à de l'œdème ou de la congestion de la muqueuse du larynx, ou de celle qui recouvre le' polype qu'est due l'asphyxie progressive.

Chez les enfants, cette terminaison funeste est plus fréquente actuellement encore que chez l'adulte, attendu que le diagnostic est beaucoup plus difficile. Causit, dans sa thèse, nous rapporte 21 cas de mort par asphyxie sur 46 observations rassemblées.

Ce sont les papillomes qui donnent lieu le plus souvent à ces funestes accidents, et cela non-seulement parce qu'ils sont beaucoup plus fréquents, mais parce qu'ils ont, comme nous l'avons déjà dit, une évolution plus rapide, au moins certains d'entre eux, comme nous le verrons en étudiant le pronostic.

En somme, la terminaison de la maladie, abandonnée à elle-même est presque constamment fatale ; il y a des cas cependant où l'on a constaté une guérison spontanée par détachement et rejet du polype, ou par sa disparition spontanée, soit qu'il ait été avalé, soit qu'il se soit résorbé après rupture comme dans certains cas de kystes.

Bayer (1), de Bruxelles, rapporte avoir observé au moins quatre cas de disparition spontanée et radicale de papillomes du larynx ; il ne nous dit pas si c'est par expulsion ou tout autre processus, et le fait en vaudrait la peine ; car il est excessivement rare pour cette variété de tumeurs bénignes qui repullule

____

(1) Bayer (Bruxelles). *Papillome.* (*Revue mensuelle de laryngol. et d'otolog.*, p. 284, 1883.)

presque toujours quand elle n'est pas enlevée complètement ou même récidive à distance dans le larynx.

Pauli (1) rapporte le cas d'un malade traité comme tuberculeux, puis que l'on croyait atteint de laryngite chronique, et qui rendit dans les efforts de toux un polype vasculaire long d'un demi-doigt; il se rétablit ensuite complètement. Nous pourrions en citer d'autres encore et presque toujours alors la tumeur était pédiculée et le pédicule assez mince, ou bien elle était friable et peu consistante comme certains papillomes. Bruns rapporte trois faits de guérison spontanée par expulsion de papillomes chez des enfants de 1 an et demi, 7 ans, 14 ans (observations de *Cutter*, *Œrtel*, *Stœrk*). Mais la disparition spontanée a été surtout signalée pour les kystes qui sous l'influence d'efforts de toux, d'un cri, peuvent se rompre, s'affaisser et ne plus se reproduire.

C'est probablement à cette catégorie de tumeurs qu'il faut rapporter celle dont Murray-Dobie (2) raconte l'observation. Une jeune femme de 18 ans portait une tumeur pédiculée grosse comme une cerise insérée sur le bord droit de l'épiglotte; elle avait une surface inégale et exulcérée; l'haleine était fétide; il y eut spontanément disparition du néoplasme et l'on constata, quelques jours après, la présence d'une cicatrice au point d'implantation. Lefferts, Beschorner, Moure, ont signalé des cas analogues.

Il peut se faire, toutefois, qu'après une guérison temporaire, même assez longue, la tumeur quoique n'étant pas un papillome se reproduise; à cet égard, nous croyons devoir transcrire l'observation que voici et qui est due à notre ami le Dr Coupard : un jeune officier est opéré le 15 février 1884, d'un kyste gros comme un petit pois, situé au 1/3 antérieur de la corde vocale inférieure gauche. La guérison fut complète et dura deux ans; mais, depuis le mois de mars 1886, les troubles phonateurs sont revenus, et l'on retrouve à l'examen laryngoscopique un nouveau kyste presque aussi gros et situé exactement au même niveau.

(1) Pauli. *Polype vasculaire ; expulsion spontanée.* (*Gaz. méd. de Paris*, p. 10, 1851.)

(2) Murray-Dobie. *Monthly Journal of medical science*, oct. 1853.

Schwartz.   5

Assez souvent, la simple rupture de la tumeur est suivie de récidive rapide.

Dans certains cas, la marche de la maladie peut revêtir des allures toutes différentes de celles que nous venons d'indiquer et des accidents peuvent venir compliquer le tableau que nous en avons tracé. Nous trouvons en effet signalées par quelques auteurs de véritables hémoptysies répétées chez des malades porteurs de polypes, et non tuberculeux. C'est ainsi que Stœrk (*op. cit.*, p. 407), rapporte l'histoire d'un homme qui arriva à la fin de 1864 chez Oppolzer, avec de l'hémoptysie et une aphonie complète. L'affection datait de trois ans, l'aphonie n'était survenue que depuis une année, et avec elle, les hémoptysies qui se renouvelaient à chaque effort de toux ou de parole. On porta le diagnostic de phthisie pulmonaire. Cependant, Oppolzer pensa à une lésion du larynx et fit examiner le malade par Stœrk ; celui-ci trouva en effet un fibrome ulcéré superficiellement au niveau d'une veine assez volumineuse, il en fit l'ablation et tout disparut. C'était un fibrome très peu vasculaire et d'une dureté cartilagineuse ; les observations de Clinton Mac Sherry (1), de Hopmann (2), sont absolument analogues à la précédente, sauf que dans la dernière les accidents dataient de 20 ans.

Coupard nous a communiqué un fait analogue, où les hémoptysies coïncidaient avec la présence d'un papillome pas plus gros qu'un pois, à sommet abrasé, sans qu'on y eût touché avec un instrument ; il n'y avait aucune lésion pulmonaire. Celui que nous allons citer offre peut-être encore plus d'intérêt, en ce que l'hémoptysie venant d'un petit kyste sanguin ou d'une tumeur érectile du larynx avait été suppléée à un moment donné par un flux hémorrhoïdaire, pour se rétablir ensuite ; le malade, âgé de 26 ans, crachait tous les mois périodiquement une petite quantité de sang.

En terminant, nous rapporterons, comme exceptionnelle, l'histoire d'un malade de Sommerbrodt (3), qui avait des attaques

(1) Clinton Mac Sherry. *Growths in the larynx.* (*Med. Record*, New-York, p. 304, t. XIX, 1881.)

(2) Hopmann. *Polyp des Larynx.* (*Berl. klin. Woch.*, p. 274, 1875.)

(3) Sommerbrodt (Julius). *Ueber ein grosses Fibrom des Kehlkopfes als ursache von Epilepsie.* (*Berl. klin. Woch.*, p. 563, 1876.)

d'épilepsie et un fibrome mou de la corde vocale gauche ; ces attaques disparurent après l'ablation du polype ; il est vrai de dire qu'il en avait déjà eu quinze ans auparavant après une plaie de la main et l'ablation de la cicatrice les avait fait disparaître.

CHAPITRE VI.

DIAGNOSTIC.

En face d'un malade présentant des signes d'affection du larynx, le clinicien a à résoudre les questions suivantes :

1° Existe-t-il un polype? comment le différencier des affections qui peuvent simuler une tumeur bénigne.

2° Quels sont son siège et son point d'implantation; quelle est sa nature ?

L'examen laryngoscopique est possible et pratiqué. Lorsque l'examen laryngoscopique peut être fait dans des conditions convenables, et lorsque la tumeur siège en un point facilement accessible au miroir, toutes ces questions sont ordinairement résolues, pour ainsi dire du premier coup. Cependant, même avec le laryngoscope, le diagnostic de l'existence même de la tumeur peut être très difficile par suite de conditions insolites dans son siège, dans la conformation de l'organe vocal. C'est ainsi qu'un polype qui s'insère près du bord ventriculaire de la corde vocale inférieure, ou dans le ventricule, peut lorsqu'il est encore petit s'y cacher, et pour le faire sortir, il faut engager le malade à tousser fortement; Fauvel rapporte à ce propos le cas intéressant d'un homme qui avait la voix claire et facile quand le polype était intraventriculaire; elle était rauque quand il en était sorti. Si le polype est pédiculé et situé au niveau de la commissure antérieure des cordes, il pourra passer au-dessous d'elles et se cacher dans la portion sous-glottique du larynx, mais alors généralement pour peu que le pédicule soit un peu épais, il sera facile de le distinguer; pour l'expulser le malade devra tousser et hemmer fortement. Lorsque la tumeur est insérée à la face inférieure des cordes, il reste sous-glottique s'il est sessile, et ce n'est qu'après des mouvements énergiques d'inspiration et d'expiration suivis brusquement d'un effort de voix qu'on pourra quelquefois le voir pincé entre les bords libres des cordes. Nous avons déjà indiqué les difficultés qui existent quelquefois de par la présence d'une épiglotte trop longue, comme cela existe surtout chez les enfants.

Lorsque la tumenr est extra-laryngée, c'est-à-dire siège sur l'épiglotte même ou sur les replis aryténo-épiglottiques, sur les aryténoïdes ou la région aryténoïdienne, le diagnostic est généralement facile et peut être fait d'une façon assez précise, même sans l'aide du miroir, comme le montrent les quelques cas de tumeurs de ces régions diagnostiquées dans la période antélaryngoscopique.

La question de l'examen laryngoscopique chez les enfants se présente souvent dans des conditions très scabreuses et cela d'autant plus que l'enfant est plus jeune ; les efforts du jeune sujet pour résister à l'introduction du miroir, la petitesse du passage, tout concourt à le rendre très difficile et même impossible ; Schnitzler (1), de Vienne, n'a pas craint dans un cas semblable de chloroformer l'enfant qui avait 8 ans, pour faire le diagnostic et de procéder dans la même séance à l'ablation. Mackenzie ne veut pas du chloroforme chez les enfants ; si le danger est pressant, il faudra faire la trachéotomie d'abord, puis, alors on pourra chloroformer et examiner sans crainte l'intérieur du larynx. C'est la conduite qui fut tenue par le professeur Verneuil (2) et Krishaber, chez un enfant atteint de papillome, auquel Duret pratiqua la trachéotomie d'urgence et que l'on put ensuite examiner sous le chloroforme avec le laryngoscope. Nous reviendrons d'ailleurs sur ce point lors de la discussion du traitement par les voies naturelles ; nous ne devions que l'effleurer ici.

(1) Schnitzler. *Ablation de polype sous le chloroforme chez un enfant indocile ; succès. (Annales des maladies de l'oreille et du larynx*, t. VI, p. 278, 1880.) (Compte rendu du 5º Congrès de laryngologie de Milan, 2-5 septembre 1880.)
(2) Verneuil. *Papillome du larynx. (Gazette des Hôpitaux,* nº 19, 15 février 1881.)

Le laryngoscope ayant permis de constater la présence d'une tumeur, il faudra déterminer exactement son point d'implantation. Presque toujours lorsque la tumeur est peu volumineuse, cela est facile lorsqu'elle ne siège pas dans un des points que nous avons indiqués plus haut; mais lorsque la tumeur est grosse, alors cela peut être très difficile, surtout lorsque le polype est immobile et inséré par une large base : il sera souvent alors nécessaire de le diminuer par une ablation incomplète, et cela d'autant plus qu'il pourra donner naissance à des accidents graves, quitte à trouver ensuite son ou ses points d'insertion exacts.

De beaucoup, le plus grand nombre des polypes du larynx siège sur la partie antérieure des cordes; toutes les fois qu'on verra une tumeur siéger sur la partie postérieure des cordes au niveau des aryténoïdes, il faudra se méfier d'une production diathésique presque toujours tuberculeuse. Lorsqu'elle prend naissance sur la charpente, elle est ordinairement très consistante à la sonde et immobile.

La nature du polype se déduit de son aspect dans le miroir laryngoscopique ; mais il faut savoir que celui-ci peut être souvent modifié par des mucosités, des poussières accumulées à la surface, principalement lorsque celle-ci présente des irrégularités. C'est dire que c'est surtout le cas des papillomes.

D'après OErtel (1), il y a trois formes laryngoscopiques du papillome:

1° La première, la moins caractéristique, est constituée par une tumeur rose ou rouge foncé, inégale ou mamelonnée ; siégeant sur le bord, la face inférieure, la commissure antérieure des cordes vocales; son volume varie depuis celui d'une graine de chanvre jusqu'à celui d'un haricot ; le polype peut être unique, mais il peut aussi y en avoir plusieurs ; c'est même le cas le plus habituel.

2° La seconde forme se présente comme des tumeurs grisâtres, à texture papillaire nette; il existe de gros groupes de végétations entourés de groupes plus petits; le tout est inséré sur les cordes vocales par une large base.

(1) OErtel. *Ueber Geschwülste im Kehlkopf.* (*Deutsches Archiv für klinische Medizin*, Bd. XV, S. 244 et suiv., 1875.)

3° Enfin le papillome se montre comme une tumeur en grappe, ou muriforme ou en chou-fleur, remplissant plus ou moins la cavité du larynx; sa texture est encore franchement papillaire; la consistance est molle. Ajoutons que tantôt la surface du papillome a l'aspect muqueux, tantôt l'aspect corné, comme dans le cas déjà signalé de Jurasz.

Nous ne reviendrons pas sur les caractères laryngoscopiques des myxomes, fibromes, angiomes, kystes, etc., que nous avons signalés déjà en décrivant leur anatomie pathologique.

Le diagnostic macroscopique devra toujours être vérifié par l'examen microscopique, qui seul pourra donner un diagnostic exact de la nature de la tumeur; et encore pas toujours, lorsque les fragments enlevés seront trop écrasés ou trop petits.

Malgré les notions si exactes que nous donne le laryngoscope, il est dans certains cas extrêmement difficile de faire un diagnostic précis, avant que le microscope ait prononcé; quelles sont donc les autres tumeurs ou affections les simulant que l'on puisse confondre avec les tumeurs bénignes?

Quelquefois des bourgeons charnus exubérants naissent au niveau d'une ulcération simple non diathésique produite par le contact d'un corps étranger ou par une maladie générale. Ces pseudo-tumeurs constituent les granulomes; au point de vue clinique, ce sont des polypes auxquels sont applicables les mêmes modes de traitement, la destruction ou l'ablation. C'est ainsi que Max Schüller (1) rapporte un cas de Wanscher (de Copenhague), qui fit une thyrotomie chez un enfant de 3 ans 1/2 qui avait été opéré de trachéotomie pour un croup et qui avait une tumeur granuleuse; l'enfant avait dû porter une canule permanente.

Nous ne signalerons que comme curiosité l'observation de Moure (2), de polypes muqueux ou myxomateux insérés sur toute la longueur des cordes vocales et simulant un œdème de ces dernières et nous ne ferons que rappeler que des médecins inexpérimentés ont pu prendre pour un polype un amas de

<hr>

(1) Max Schüller. *Deutsche Chir.*, Lücke et Billroth. (*Tracheotomie und Laryngotomie*, p. 193, 1880.

(2) Moure. *Cas rares de polypes du larynx.* (*Bulletin mensuel de la Société française d'otologie*, t. III, p. 34, 1886.)

mucosités siégeant sur les cordes vocales, chez des malades atteints de laryngite catarrhale. Les trois diagnostics les plus embarrassants, et en présence desquels se trouve le praticien, sont ceux des tumeurs malignes propres, syphilitiques et tuberculeuses.

Tumeurs malignes. — Il est quelquefois très difficile au début de distinguer un polype d'une tumeur maligne, surtout lorsque celle-ci en revêt l'aspect extérieur et la marche clinique ; c'est ainsi que certaines tumeurs qu'on regarde d'abord comme des papillomes, sont de véritables épithéliomes qui, a un moment donné, reprennent leurs caractères de malignité ; c'est l'examen microscopique seul qui pourra décider dans ces cas et assurer le diagnostic en montrant l'envahissement au niveau du point d'implantation. C'est encore par l'examen microscopique des fragments et tumeurs enlevés par les voies naturelles à l'aide du laryngoscope, qu'on différenciera certains sarcomes des fibromes proprement dits, ou des fibro-myxomes. C'est avec raison que Morell Mackenzie fait remarquer qu'il a eu l'occasion de voir des tumeurs qui avaient tous les caractères histologiques de tumeurs malignes marcher pendant quelque temps comme des tumeurs bénignes et *vice versa*. En général cependant, le diagnostic sera relativement facile dans le plus grand nombre des cas.

Végétations syphilitiques. — Elles se développent indistinctement sur toutes les portions du larynx, de préférence cependant sur la paroi antérieure ; presque toujours elles sont accompagnées de lésions secondaires de la bouche et du pharynx ou d'autres manifestations de la vérole.

Il peut se faire, comme Cadier (1) l'a décrit, une telle prolifération de végétations papillaires dans la laryngite syphilitique, qu'il soit nécessaire par suite des troubles dyspnéiques d'en pratiquer l'ablation immédiate ou de faire la trachéotomie.

Dans tous ces cas, ce seront plutôt les antécédents, l'examen général des malades, les lésions de la muqueuse du larynx ordi-

(1) Cadier. *Végétations papillaires polypiformes de la laryngite syphilitique* (*Annales des maladies de l'oreille et du larynx*, t. IX, p. 332, 1883.)

nairement très congestionnée, rouge foncé, qui feront faire le diagnostic de la nature de l'obstacle laryngien.

Les végétations chez les syphilitiques peuvent prendre la consistance et la structure fibreuse tout comme les fibromes ; et dans ces cas, le traitement spécifique n'a plus aucune action sur eux; nous renverrons à ce propos à l'observation rapportée par Ed. Fournié (1).

VÉGÉTATIONS TUBERCULEUSES. — Dans la forme chronique de la phthisie laryngée, il n'est pas rare de voir se produire sur les cordes vocales, de préférence au niveau de leur insertion postérieure ou dans la région interaryténoïdienne et aryténoïdienne, de petits polypes végétants qui simulent des polypes muqueux et qui ne sont autres que des végétations tuberculeuses comme l'indique leur structure.

Leur siège anormal, la coïncidence d'ulcération à leur niveau, l'anémie de la muqueuse laryngée, l'état velvétique de la muqueuse interaryténoïdienne, la marche de la maladie qui, lorsqu'elle est primitive, ce qui est rare, aboutit à la tuberculose pulmonaire, sont autant d'indices qui guideront le clinicien dans son diagnostic. Le Dr Fauvel nous a communiqué un cas où celui-ci ne put être fait que par l'examen microscopique : il enleva une végétation située au niveau du tiers postérieur de la corde vocale droite chez une jeune fille; l'examen démontra la présence des nodules tuberculeux; la malade succombait quelque temps après à la phthisie pulmonaire.

A côté de ces difficultés relativement communes dans la pratique, nous devons citer quelques faits plus rares, mais non moins intéressants.

Störk (3) a publié un cas où la tumeur sous forme de végétations intralaryngées était constituée par une simple hypertrophie de la muqueuse, sans prédominance d'aucun de ses éléments;

(1) Fournié (Ed.). *Fibromes de provenance syphilitique.* (*Gaz. des Hôpitaux*, 12 juin 1875.)

(2) Störk. *Ueber einen Fall von echter Schleinhaut, Hypertrophie im Larynx.* (*Wiener méd., Wochenschrift*, p. 784, 1878.)

l'examen microscopique fut fait par Chïari, et dénonça sa nature inconnue. On avait été obligé de trachéotomiser le patient âgé de 42 ans, et ce n'est qu'alors qu'on put opérer avec la guillotine. On s'y reprit à plusieurs fois, à de certains intervalles, et la guérison complète s'ensuivit.

Moxon (cité par Morell-Mackenzie), M. Mackenzie (op. cit., p. 34), puis Lefferts (1), Elsberg (2) et Solis Cohen (3) ont montré que l'éversion de la muqueuse des ventricules du larynx pouvait simuler un polype, tant par les signes fonctionnels que par l'examen laryngoscopique. Le premier cas de Moxon a été trouvé sur le cadavre d'un homme mort de cancer de l'estomac ; les cas de Lefferts, Elsberg et Solis Cohen ont été observés sur les vivants ; dans celui de Lefferts, le prolapsus était double, existait des deux côtés.

Voici comment Solis Cohen décrit le cas qu'il a observé : à l'examen laryngoscopique, il découvrit chez un homme qui avait souffert d'une forte bronchite au cours de laquelle étaient apparus subitement un peu de cornage et de l'aphonie, un renversement du ventricule droit qui recouvrait la corde vocale de ce côté et restreignait ainsi l'orifice de la glotte. L'absence de démarcation entre la bande ventriculaire et le ventricule révéla la nature de la lésion et la palpation avec la sonde permit de faire rentrer momentanément la partie herniée. Le cas d'Elsberg est à peu près identique.

L'examen laryngoscopique n'est pas fait. — Lorsque l'examen laryngoscopique ne peut être pratiqué, ou que l'on n'y a pas pensé, l'on a pu confondre les polypes du larynx, surtout chez les enfants, avec toutes les affections spasmodiques, inflammatoires du larynx, le croup, les corps étrangers des voies aériennes ou encore avec l'adénopathie trachéo-bronchique, etc.; et longue serait la liste de toutes les erreurs de diagnostic qui ont

---

(1) Lefferts. *A unique case of prolapse of both ventricles of the larynx, their removal by operation of thyrotomy. (N.-Y. med. Record*, n° 291, 1876.)

(2) Elsberg. *Case of prolapse of the laryngeal sac. (Archiv of laryngology*, n° 1, janvier 1882.)

(3) Solis Cohen. *Case of prolapse of the laryngeal sac. (Archiv of laryngology*, janvier 1882, n° 1.)

été faites. Causit insiste, dans sa thèse, sur l'aphonie datant.de -longtemps, sur la gêne respiratoire et le sifflement laryngé comme signes d'une grande valeur chez les enfants, et il cite à propos d'erreurs le cas de Tourdes où l'on changea de diagnostic sept fois en passant successivement par les suivants : corps étranger, croup, abcès du larynx ou autour de cet organe, œdème de la glotte, laryngite aiguë, enfin par exclusion, polypes du larynx. On trouvera dans l'excellente thèse de Causit, à laquelle nous ne saurions rien ajouter, une étude très complète du diagnostic différentiel chez l'enfant.

Il arrive assez fréquemment que le diagnostic n'est posé qu'après une opération d'urgence faite pour obvier aux accidents de suffocation, ou à une dyspnée croissante, soit à l'aide de l'examen laryngoscopique rendu possible avec ou sans anesthésie, soit parce que par la plaie de la trachéotomie on aperçoit le néoplasme, soit encore parce que des morceaux s'en détachent et sont rendus par le malade.

En résumé, le diagnostic des polypes repose avant tout sur l'examen laryngoscopique qui doit être pratiqué dans toutes les .circonstances possibles. Les signes fonctionnels et les autres signes physiques ne donnent que des présomptions plus ou moins grandes. Seul aussi le laryngoscope pourra nous fournir des indications précises sur le meilleur mode de traitement à employer.

CHAPITRE VII.

PRONOSTIC

Le pronostic des tumeurs bénignes dépend des conditions individuelles du malade, du volume, du nombre, du siège, enfin de la nature, de la tumeur elle-même.

CONDITIONS INDIVIDUELLES

Age. — Le pronostic des polypes du larynx est beaucoup moins grave chez l'adulte que chez l'enfant; et l'on peut dire que chez ce dernier le péril croit pour ainsi dire en raison de son âge peu avancé; cela tient à ce que chez l'adulte, les méthodes endolaryngées permettant d'enlever l'obstacle en faisant courir le moins de risques possible, sont beaucoup plus facilement et plus efficacement applicables que chez l'enfant encore dépourvu de raison suffisante et dont les voies aériennes présentent un champ d'opération bien moins étendu. Toutes les fois que l'on est obligé de créer une voie artificielle pour l'ablation des polypes, la vie est en danger et elle l'est d'autant plus que le sujet est plus jeune, soit par l'opération en elle-même, soit par ses suites; ce que nous disons pour la conservation de la vie, nous pourrions le dire pour celle de la voix, qui dépend en grande partie des méthodes employées pour attaquer et détruire la tumeur; ici encore lorsqu'il y aura possibilité, comme c'est presque toujours le cas chez les adultes, de ne pas créer une voie artificielle et d'opérer par les voies naturelles, le pronostic sera beaucoup plus bénin au point de vue du rétablissement de la phonation.

Mais l'âge a encore une autre influence ; les enfants sont beaucoup plus fréquemment atteints de la variété de tumeurs bénignes la plus grave, et par son extension et par ses récidives ; nous voulons parler des papillomes. C'est ainsi que V. Bruns (1) a trouvé que, sur 23 sujets atteints de papillomes probablement congénitaux ou ayant débuté tout près de la naissance, 5 seulement sont arrivés à l'âge de 10 ans sans opérations ; presque la moitié sont morts dans les trois premières années de leur existence.

Sur 48 enfants chez lesquels on n'est pas intervenu, 32 sont morts, dont 28 d'asphyxie ; 3 ont guéri spontanément par expulsion du polype ; on n'a pas eu de renseignements sur les autres, excepté sur les 5 que nous avons déjà cités plus haut, et qui sont arrivés à 10 ans et au delà sans avoir besoin d'être opérés. Ces chiffres nous montrent assez la fâcheuse condition que constitue le jeune âge chez les sujets atteints de polypes du larynx.

CONDITIONS INHÉRENTES A LA TUMEUR ELLE-MÊME.

VOLUME. — Plus la tumeur est volumineuse, et plus elle obstrue le larynx, plus aussi le pronostic est grave au point de vue respiratoire ; cependant, un polype volumineux et solidement implanté, du moment qu'il laisse encore un certain passage à l'air est moins grave qu'un polype plus petit et pédiculé qui peut flotter dans le larynx, s'introduire entre les lèvres de la glotte et causer la mort subite.

NOMBRE. — Plus les polypes sont nombreux, et c'est là la caractéristique de certains papillomes, plus le pronostic est grave ; leur dissémination nécessitera des opérations successives et indiquera une tendance de la muqueuse à la production des néoplasmes.

(1) V. Bruns. *Die Laryngotomie*, Tubingen, 1878.

Siège. — Les polypes qui s'insèrent au niveau de la glotte, et ce sont de beaucoup les plus nombreux, amènent avec les polypes sous-glottiques des accidents bien plus graves en général que les sus-glottiques, surtout lorsqu'ils sont pédiculés. En général, il vaut mieux, au point de vue de la vie, avoir un polype sessile qu'un polype pédiculé ; le contraire serait peut-être vrai au point de vue de l'intégrité de la voix.

Nature. — C'est là un des facteurs les plus importants quand il s'agit de porter un pronostic. De toutes les variétés anatomiques, la plus grave sans contredit, c'est le papillome, et avant tout le papillome diffus. Le papillome est grave non seulement parce qu'il peut y en avoir plusieurs, comme nous l'avons montré plus haut, mais encore parce qu'il récidive avec une grande facilité, et il récidive non seulement sur place par suite d'une ablation incomplète de son point d'implantation, mais encore en d'autres points de la muqueuse laryngée qui avaient été d'abord respectés.

Quand il y a eu ablation incomplète et que la forme anatomique est une des mauvaises, il y a récidive immédiate par continuation du processus et très souvent le papillome atteint un volume égal à celui qu'on a enlevé en un bien moindre espace de temps. Quand l'on a extirpé totalement le papillome et son point d'implantation, il peut se faire que l'on obtienne du premier coup une guérison radicale, lorsque la forme anatomique est bonne, mais il arrive aussi que la récidive atteigne des points situés à quelque distance de celui qui a été pris tout d'abord et qu'il faille des extirpations successives suivies elles-mêmes de récidives successives pour arriver enfin, après une dernière opération, à une guérison radicale.

Il n'y a pas d'exemple plus remarquable de cette évolution spéciale du papillome que celui que nous rapporte von Bruns p. 145, dans son traité de la laryngotomie. Chez une jeune fille de 19 ans, atteinte de papillomes mûriformes, disséminés, il fut obligé de refaire cinq fois l'opération, une récidive ayant éclaté chaque fois après les quatre premières qui furent faites. Le traitement dura presque cinq ans. Tobold a publié un fait analogue ; il y eut 5 fois récidive et malgré cela, après une dernière opération, guérison complète et persistante.

Y a-t-il des caractères tangibles des papillomes qui puissent nous renseigner sur leur récidivité ?

OErtel et Von Bruns les divisent à ce point de vue en trois catégories.

1° Dans une première classe ils rangent les petits papillomes rosés ou rouge vineux, insérés par une large base sur le bord des cordes vocales, à surface irrégulière ; il sont généralement uniques ; cependant il peut y en avoir plusieurs, mais jamais un grand nombre. Après leur ablation, ils ne repoussent pas et s'il y a récidive, ce n'est pas immédiatement, mais après plusieurs mois qu'elle se montre ;

2° La seconde forme présente un aspect papillaire remarquable et est constituée par un assemblage de bourgeons qui se pressent en groupes distincts. Elle est toujours sessile, insérée par une très large base, presque exclusivement sur les cordes vocales. Elle s'observe presque toujours à un âge assez avancé et lorsque après ablation complète elle récidive, la reproduction a lieu plusieurs années après ;

3° Celle-ci est la plus grave et aussi la plus fréquente ; c'est la forme en choux-fleurs ; généralement alors il y a un grand nombre de tumeurs qui peuvent remplir toute la lumière du larynx et se diffuser sur toute la muqueuse. Elle affectionne particulièrement l'enfance. Elle est caractérisée par un accroissement rapide et par une récidive très rapide aussi ; l'on peut être à peu près certain de ne plus les voir repousser lorsque après une extirpation radicale, il s'est écoulé un ou deux mois sans que la tumeur ait reparu.

Jamais, malgré ces récidives successives, le vrai papillome, même dans sa forme relativement la plus maligne, ne perd ses caractères histologiques de tumeur papillaire de bonne nature.

Autant le papillome est grave par sa diffusion possible et sa tendance à la récidive, autant les autres variétés de tumeurs bénignes sont d'un pronostic favorable à cet égard. Les fibromes, les myxomes, le adénomes, les lipomes, les angiomes, etc., ne récidivent presque jamais ; il n'en est pas de même des kystes ; mais dans ce dernier cas, c'est du traitement que dépend la solidité de la cure radicale, nous n'en parlerons donc pas actuellement. Quant aux tumeurs cartilagineuses ou osseuses, elles peuvent offrir quelque gravité par leur insertion solide et par la difficulté qu'on peut rencontrer à les extirper.

DEUXIÈME PARTIE

DES TUMEURS MALIGNES

CHAPITRE PREMIER.

HISTORIQUE.

L'histoire des tumeurs malignes du larynx, en un mot, du cancer, est de date encore plus récente que celle des tumeurs bénignes. C'est à Morgagni (1) que nous devons les deux premières observations et encore s'agissait-il de cancers pharyngolaryngés ayant envahi pharynx et larynx, de sorte qu'il était difficile de savoir par où avait débuté le mal.

Voici les deux observations dues toutes deux à Valsalva :

1º Un homme, âgé de 50 ans, commence à se plaindre d'avoir la déglutition embarrassée . Cet embarras augmente peu à peu ; la voix se perd ; une douleur assez forte se fait sentir pendant la déglutition ; une portion de la nourriture s'arrêtait à la gorge et revenait ensuite insensiblement dans la bouche, quelquefois avec une apparence d'altération ; le corps maigrit ; on ne voit rien contre nature à l'extérieur ; on sent seulement un endurcissement de la glande maxillaire interne gauche.

Il meurt subitement comme suffoqué.

Examen du cadavre. — La glande que je viens de nommer et qui était dure, avait, à son côté interne, une matière semblable à

---

(1) Morgagni. *De sedibus et causis morborum.* (Lettre XXVIII, 9, t. II, p. 80.) (Traduction de Désormeaux et Destouet (1821), t. V, lettre XXVIII, par. 9, 10, 11, p. 29.)

de l'albumine. Mais on voyait dans le pharynx et le sommet du larynx plusieurs tumeurs qui avaient la nature du carcinome.

2° Un jeune homme, mort également presque de la même manière, après des symptômes semblables, présenta des tumeurs de la même nature, surtout à la partie supérieure du larynx et aux côtés voisins du pharynx. Mais les tumeurs étaient déjà ulcérées en quelques endroits et un ulcère avait perforé l'épiglotte elle-même.

Il semble bien que ces deux observations se rapportent à des cas de cancers du pharynx propagés secondairement au larynx.

Un certain nombre d'années devaient s'écouler avant qu'il ne fût de nouveau question de cancer du larynx. En 1833, dans sa thèse sur les tumeurs de la cavité du larynx, Urner (1) rapporte deux faits qui paraissent bien se rattacher à notre sujet. Sous le nom de *medullarsarcom*, sarcome médullaire du larynx, il décrit, chez un homme de 60 ans, une tumeur ulcérée du larynx, ayant envahi un côté seulement de l'organe, grosse comme une noisette et ressemblant sur une section à de la matière cérébrale. Le malade mourut de suffocation ; à l'autopsie, on ne trouva que la tumeur et rien dans les viscères.

Dans une autre observation (obs. IV), il décrit un néoplasme en forme de champignon, mais sans donner de détails suffisants qui puissent permettre d'affirmer un cancer du larynx. La précédente semble, au contraire, en offrir tous les signes : siège unilatéral, chez un homme déjà âgé; ulcération de la tumeur, aspect de la section, genre de mort, absence d'infection viscérale, tout nous porte à croire qu'il s'agit bien évidemment là d'un cancer primitif, ayant débuté dans le larynx proprement dit. La même année, Brauers, de Louvain, faisait, la première fois, la thyrotomie pour une tumeur du larynx, qui semble bien avoir marché comme un épithélioma. Nous en avons déjà parlé dans l'histoire des polypes.

En 1837, Louis (2) publiait dans les *Mémoires de la Société*

(1) Urner (Albers). *De Tumoribus in cavo laryngis.* (*Dissertatio inaug.*, Bonn, 1833.)

(2) Louis. Mémoires de la Société médicale d'observation, t. I, page 169, 1837.

médicale d'observation un cas de cancer du larynx qu'il croyait être le premier. Un homme de 68 ans, toussant depuis six ans, oppressé depuis quatre ans, était atteint de dyspnée notable depuis cinq mois. La voix était altérée, il avait beaucoup maigri et avait eu quelques convulsions épileptiformes. Il mourut et l'autopsie montra, au-dessous de l'épiglotte déjetée à gauche, une matière blanche, dure, difficile à inciser, se prolongeant à droite et en arrière, entre les cartilages cricoïde et thyroïde, ne dépassant pas supérieurement le niveau du thyroïde. La masse cancéreuse avait la forme d'un coin, dont la grosse extrémité se trouvait dirigée vers la colonne vertébrale. Ramollie à l'intérieur, elle rétrécissait le larynx où les cordes vocales étaient détruites. Une autre tumeur siégeait encore sous la corde vocale inférieure gauche. Le cricoïde était ossifié.

Dans leur *Traité de la phthisie laryngée*, p. 132, Trousseau et Belloc publiaient l'observation d'une femme de 32 ans qui, en août 1832, était prise d'un enrouement considérable ; jamais elle n'avait eu d'hémoptysie, pas d'oppression, pas de toux. Deux ans après, aphonie complète et l'oppression devint continuelle pendant la nuit ; de temps à autre, quelques accès de suffocation. On est obligé de pratiquer la trachéotomie en 1835 (6 janvier). La malade se remet, gardant sa canule ; mais en septembre suivant, une tumeur qui existait au moment de l'opération au côté gauche et à la partie moyenne du larynx et qui était restée stationnaire prend un accroissement rapide et se montre entre la canule et le bord supérieur de la plaie. Fréquentes hémorrhagies. Onze mois après, pleurésie qui emporte la patiente. A l'autopsie, on trouva le larynx rempli d'une multitude de tumeurs réunies en grappe ; à l'intérieur, elles faisaient une saillie considérable au-dessus de la canule et au devant du larynx. Elles étaient inégales et anfractueuses, et la peau qui les recouvrait était d'un rouge livide, cyanosée, amincie, ulcérée. Sur les parties latérales, du côté gauche principalement et au devant du corps thyroïde, on voyait, disséminées dans le tissu cellulaire, une multitude de petites tumeurs analogues. A l'intérieur du larynx, dans les points que n'occupaient pas les tumeurs, la muqueuse était comme ulcérée, comme fongueuse. Le ligament aryténo-épiglottique gauche était converti en une mauvaise masse de la même nature que celle des tumeurs ; les cartilages étaient brisés. Cruveilhier considéra le mal comme de nature cancéreuse. C'est une des premières trachéotomies que nous voyons faire pour pallier à l'asphyxie par le cancer du larynx ; Trousseau (1) rapporta plus tard une deuxième observation. A côté de ces faits, nous devons citer maintenant ceux où on essaya de débarrasser par une opération le malade atteint de tumeurs malignes, soit extra soit intralaryngées : tels les cas remarquables de Regnoli, de A. Cooper et de H. Green.

Regnoli (2) enleva par la bouche, après avoir fait la trachéotomie pour combattre des accidents de dyspnée, une tumeur siégeant au niveau de l'épiglotte chez un paysan de 70 ans. Malheureusement, la tumeur récidiva, fut enlevée une seconde fois et le patient succomba d'épuisement. Quoi qu'il ne soit rien dit de la nature de l'affection, il semble bien que ce ne soit pas à un néoplasme bénin, mais à une tumeur maligne que l'on ait eu affaire. A. Cooper, cité par Morell Mackenzie, *op. cit.* p. 5, fit une opération analogue, mais sans trachéotomiser son malade ; la tumeur, qui est dite cancéreuse, siégeait au niveau de la face postérieure de l'épiglotte ; elle fut énucléée avec les doigts, et l'opéré mourut d'hémorrhagie. La pièce est conservée au musée de Guy's Hôpital, n° 1685.

En 1848, Horace Green (*op. cit.*) essaya d'enlever par la bouche une tumeur qui remplissait l'arrière-gorge et paraissait naître de la base de la langue ; le malade mourut le trentième jour. A l'autopsie on trouva une production fongueuse ayant des adhérences multiples au côté du larynx, à la grande corne de l'os hyoïde, au cartilage cricoïde, à la trachée et même au corps thyroïde. Il eût été préférable, ici, de se borner à la trachéotomie palliative.

Nous signalerons encore les observations isolées rapportées

---

(1) Trousseau. *Cas de cancer du larynx.* (*Journal des connaissances mé dico-chirurgicales*, t. VIII, p. 133, 1840.)

(2) Regnoli. *Osservazioni Chirurgice*, Pisa, 1836.

par Bricheteau (1) (cancer pharyngo-laryngé), Bauchet (2), Barth (3),
ces dernières ayant été présentées avec pièces à l'appui à la Société anatomique.

Ce qu'Ehrmann avait fait pour les polypes du larynx, Gordon
Buck (4) le fit pour les tumeurs malignes en pratiquant la crico-
thyrotomie pour un cancer du larynx, en 1851, chez une femme
de 51 ans, après un diagnostic établi sur les troubles fonctionnels qu'elle présentait.

Après excision de la tumeur qui fut reconnue maligne à l'examen microscopique et cautérisation au nitrate-acide de mercure,
récidive rapide, nouvelle opération suivie d'une nouvelle récidive, qui obstrue la canule et oblige à faire une nouvelle trachéotomie très bas pour prolonger les jours de la patiente qui meurt
d'un accès de suffocation. Elle avait retiré le tube pour le faire
changer et on ne put assez vite en replacer un autre.

De même que les tumeurs bénignes, les tumeurs malignes du
larynx devaient profiter de la grande découverte de la laryngoscopie, et nous voyons, en effet, les observations se multiplier à
partir de ce moment, comme le prouvent les faits rapportés par
Valery Meunier (5), Decori (6), Dufour (7), trois cas de Türck (8),
ceux de Gibb (9) et de Sands (10), quelques cas de la thèse de
Planchon (11). Mais il n'y avait pas encore une étude d'ensemble
sur le cancer du larynx, c'est à Blanc (12) que revient le mérite

(1) Bricheteau. *Journal des Connaissances médico-chirurgicales*, t. VIII, p. 126.
(2) Bauchet. *Cancer du larynx*. (*Bulletin de la Soc. anat.*, p. 198, 1851.)
(3) Barth. *Cancer du larynx*. (*Bull. de la Soc. anat.*, p. 202, 1854.)
(4) Gordon Buck. *Laryngotomie Transact of the American med. Association*, vol. VI, 1853.
(5) Valery Meunier. *Phthisie laryngée cancéreuse ; trachéotomie ; mort.* (Soc. anat., 1861, p. 187.)
(6) Decori. *Cancer du larynx*. (*Société anatomique*, 1862, p. 353.)
(7) Dufour. *Cancer du larynx*. (*Bull. de la Soc. anat.*, p. 53, 1865.)
(8) Türck. *Recherches cliniques sur diverses maladies du larynx, de la trachée et du pharynx*, Paris, 1862.
(9) Gibb. *British med. Journal*, p. 192, 1865.
Gibb. (Dr G. D.). *Remova of laryngeal tumour by division of pomum Adami*, 192, 327. — *Tumours removed from larynx*, 484.
(10) Sands. *Cancer of the larynx*. (*New-York med. Journal*, T. I, p. 110, 1865.
(11) Planchon. *Faits cliniques de laryngotomie*. (Thèse Paris, 1869.)
(12) E. Blanc. *Etude sur le cancer primitif du larynx*. (Thèse Paris, 1872.)

d'avoir réuni tous les faits épars dans la science avant lui, de leur avoir donné un corps dans sa remarquable thèse sur le cancer primitif du larynx. Avec quelques cas originaux dus à Isambert, Moura Bourouillou, Mandl, elle contient dix-sept observations, dont quelques-unes ne sont peut-être pas tout à fait irréprochables au point de vue anatomo-pathologique.

Jusque-là la trachéotomie ou la laryngotomie s'étaient partagé le traitement des cancers du larynx ; tandis que le laryngoscope avait permis, avec d'excellents résultats, l'ablation des tumeurs bénignes par les voies naturelles, il n'en avait pas été de même pour les tumeurs malignes, dont le développement et l'aspect sont tout différents ; si le diagnostic avait gagné beaucoup, la thérapeutique en était toujours aux moyens que nous avons indiqués. La thyrotomie donnait de mauvais résultats, la trachéotomie n'était jamais que palliative des troubles respiratoires. Pouvait-on faire davantage ?

Czerny (1), en 1870, avait montré que l'on pouvait, sans amener une issue fatale, enlever le larynx à des chiens. Basé sur ces expériences, Billroth (2) fit, en 1873, la première extirpation du larynx pour un cancer de cet organe et ouvrit ainsi une nouvelle voie à l'intervention chirurgicale dans cette redoutable maladie. Il fut bientôt suivi par de nombreux chirurgiens, tous étrangers ; car c'est l'honneur et la gloire de la chirurgie française de ne s'engager dans les entreprises nouvelles que prudemment et à bon escient, et ce n'est que tout récemment que l'ablation du larynx devait être tentée en France.

En même temps que s'étendait le champ de l'intervention, la clinique et l'anatomie pathologique progressaient de leur côté, grâce aux travaux d'Isambert (3), de Krishaber (4), de Fauvel (5),

(1) Czerny. *Versuche ueber Kehlkopfextirpation. (Wiener mediz. Wochenschrift*, nᵒˢ 27-28, p. 558, 1870.)

(2) Billroth. *Archiv f. klinische Chirurgie*, Bd. XVII, p. 343, 1873.

(3) Isambert. *Conférences cliniques sur les maladies du larynx*, 1877, p. 245.

(4) Krishaber. *Du cancer du larynx. (Annales des Maladies du larynx*, pages 142 et 144, 1879.)

(5) Fauvel. *Op. citato*, 1876.

de Morell Mackenzie (1), de Butlin (2), de Solis Cohen (3), de Störck (4) et de bien d'autres encore que nous aurons l'occasion de citer. Quant aux thèses de Descouts (5), Marelle (6), Desprez (7), elles ne sont que de faibles efforts dans la voie tracée par leur aîné, Blanc.

En résumé, l'histoire des tumeurs malignes du larynx peut être divisée en deux périodes; dans une première on les signale à titre de curiosités; c'est à peine si on connaît leur histoire clinique; on confond sous les noms de sarcomes, cancers, les affections ulcéreuses du larynx souvent de toute autre nature, l'anatomie pathologique n'est pas connue; le traitement se borne à l'abstention lorsqu'il n'y a pas menace du côté de la fonction respiratoire; la trachéotomie palliative est faite dans cette dernière éventualité; cette période va depuis Morgagni jusque vers 1858.

Dans la seconde période nous voyons le diagnostic faire de grands progrès, grâce à l'invention du laryngoscope : la différenciation d'avec les autres maladies laryngées se fait par cela même, plus facilement, on distingue diverses formes anatomiques de tumeurs malignes; enfin la chirurgie tente un grand effort pour le traitement. Ce sont là les étapes principales dont nous aurons maintenant à fournir les résultats.

(1) Morell Mackenzie. *Diseases of the throat and nose,* etc., London, 1880.
(2) Butlin. *Malignant diseases of the larynx*, London, 1883.
(3) Solis Cohen. *Encyclopédie internationale de chirurgie*, Paris, 1886, t. VI, p. 113.
(4) Stœrck. *Klinik. der Krankheiten des Kelhlkopfes*, Stuttgard, 1880.
(5) Descouts. *Contribution à l'étude du cancer primitif du larynx.* (Thèse Paris, 1876.)
(6) Marelle. *Contribution à l'étude du cancer primitif du larynx.* (Thèse Paris, 1878.)
(7) Desprez. *Etude sur la symptomatologie du cancer primitif du larynx.* (Thèse, Paris, 1882.)

CHAPITRE II.

ANATOMIE PATHOLOGIQUE.

Les tumeurs malignes du larynx se développent dans les parties molles qui tapissent l'intérieur de la charpente fibrocartilagineuse ; à part les cas excessivement rares que nous avons cités en étudiant les tumeurs bénignes de la charpente laryngée et où la tumeur semblait avoir pris manifestement son point de départ dans les parties dûres, il ne nous a pas été possible de trouver un seul cas de cancer primitif ayant débuté par les membranes fibreuses unissantes ou les cartilages.

Les tumeurs malignes du larynx sont les unes primitives, c'est-à-dire prenant naissance dans le larynx lui-même ; les autres propagées, c'est-à-dire ayant pris naissance dans les organes ou tissus environnants, tels que le pharynx et l'œsophage en arrière, la langue en haut, le corps thyroïde et les ganglions du cou en avant et sur les côtés, la trachée en bas.

Il est souvent très difficile, alors que l'on a sous les yeux la pièce anatomique, de dire, lorsque les lésions sont très avancées et ont dépassé la cavité de l'organe, à quelle variété appartient la tumeur maligne, si c'est une tumeur primitive ou une tumeur propagée ; c'est à l'évolution de la maladie qu'il faudra le plus souvent demander les renseignements indispensables pour la solution de cette question. Ceci est surtout vrai pour le cancer qui est à cheval sur le pharynx et le larynx et qui a envahi les deux organes contigus. Il sera souvent impossible, par la seule constatation anatomique, de savoir où en a été le début.

Fréquence. — Les tumeurs malignes envahissent rarement le larynx primitivement. Le cancer n'aime pas le larynx. C'est ainsi qu'en relevant les cas de cancers du larynx observés dans a clinique du Dr Fauvel, nous avons trouvé 37 cas de cancers sur 12,360 malades, chiffre presque cinq fois inférieur à celui des polypes observés pendant la même période de temps. Ce qui montre bien la rareté des tumeurs malignes, c'est que des hommes comme M. Mackenzie, Stœrck, von Ziemssen, n'ont pu en observer qu'un nombre de cas restreints. Fauvel, dans son traité, en rapporte 37 cas, Krishaber, 50. Félix Semon en a vu 8 cas dans l'espace d'une année dans son dispensaire des maladies de la gorge et du larynx. (*British med. Journal*, vol. I, p. 281, 1880.)

Siège. — Les tumeurs malignes débutant tantôt dans la cavité laryngienne elle-même, tantôt, au contraire, au niveau des orifices qui la font communiquer en haut avec le pharynx, en bas avec la trachée, ont été divisées par Krishaber, en tumeurs intrinsèques et tumeurs extrinsèques. Les tumeurs intrinsèques comprennent toutes celles qui naissent de la cavité du larynx proprement dit ; les tumeurs extrinsèques comprennent celles qui se développent aux dépens de l'épiglotte, des replis aryténo-épiglottiques, des régions aryténoïdiennes et interaryténoïdienne. Isambert les avait encore désignées sous le nom de cancers pharyngo-laryngiens, ayant surtout en vue ceux qui débutent au niveau de l'éperon laryngopharyngien. Parmi les premières, de beaucoup les plus fréquentes sont les tumeurs sus et intra glottiques ; les tumeurs infra ou sous-glottiques sont tellement rares que c'est à grand'peine que l'on en trouve quelques observations. C'est ainsi qu'Isambert, dans son étude sur le cancer du larynx, en cite deux cas et encore n'ont-ils pas reçu la confirmation de l'examen microscopique ; un fait plus précis a été rapporté plus récemment par Bryson Delavan (1).

Un homme de 54 ans avait la voix enrouée depuis trois ans

(1) Bryson Delavan. *Primary Epithelioma of larynx below vocal cords ; unique case ; paralysis of laryngeal abducts ; death.* (*New-York med. Rec.*, p. 625, t. XX, 1881.)

les symptômes s'aggravèrent, la voix s'éteignit complètement et des douleurs se montrèrent en même temps que la toux. A l'examen laryngoscopique on ne trouve aucun néoplasme, mais une paralysie unilatérale de l'abducteur droit, avec parésie de l'abducteur du côté gauche; les cordes vocales sont fortement congestionnées ; rien dans la trachée. Trois jours après, une dyspnée très violente nécessita la trachéotomie d'urgence à laquelle le malade succomba six heures après avec des signes d'œdème pulmonaire. A l'autopsie on trouva une tumeur sous la corde vocale droite, cachée par elle, envahissant le cartilage thyroïde, le cricoïde et même l'articulation crico-aryténoïdienne droite; elle était ferme et nodulaire ; l'examen microscopique démontra un épithélioma lobulé. Bryson Delavan insiste avec raison sur la difficulté du diagnostic dans un cas pareil par suite du siège insolite et sur les phénomènes paralytiques directs d'un côté, probablement d'ordre réflexe de l'autre.

Nous devons encore mentionner les cas de Blanc, de Krishaber et de Norton et enfin un cas rapporté avec les précédents par Butlin (*op. cit.*, p. 36), dans son traité des tumeurs malignes du larynx. Il s'agit d'un homme de 56 ans, qui souffrait de raucité de la voix avec toux opiniâtre, avec des attaques de dyspnée depuis plusieurs mois. On observa au laryngoscope qu'une des cordes vocales était paralysée, mais sans qu'on pût distinguer aucune tuméfaction, on pensa comme cause à un anévrysme de l'aorte, à une compression du nerf récurrent et ce n'est qu'après la mort du malade par asphyxie qu'on découvrit la véritable lésion pathogénique. Une tumeur de la grosseur d'une noisette était située immédiatement au-dessous de la corde vocale droite et s'était creusée comme une niche dans les parois du larynx; elle avait perforé l'aile droite du cartilage thyroïde et produit sur la surface externe de l'organe vocal une petite collection purulente qui avait passé complètement inaperçue; il n'y avait aucun ganglion révélateur du néoplasme qui était un épithélioma lobulé de la plus belle espèce.

La fréquence des cancers intrinsèques l'emporte sur celle des cancers extrinsèques; c'est ce qui ressort manifestement de l'examen du siège précis dans 70 observations de tumeurs malignes du larynx où il a été possible de le trouver noté ; sur 70 cancers 27 étaient extrinsèques et 43 intrinsèques. Dans un grand nombre de cas il est impossible de savoir où a débuté le mal lorsque les lésions sont avancées, et la distinction que nous avons faite n'est plus de mise. C'est ainsi que Lublinski (1), sur 18 cas de tumeurs malignes observées par lui et minutieusement recherchées au point de vue de la question de siège, n'a pu noter que onze fois le point de départ initial. C'est aux mêmes difficultés que nous nous sommes heurté.

Tels sont les différents sièges des cancers en général, que nous pourrions encore distinguer en marginaux et cavitaires ; les marginaux occupant d'abord les rebords de l'orifice supérieur, les cavitaires nés dans le larynx même.

Le cancer du larynx, et sous ce titre nous comprenons encore toutes les variétés de tumeurs malignes, est très souvent unilatéral ; c'est là un caractère d'une haute importance au point de vue diagnostique, qui peut en avoir aussi eu égard à l'intervention chirurgicale. C'est ainsi que Fauvel a trouvé sur 37 cas, 26 fois l'envahissement primitif de la moitié gauche, 7 fois l'envahissement primitif du côté droit ; 3 fois seulement le larynx entier était pris.

Türck admet que le cancer unilatéral est au cancer bilatéral, comme fréquence, comme 3 est à 1, ce qui ne nous éloigne pas beaucoup de la proportion trouvée par Fauvel. Déjà Blanc, dans sa thèse, admettait que l'affection unilatérale paraît prédominante. C'est ce que nous pourrons répéter encore, en nous appuyant sur les deux cents observations de cancer du larynx que nous avons parcourues. Le rapport de 3 à 1 donné par Türck nous paraît très près de la vérité ; de plus, il est incontestable que les néoplasmes malins paraissent avoir une prédilection marquée pour le côté gauche, sans que nous puissions d'ailleurs en démêler la cause.

Telles sont les considérations générales que nous avions à faire sur le siège du cancer en général. Il nous faudra revenir sur

____

(1) Lublinski. *Ueber den Kehlkopfkrebs.* (*Berlin kl. Wochenschrift*, 22 février 1886, p. 122.)

la préférence qu'ont certaines formes plutôt que telles autres
pour des régions spéciales du larynx.

VARIÉTÉS ANATOMIQUES

Les variétés anatomiques des tumeurs malignes du larynx
sont les sarcomes et les cancers proprement dits qui comprennent les épithéliomas et les carcinomes.

Nous rangeons les sarcomes parmi les tumeurs malignes du
larynx, parce qu'ils se comportent dans cet organe comme une
affection envahissante, à marche plus ou moins rapide, amenant
la mort tout comme les épithéliomes et les carcinomes; ils ne
restent pas localisés aux parties molles comme les tumeurs bénignes, mais attaquent les cartilages, les membranes fibreuses;
enlevés, ils récidivent très souvent et rapidement, et s'ils sont
peut-être moins graves que les épithéliomes et les cancers,
ils sont loin d'être bénins comme les polypes en général.

Sarcomes du larynx.

Le sarcome est de toutes les tumeurs malignes la moins fréquente; c'est ainsi que M. Mackenzie n'en a observé que 5 cas
bien avérés ; Butlin, dans son intéressant mémoire sur les
tumeurs malignes, n'en a pu relever que 23 cas, auxquels nous
n'avons nous-même pu ajouter que 4 cas nouveaux bien examinés. Ce qui fait en tout 27 observations.

La dernière observation que nous ayons relevée est celle de
notre maître L. Labbé, qui pratiqua l'an dernier l'extirpation du
larynx pour un sarcome de cet organe.

Presque toujours les sarcomes se développent dans la cavité
même du larynx ; ce sont presque tous des tumeurs cavitaires ;
peu d'entre elles sont marginales, nées aux dépens des parties
qui bordent l'orifice supérieur de l'organe vocal. C'est ainsi que
Butlin compte sur 23 sarcomes 17 intrinsèques et 3 extrinsèques, tandis qu'il était impossible de savoir l'origine dans les
3 autres cas. Les 4 nouveaux cas que nous avons pu y ajouter
sont tous des sarcomes cavitaires (cas de Küster, Hahn, Labbé,

Mac Leod (observations citées dans les tableaux d'extirpation du larynx pour sarcomes); peut-être y a-t-il quelques doutes à émettre pour le fait relaté par Hahn.

Il est souvent impossible, lorsque le malade est soumis à un examen tardif, de dire quel a été le point précis par lequel la maladie a débuté ; dans les cas où cette observation a été faite, nous avons trouvé que c'était presque toujours par les vraies cordes et puis par les fausses cordes que commençait le mal, pour les sarcomes intrinsèques; les cas de Küster et de L. Labbé nous semblent très nets sous ce rapport; dans celui de Küster la tumeur siégeait sur la corde vocale, et ce ne fut qu'après des opérations endolaryngées toujours incomplètes qu'on pratiqua l'extirpation de la moitié du larynx ; dans celui de L. Labbé, elle paraissait prendre son origine sur la bande ventriculaire, d'après l'examen laryngoscopique pratiqué par Cadier. Lorsque le sarcome est extrinsèque, c'est aux dépens de l'épiglotte, de la région aryténoïdienne ou des replis aryténo-épiglottiques que naît la tumeur ; Burow (1) a rapporté un beau cas de sarcome de l'épiglotte qu'il enleva après la pharyngotomie sous-hyoïdienne et qu'il revit guéri un an et demi après l'opération. Dans un cas publié par Coupard, le néoplasme était inséré sur la région crico-aryténoïdienne droite postérieure ; on en fit l'extraction en plusieurs séances à l'aide de l'anse galvanique, du serre-nœud, après trachéotomie préventive.

L'aspect de la tumeur est papillaire dans quelques cas, tels les deux rapportés par Ed. Fournié (2) ; dans la grande majorité la surface de la tumeur est unie ou légèrement lobulée ; en général elle est bien circonscrite; elle est plus souvent sessile que polypoïde, et lorsqu'elle possède un pédicule, celui-ci est généralement assez épais. A la surface de la tumeur, la muqueuse est ordinairement décolorée, quelquefois elle est rouge foncé, livide lorsqu'elle est vascularisée par des vaisseaux assez volu-

(1) Burow. *Sarcom der Epiglottis ; Pharyngotomia subhyoïdea ; Heilung* (*Berlin. kl. Wochenschrift*, n° 8, p. 101, 1877.)

(2) Fournié (Ed.). *Contribution à l'étude des tumeurs intra-laryngiennes* (*Gazette des Hôpitaux*, 1875, n° 67.)

mineux et gorgés de sang. Fauvel y a signalé la présence de véritables ecchymoses.

Le plus souvent le sarcome est unique ; très rarement il y a plusieurs tumeurs distinctes ; dans 3 cas cependant, entre autres dans un de Fournié, il y avait deux tumeurs symétriquement placées sur chacune des cordes vocales ; l'air passait encore à travers une légère fente qui les séparait.

Le volume des sarcomes, lorsqu'ils n'ont pas diffusé dans les parties molles voisines, est généralement peu considérable et ne dépasse d'ordinaire pas celui d'une noix.

Il est rare que les sarcomes s'ulcèrent ; lorsqu'il y a ulcération, celle-ci est souvent superficielle et peu étendue ; quelquefois il existe plusieurs petites ulcérations séparées les unes des autres par des portions de muqueuse saine.

Lorsque le sarcome est envahissant, il donne lieu aux mêmes ravages que le cancer proprement dit que nous étudierons tout à l'heure ; il détruit les cartilages, les défonce se répand dans les muscles et les régions voisines, et ce n'est alors que l'examen microscopique qui le distinguera du cancer vrai ; tel le cas de Mac Leod pris pour un épithélioma.

La variété histologique du sarcome observée le plus fréquemment est la variété fusocellulaire ou fasciculée ; lorsque le tissu fibreux adulte présente un grand développement, la tumeur se rapproche beaucoup du fibrome et ce n'est que par l'examen de plusieurs parties de la tumeur et surtout des points où elle s'accroit, qu'on pourra reconnaître que l'on a affaire à un sarcome proprement dit ; plus de la moitié des cas de sarcomes du larynx sont fasciculés.

Vient ensuite le sarcome globo-cellulaire ou à cellules rondes ; ici le tissu de la tumeur se rapproche beaucoup du tissu embryonnaire ; cette variété est beaucoup plus mauvaise que la précédente ; c'est presque toujours elle que nous voyons signalée dans les cas où la tumeur a envahi, non seulement les parties molles du larynx, mais encore les régions voisines, pharynx, base de la langue, ou bien lorsque, comme dans le cas de Hahn, elle a perforé la charpente et attaqué les muscles préthyroïdiens.

Le cas de lymphosarcome opéré par l'extirpation par Czerny (1) se rapproche tellement du vrai cancer, du carcinome par les récidives successives et l'envahissement ganglionnaire, qu'il est impossible de l'en séparer.

Le fait que David Newmann (2) décrit sous le nom de sarcome alvéolaire semble se rapprocher beaucoup du précédent, ainsi que celui de Mac Leod (*loc. cit.*).

Ethelbert-Caroll Morgan (3) a observé un cas de myxo-sarcome télangiectasique occupant l'épiglotte et la fosse glosso-épiglottique, s'étendant en bas vers la bande ventriculaire gauche.

Notons enfin que plusieurs fois le sarcome est mixte, constitué en partie par de petites cellules embryonnaires, en partie par des cellules fusiformes.

Du cancer proprement dit du larynx.

L'épithélioma et le carcinome constituent les deux variétés anatomiques du cancer proprement dit du larynx.

Avant de rechercher ce qui est spécial à chacune d'elles nous étudierons ce qui leur est commun au point de vue du siège, du mode de développement et d'envahissement, de la production des adénopathies, de la généralisation.

Ce que nous avons dit de la fréquence des tumeurs malignes en général s'applique aux cancers proprement dits, qui en constituent la très grande majorité, puisque le sarcome est infiniment plus rare.

Quant au siège primitif, il paraît bien que l'épiglotte soit le point de départ de prédilection des cancers extrinsèques; tandis que les cordes vocales inférieures et les supérieures sont affec-

(1) Czerny. *Lympho-sarcome du larynx.* — Maurer. *Berlin kl. Wochenschrift,* 26 juin 1882. — *Drei Fälle von Kehlkopfextirpation.*

(2) David Newmann. *Alveolär sarcoma of larynx.* (*Glasgow Med. Journ.* may 1885.)

(3) Ethelbert-Caroll Morgan. *Extraction of a glosso-epiglottic myxo-sarcoma by means of the fingers.* — *American laryngoscopical Association at is meeting held in the Academy of Medicin,* New-York, may 23, 1883. — *Transact. of the laryng. Association,* vol. IV, 1883.

tionnées avant tout par les cancers cavitaires ou intrinsèques. Ces parties ne sont-elles pas dans le larynx celles qui sont le plus soumises aux irritations constantes qui résultent pour l'une des mouvements de la déglutition, pour les autres des mouvements respiratoires et phonateurs ?

Voici quel a été le siège exact, autant que cela a pu être contrôlé, de 61 cancers du larynx :

Epiglotte	11 fois.
Ligament aryépiglottique	3 —
Région aryténoïdienne	3 —
Sinus pyriforme	1 —
Angle du cartilage thyroïde	3 —
Fausses cordes ou cordes vocales supérieures..	4 —
Ventricules de Morgagni	2 —
Vraies cordes ou cordes vocales inférieures....	10 —
Région sous-glottique	5 —
Larynx pris en entier	10 —
Larynx pris par moitié	9 —

Le cancer primitif du larynx se développe, soit aux dépens de la muqueuse même et du tissu sous-muqueux, soit aux dépens des glandes acineuses qu'on trouve répandues dans la région vocale ou dans les régions aryténoïdienne et épiglottique ; puis il envahit autour de lui plus ou moins rapidement suivant les cas. Il se présente au début sous plusieurs aspects excessivement variables et qui font de son diagnostic, à cette période, une véritable difficulté pour le chirurgien. Tantôt il se montre comme une petite tumeur plus ou moins pédiculée à aspect papillaire, implantée sur les cordes vocales ou dans leur voisinage, ne différant presque en rien d'un papillome véritable; c'est à cette variété qu'Isambert avait donné le nom de cancer polypiforme; elle ne tarde pas à s'étendre et à constituer de véritables excroissances qui remplissent la cavité du larynx, puis à attaquer les parties dures soit fibreuses, soit cartilagineuses, en les transformant en tissus analogues. Tout comme ceux que nous allons étudier, ils s'ulcèrent et donnent un ichor sanieux ou sanguinolent qui est rejeté par les expectorations du malade. Tantôt au contraire le cancer se révèle comme une tumeur bien circonscrite, grosse comme une fève, une noisette ou un gros marron qui proémine au-dessus des parties sur lesquelles elle s'est développée puis s'ulcère tout comme le précédent, et envahit autour d'elle ; dans une troisième forme, c'est une sorte d'infiltration diffuse qui ouvre la scène, qui s'étend à une assez grande étendue de la paroi laryngée, s'ulcère et prend tous les caractères d'une tumeur maligne destructive et envahissante.

Le calibre de l'organe est plus ou moins effacé et modifié suivant le siège, suivant le volume de la production morbide. Lorsque le cancer est extrinsèque, il recouvre l'orifice supérieur du larynx en ne laissant un intervalle qu'en avant, en arrière ou sur les côtés suivant le siège postérieur, antérieur ou latéral ; lorsque le cancer est intrinsèque et unilatéral, comme cela est fréquent, il dévie la lumière du larynx du côté opposé et produit une sténose proportionnelle à son volume. Lorsque le cancer est fongueux et de consistance molle, il arrive assez fréquemment que les malades en rendent des fragments pendant des efforts de toux, d'où le rétablissement malheureusement trop court du passage de l'air. Les parties non envahies de la muqueuse laryngée offrent généralement les lésions d'une laryngite catarrhale plus ou moins intense et qui ne contribue pas peu aux accidents passagers de sténose observés dans certains cas ; les phénomènes inflammatoires peuvent être assez forts pour amener un véritable œdème sous-muqueux, non seulement aux environs même du néoplasme, mais encore à distance.

Tandis que le cancer s'ulcère du côté du larynx, il envahit et détruit en profondeur et en surface vers le dehors. Même lorsque la tumeur n'a pas attaqué les cartilages, il est très fréquent, pour peu qu'elle ait une certaine durée, de les trouver ossifiés ou calcifiés. Sous l'inflence de la dégénérescence cancéreuse que subit le squelette de l'organe, celui-ci augmente de volume surtout en largeur, et fait une saillie bien plus considérable en avant : c'est cette modification spéciale, qui est loin d'exister dans tous les cas, qu'Isambert avait en vue lorsqu'il parlait de larynx en carapace de homard ; mais il y attachait une trop grande impor-

tance, le fait pouvant très bien n'exister à aucune période de la
lésion. L'augmentation de volume semble due tantôt à une sorte
d'hypertrophie irritative des cartilages, qui les ossifie prématu-
rément, tantôt à l'envahissement du produit morbide qui augmente leur volume.

Lorsque le néoplasme les a envahis, tantôt ils sont comme
résorbés, de telle sorte qu'il ne reste de leur tissu qu'une mince
lamelle qui limite encore la tumeur au dehors; tantôt au contraire ils sont transformés eux-mêmes en tissu cancéreux, et
le processus ayant marché inégalement suivant les différents
points de la charpente, on trouve ici un cartilage encore presque
sain, tandis que là il est complètement détruit et confondu avec la
tumeur. C'est ainsi que dans un cas rapporté par Desormeaux (1)
et où le néoplasme fut à deux reprises extirpé par la thyrotomie, la charpente cartilagineuse était complètement détruite,
surtout en arrière, où la cavité du larynx communiquait avec
celle de l'œsophage; les premiers anneaux de la trachée étaient
détruits aussi; l'épiglotte seule était intacte. Dans le cas d'épithélioma, dont nous rapporterons à la fin de ce travail l'observation complète, presque tous les cartilages du larynx et le premier anneau de la trachée étaient transformés en tissu épithélial,
de telle sorte qu'il était presque partout impossible d'en trouver
une trace, surtout en avant et sur les côtés. (Obs. I, L. Labbé.)

Les lésions étaient de même nature dans l'observation inédite
suivante que nous a obligeamment communiquée notre collègue
et ami le Dr Routier, et que nous publions parce qu'elle nous a
paru intéressante à bien d'autres titres.

Épithélioma du larynx ; trachéotomie; mort subite trois mois après.

M. X..., 43 ans, gantier.

Entré le 20 octobre 1885, salle Larochefoucault, n° 18, hôpital
Laennec. Mort le 14 janvier 1886.

Père mort d'une affection thoracique. Mère morte d'une affection
abdominale de longue durée. Le malade a une sœur âgée de 45 ans,
en bonne santé. Il a deux enfants en bonne santé également.

(1) Desormeaux. *Du cancer primitif du larynx.* (*Bulletin de l'Académie de
médecine de Paris,* p. 641, 1870.)

Pas d'affections vénériennes.

Vers le mois de février 1884, le malade a été pris sans cause connue d'un enrouement persistant ; au bout de quelques mois, diminution et perte presque complète de l'appétit. Les forces diminuent également rapidement. En novembre 1884, hémoptysie après un accès de toux ; il a rendu environ un verre de sang en une seule fois ; cette hémoptysie ne s'est pas reproduite ; depuis quelque temps déjà, le malade crachait beaucoup surtout le matin et rendait des crachats épais, jaunâtres, filants, d'une odeur fétide. Le malade a été examiné à diverses reprises au laryngoscope ; on porta le diagnostic de tuberculose laryngée. Il prend de l'huile de foie de morue, du lait additionné d'eau sulfureuse. Les phénomènes d'enrouement et d'amaigrissement augmentent malgré le traitement ; en février 1885, l'aphonie est presque complète. Gêne et douleur de la déglutition à certains moments, accès de dyspnée mais aucune menace de suffocation. Le malade va à la campagne en mai 1885. Il revient à Paris le 19 octobre 1885, presque mourant : on constate alors une aphonie complète ; dyspnée ; suffocation ; tirage épigastrique et sus-sternal ; face cyanosée ; sueurs froides ; pouls petit, fréquent ; amaigrissement considérable. A la palpation du larynx on sent une tuméfaction dure, occupant le côté gauche du cartilage thyroïde et semblant avoir une épaisseur de 2 centimètres environ ; cette tuméfaction fait absolument corps avec le larynx ; elle est un peu douloureuse à la pression. On ne sent pas de ganglions appréciables. A cause de l'asphyxie imminente, l'interne de garde pratique la trachéotomie le 20 octobre 1885, dès son entrée à l'hôpital. Soulagement immédiat.

Le 22 octobre, l'expectoration purulente et fétide continue, et sort en grande partie par la canule ; à l'auscultation du thorax, on constate que la respiration s'entend dans toute l'étendue des poumons. Aucun signe de tuberculose. Le malade prend du lait, du potage, une potion de Tood.

Le 10 novembre. On enlève la canule pour la nettoyer ; les forces et l'appétit sont un peu revenus. Il commence à manger de la viande sans douleur pendant la déglutition.

Le 15 décembre. Le malade se lève ; l'embonpoint commence à revenir ; bon état général. On tente l'examen laryngoscopique ; mais l'épiglotte abaissée et ne se soulevant pas pendant la respiration empêche d'apercevoir la cavité du larynx.

Le 20. Un peu d'œdème périmalléolaire, surtout quand le malade est resté levé pendant quelques heures. La tuméfaction du cartilage thyroïde ne s'est pas modifiée ; le corps thyroïde est augmenté notablement de volume dans son ensemble, depuis quelques jours.

Le 25. La tuméfaction du corps thyroïde est augmentée ; la peau à ce niveau est tendue, rouge ; on ne peut percevoir de fluctuation.

Le 10 janvier. La tuméfaction a conservé à peu près les mêmes caractères, mais on sent un peu de fluctuation profonde en avant sur le lobe gauche du corps thyroïde. L'appétit a de nouveau diminué, mais le reste de l'état général est toujours bon. On fait passer le malade en chirurgie.

Le 14. Le malade, toujours dans le même état, se lève, va aux cabinets ; il se recouche aussitôt, ne se plaignant d'aucun malaise. Quelques minutes après, sans avoir eu la moindre dyspnée, il est trouvé mort dans son lit.

L'autopsie pratiquée trente-six heures après la mort fait constater les lésions suivantes : la cavité du larynx est envahie par une masse dure, élastique, non ulcérée, développée surtout aux dépens du côté gauche du larynx ; le calibre du larynx est complètement effacé par cette masse. Le cartilage thyroïde est en partie détruit par la néoplasie qui s'y est substituée, surtout à gauche. Le corps thyroïde très volumineux, dur, granuleux, présente à la coupe l'aspect du goitre colloïde ; sur les côtés du larynx les ganglions sont tuméfiés, du volume d'une noisette à celui d'une petite noix, au nombre de trois à quatre de chaque côté. Ils ont à la coupe le même aspect que la tumeur et le tout forme une masse adhérente aux parties voisines. Les deux nerfs récurrents sont englobésdans la masse du néoplasme Les gros vaisseaux, carotide et jugulaire interne, ont leur calibre normal ; de chaque côté le pneumogastrique est indépendant de la tumeur.

Quelques adhérences du poumon droit au niveau du sommet. Pas de tubercules ; pas de congestion du poumon. On ne trouve dans la trachée ou dans les grosses bronches aucun obstacle à la respiration pouvant expliquer la mort subite.

Cœur normal, ne renfermant pas de caillots sauf dans l'oreillette droite où il y a un caillot noirâtre.

Rien d'anormal du côté de l'abdomen. Rien au cerveau ni aux méninges.

L'examen histologique de la tumeur fait reconnaître qu'elle est constituée par de l'épithélioma pavimenteux lobulé avec de nombreux globes épidermiques.

Le corps thyroïde présente à la coupe des cavités arrondies, volumineuses, remplies par une masse jaunâtre, transparente, homogène. Les travées conjonctives qui limitent ces cavités sont infiltrées d'une très grande quantité de cellules embryonnaires.

Lorsque les lésions vont encore plus loin, le cancer franchit le larynx lui-même et s'infiltre dans les tissus qui sont en connexion avec lui ; en arrière l'œsophage et le pharynx ; en haut la base de la langue, en avant et de côté les muscles du cou et le corps thyroïde. On trouve alors des désordres tels qu'il est difficile dans une description générale d'en donner une idée satisfaisante. Krishaber (1) nous a rapporté deux cas de cancers laryngés ayant envahi les lobes du corps thyroïde puis s'étant propagés le long de la trachée, pour lesquels il pratiqua la laryngotomie intercrico-thyroïdienne. Marigue (2) a publié un cas de cancer laryngien avec envahissement consécutif du corps thyroïde à gauche. Stoïcesco (3), a présenté à la Société anatomique une observation de cancer des ganglions du cou et du larynx qui, malgré l'avis opposé de l'auteur, semble bien avoir eu cet organe comme point de départ.

Dans bon nombre d'observations d'extirpation du larynx, comme on pourra en juger en parcourant le tableau qui est annexé à notre travail, l'opérateur a dû enlever les muscles périlaryngiens, des portions du pharynx, de l'œsophage, du corps thyroïde, de la base de la langue, etc. Aucune ne pourrait nous donner une meilleure idée de l'extension des lésions que celle qui a été rapportée par Langenbeck (4), par exemple. Dans un cas de Thiersch (5), qui paraît être un cancer de l'extrémité inférieure du pharynx propagé au larynx et non un cancer primitif, les lésions étaient tellement étendues en arrière que les corps de cinq ou six vertèbres cervicales étaient transformés en grande partie en tissu cancéreux.

Donc, parties molles et squelette sont également envahis lorsque le malade n'est pas emporté par une complication intercurrente. Les vaisseaux eux-mêmes ne sont pas ménagés et les

(1) Krishaber. *Deux observations de cancer du corps thyroïde à point de départ laryngien.* (*Annales des maladies de l'oreille et du larynx*, t. IX, 1883, p. 12.)

(2) Marigue. *Périchondrite ulcéreuse d'origine cancéreuse du larynx.* (*Presse médicale belge*, n° 13, 1884.)

(3) Stoïcesco. *Tumeur cancéreuse du larynx.* (*Société anatomique*, 1873, page 296, t. II.)

(4) Von Langenbeck. *Tota lextirpation des Kehlkopfes.* (*Berliner klin. Wochenschrift*, n° 33, 1875.)

(5) Thiersch. *Deutshe Zeitschrift für Chirurgie*, Band. XVI, p. 156, 1882.

faits rapportés par Desnos (1) et Dreyfous (2) à la Société anatomique sont bien intéressants à cet égard. Dans celui de Dreyfous,
c'est la laryngée supérieure qui a été ulcérée et a donné lieu à
des hémorrhagies mortelles ; dans celui de Desnos, on trouva que
la carotide primitive avait été perforée. Voici, en quelques mots,
le résultat de cette autopsie. Le larynx est méconnaissable ; les
cartilages seuls ont conservé à peu près leur apparence normale ; la cavité laryngienne est comblée par des productions
tomenteuses, fongueuses, profondément ulcérées, dont les parties
superficielles se détachent au moindre contact ; l'épiglotte, les
replis aryténo-épiglottiques ont disparu ; le cancer se prolonge
dans le larynx qui est entièrement envahi, excepté en arrière ; la
base de la langue et les piliers du voile du palais participent à la
dégénérescence. Enfin, toute cette masse est creusée d'anfractuosités plus ou moins masquées par des bourgeons fongueux. A
droite, en arrière de l'amygdale, est un cul-de-sac profond de
3 centimètres 1/2, dirigé en bas et en dehors, comblé par des
caillots sanguins. On pousse alors une injection par la carotide
primitive et le liquide vient ressortir par ce conduit anormal.
Disséquée, la carotide apparaît englobée dans la tumeur à
laquelle elle adhère intimement. Un peu au-dessous de sa bifur-
cation, on aperçoit un orifice de la dimension d'une lentille. La
veine jugulaire est saine.

Les nerfs du cou peuvent être englobés par le néoplasme et
détruits ; c'est ce qui arrive souvent pour les nerfs récurrents
situés dans le voisinage immédiat, dans les gouttières crico-thy-
roïdiennes postérieures.

Il n'est pas rare, lorsque le cancer devient superficiel, de voir
survenir du côté de la région de véritables phénomènes inflammatoires, avec abcès consécutifs qui s'ouvrent d'eux-mêmes ou
sont ouverts par le chirurgien et donnent issue à de l'ichor ou
à du pus sanieux et plus tard à des bourgeons cancéreux qui vé-
gètent au dehors ; c'est d'ailleurs assez souvent le cas lorsqu'on

---

(1) Desnos. *Cancer du larynx ; perforation de la carotide primitive.* (*Bullet.
Soc. anat.,* p. 395, 1878.)

(2) Dreyfous (Ferd.). *Cancer pharyngo-laryngé.* (*Société anatomique,* p. 304,
1876.)

a fait une trachéotomie très près du niveau inférieur du mal. Coupard nous a communiqué le fait remarquable que voici : Un homme de 50 ans était atteint d'un cancer du larynx qui avait débuté par la corde vocale inférieure droite, avait envahi la partie supérieure du même côté et atteint la corde vocale supérieure. Des menaces d'asphyxie nécessitèrent la trachéotomie. Dix-huit mois après, cachexie, ganglions : deux fistules siègent à quelques centimètres de la canule, une troisième au niveau de l'articulation sterno-claviculaire droite. Lorsque le malade déglutit du lait, il éprouve un accès de dyspnée et il sort immédiatement un peu de liquide par les trois orifices fistuleux.

Aucun fait ne saurait mieux rendre compte des dégâts que peut produire le cancer laryngé, que le résumé de l'autopsie d'un cancéreux trachéotomisé par Von Ziemssen (*op. cit.* p. 375), et qui succomba rapidement, probablement à une hémorrhagie qui remplit ses bronches et l'asphyxia. Outre la plaie de la trachéotomie, existe une grande incision qu'on lui a faite quelques jours avant dans un volumineux abcès des parties latérales du cou. Cette incision conduit dans une cavité qui s'étend en haut jusqu'à la base de la langue, en bas le long de la trachée ; elle est remplie de caillots sanguins. Le larynx et la trachée sont déviés à gauche. L'épiglotte est transformée par de l'œdème en un bourrelet épais. Le gonflement œdémateux s'étend sur les replis aryténo-épiglottiques et sur les parois latérales du pharynx. La glotte se dessine comme une fente linéaire ; lorsque le larynx est fendu en arrière et qu'on l'étale, on trouve que la moitié gauche est envahie par un ulcère qui commence en haut au niveau de la corde vocale supérieure, d'un diamètre de 2 à 3 centimètres. Le bord de l'ulcère est taillé à pic, bourgeonnant ; le fond est tapissé par des végétations cancéreuses ; les cartilages cricoïde et thyroïde sont ossifiés en grande partie et la substance osseuse est, à gauche, détruite presque en totalité comme par un processus carieux, tandis qu'ailleurs elle est infiltrée par une matière gris rougeâtre et purulente. La muqueuse trachéale est injectée, comme violacée ; beaucoup de caillots dans les bronches.

Telles sont les lésions locales auxquelles aboutit le cancer du larynx lorsque le malade survit assez longuement, grâce à une trachéotomie palliative. En détermine-t-il aussi à distance dans les ganglions et dans le reste de l'économie ?

Krishaber a formulé la loi suivante qui, d'après lui, ne souffre pas d'exceptions : lorsque le cancer du larynx est intrinsèque, tant qu'il l'est réellement, il n'y a pas d'adénopathie des ganglions du cou ; lorsque le cancer est extrinsèque, il y a, au contraire, des ganglions révélateurs. Cette formule, comme l'a montré Butlin (*op. cit.* p. 44) et comme nous le démontrons nous-même, est un peu trop absolue, quoi qu'elle soit exacte en général. C'est ainsi que dans 11 cas de cancers extrinsèques, où nous avons trouvé spécifié l'état des ganglions, neuf fois ceux-ci étaient pris, deux fois ils n'étaient pas envahis. Sur 17 cas de cancers intrinsèques, limités ou étendus à la moitié du larynx, treize fois il n'y avait pas de ganglions, quatre fois il y en avait. Il est à remarquer qu'assez souvent il n'est fait aucune mention de l'état des glandes du cou.

Lorsqu'ils existent, il y en a un ou plusieurs situés à diverses hauteurs de la chaîne sterno-mastoïdienne. Généralement, celui qui est le premier engorgé et qu'on trouve le plus souvent, surtout dans les cas de cancers extrinsèques, est situé au niveau du bord antérieur du sterno-cléido-mastoïdien, à la hauteur de l'espace qui sépare l'os hyoïde du cartilage thyroïde ; lorsque le cancer est intrinsèque, ce sont plutôt les ganglions immédiatement inférieurs qui semblent affectés.

Lorsque le cancer d'abord cavitaire dépasse le larynx et envahit les tissus voisins, les ganglions se prennent aussi et leur envahissement indique pour ainsi dire la diffusion de la maladie ; c'est ce qui a surtout lieu lorsque la tumeur envahit le pharynx et l'œsophage et il est rare que dans ces cas il n'y ait pas d'adénopathie symptomatique.

Donc la loi formulée par Krishaber nous semble vraie pour la généralité des cas : cancers dans le larynx même, pas de ganglions ou rarement adénopathie de même nature ; cancers hors du larynx, extrinsèques ou ayant envahi les organes périphériques, ganglions sous-sterno-mastoïdiens. La tumeur étant assez fréquemment unilatérale. Il est rare de voir les glandes prises des deux côtés et presque toujours elles indiqueront alors par leur siège même, quel est le côté envahi.

Dans un fait que nous avons tout récemment observé à la clinique du Dr Fauvel, l'adénopathie a pour ainsi dire précédé les autres manifestations de la tumeur maligne. C'est elle qui la première attira l'attention du côté du pharynx et du larynx où siégeait le mal. Dans un cas dont le D^r Le Dentu (1) a présenté les pièces à la Société de chirurgie, l'adénopathie cervicale existait à un haut degré tandis qu'il avait été impossible de trouver la moindre lésion du larynx ; celle-ci n'avait été que soupçonnée, elle siégeait sur sa paroi droite et avait échappé à toutes les investigations du laryngoscope.

Y a-t-il des raisons qui nous expliquent la rareté de l'engorgement ganglionnaire dans le cancer limité à la cavité laryngienne ? Si elles existent, elles doivent être de toute façon d'ordre anatomique. En effet la muqueuse de la cavité laryngienne, surtout celle de la région glottique est beaucoup moins riche en vaisseaux lymphatiques que la région des replis aryépiglottiques et de l'épiglotte et surtout du pharynx et de l'œsophage ; c'est ce qui ressort des recherches du professeur Sappey : et rien d'étonnant à ce que le retentissement ganglionnaire soit plus rare dans un cas que dans l'autre.

Le cancer primitif du larynx peut-il se généraliser ? Telle est la dernière question que nous ayons à résoudre.

La généralisation a été rarement observée, surtout lorsque l'on compare sa fréquence à celle de la généralisation des cancers d'autres organes, tels que ceux des différents segments du tube digestif ; nous en trouverons peut-être la raison dans ce fait que l'épithélioma qui est la forme la plus fréquente du cancer laryngé primitif ne se généralise que rarement ; peut-être même la pauvreté en voies lymphatiques est-elle une cause de cette anomalie pathologique. Malgré le grand nombre d'autopsies de cancéreux que nous avons dépouillées, nous n'avons trouvé que cas de généralisation, et encore l'un des cas était-il un cancer pharyngo-laryngé.

(1) Le Dentu. *Bulletin de la Société de chirurgie*, 1880, p. 279. (Séance du 5 mai 1880.

Le plus remarquable est le fait de Sands (*loco citato*) qui fit une thyrotomie pour un épithélioma du larynx et vit guérir son opérée ; vingt-deux mois après elle mourait de cancer des capsules surrénales, des reins et des uretères ; il n'y avait aucune récidive locale du côté du larynx. Le second fait est celui qu'a rapporté Desnos (1) dans les bulletins de la Société anatomique, à la suite d'un épithélioma du repli aryépiglottique il y avait eu envahissement des ganglions du cou ; le malade mourut ; à l'autopsie on trouva dans le foie une masse épithéliale dont l'examen fut fait par le Dr Chambard. Dans le cas de Schiffers (2) c'était encore un épithélioma qui avait envahi, chez un homme de 55 ans, la partie supérieure du larynx et le sinus pyriforme ; le malade mourut d'une syncope avant qu'on pût lui faire la trachéotomie ; à l'autopsie l'on trouva les poumons parsemés de noyaux cancéreux multiples dont on n'avait pas soupçonné l'existence pendant la vie. Enfin dans le fait de Thiersch (*loco citato,* p. 156), il s'agit d'une femme de 45 ans, à laquelle on extirpa le pharynx dans sa portion inférieure et tout le larynx, dont le mal récidiva, qui mourut et chez laquelle l'on trouva encore les poumons parsemés de nodules épithéliaux. La tumeur était encore un carcinome glandulaire laryngo-pharyngien. Il y avait aussi une masse cancéreuse dans le médiastin antérieur.

Un cinquième fait de généralisation remarquable aux os du crâne d'un cancer épithélial du larynx vient de m'être communiqué obligeamment par mon excellent ami le professeur Poncet, de Lyon ; le voici :

Épithélioma primitif développé à la partie postérieure du repli aryépiglottique droit ; adénite cervicale ; tumeurs secondaires du crâne ; mort de cachexie cancéreuse.

J. Billaud, apprêteur, âgé de 54 ans, est entré le 25 septembre 1884, à l'hôpital de la Croix-Rousse, dans le service de M. le professeur Poncet.

---

(1) Desnos. *Epithélioma du larynx ; généralisation du foie.* (*Bulletin de la Société anatomique,* juillet 1878, p. 395.)

(2) Schiffers. *Contribution à l'étude du cancer du larynx.* (*Revue mensuelle de laryngologie, d'otologie et de rhinologie,* 1er janvier 1883, p. 1.)

Cet homme entre pour une masse ganglionnaire presque du volume du poing, située à droite au-dessous de l'angle inférieur de la mâchoire.

Cette tumeur serait survenue depuis trois mois, sans cause appréciable; mais à la même époque se manifestaient des douleurs s'irradiant dans la moitié correspondante de la tête et le malade perdait ses forces. Il n'y a jamais eu ni aphonie, ni modifications de la voix; ni troubles de la respiration. Le malade est pâle, affaibli, il ne se plaint d'aucune gêne dans la déglutition; l'examen de l'arrière-gorge à l'œil, et avec le doigt, ne révèle aucune ulcération, aucune tumeur.

Jamais d'expectoration purulente ou sanguinolente. Les caractères de l'adénite sont ceux d'une adénite secondaire cancéreuse. Ganglions durs, bosselés, formant une masse unique et faisant corps en partie avec les tissus ambiants.

Le 10 août. Le malade est soumis à l'examen laryngoscopique; on aperçoit sur le repli aryépiglottique droit une petite ulcération, à bords épaissis, indurés.

Le 12. Le malade appelle l'attention sur trois tumeurs du volume d'une petite noisette, douloureuses au toucher, dures et correspondant l'une à la partie supérieure du frontal, les autres siégeant sur le pariétal gauche ; céphalée persistante.

La mort survint le 11 novembre de la même année par cachexie, et le coma précéda la mort de trente-six heures. A aucun moment il n'y eut de modification de la voix et de gêne dans la déglutition.

A l'autopsie on trouva sur le repli aryépiglottique droit une ulcération à peine de la largeur d'une pièce de vingt centimes et d'aspect manifestement cancroïdal, ainsi que le confirma, du reste, l'examen histologique. Rien en dehors de l'ulcération en question : la glotte et les cordes vocales sont absolument saines. Quant aux ganglions infra-maxillaires et aux tumeurs du crâne, ils avaient subi la dégénérescence secondaire.

Deux de ces nodules cancéreux faisaient saillie du côté de la dure-mère et avaient déterminé probablement de la compression qui avait elle-même provoqué les accidents comateux.

Dans les viscères, dans les autres organes, nulle trace de généralisation.

Il est remarquable que dans tous ces cas, la lésion initiale ait été un épithélioma ; dans le cas de Thiersch, il s'agissait d'un cancer glandulaire et il est probable, d'après la marche et l'étendue du mal, qu'il avait débuté par le pharynx.

Telles sont les lésions locales et générales qu'amène le cancer primitif du larynx ; voyons maintenant si la variété anatomique, épithélioma ou carcinome, lui imprime un cachet spécial.

Epithéliomas. — L'épithélioma semble être beaucoup plus fréquent que le carcinome proprement dit et nous inclinerions volontiers d'après nos recherches et les descriptions souvent incomplètes données par les auteurs, à admettre qu'il l'emporte de beaucoup sur le carcinome.

C'est ainsi que dans 80 observations où l'on parle de la tumeur et où l'on décrit sa variété histologique, nous avons noté 54 fois l'existence de l'épithélioma ; nous devons ajouter que les cas dits carcinomes, expression employée aujourd'hui par les histologistes allemands pour désigner l'épithélioma (carcinome épithélial), nous paraissent renfermer un assez grand nombre d'épithéliomas proprement dits. D'ailleurs, l'opinion que l'épithélioma prédomine de beaucoup, est soutenue par Mackenzie (1) qui sur 30 tumeurs malignes trouve 27 épithéliomas, par von Ziemssen qui en compte 57 sur 68, par Schrœtter (2), qui en trouve 17 sur 20, enfin par Butlin (*opere citato*, p. 33), qui, sur 50 cas bien observés en trouve 38. C'était déjà l'avis d'Isambert (*loc. cit.*, p. 33), qui regarde l'épithélioma comme constituant le plus souvent le cancer primitif du larynx. Les chiffres cités par Fauvel (*opere cit.*), ne concordent pas avec les données précédentes, puisque sur 40 cas, il n'a observé que 18 épithéliomas.

En résumé, très grande fréquence de cette forme histologique tel est le premier point sur lequel nous insistons.

L'*épithélioma* semble préférer l'intérieur du larynx ; son siège de prédilection est la région glottique, la surface des cordes vocales inférieures, qu'il envahit quelquefois symétriquement en sautant pour ainsi dire de l'une sur l'autre, puis les ventricules de Morgagni, très rarement la région sous-glottique comme nous l'avons déjà dit en étudiant le siège des cancers en général.

(1) Morell Mackenzie. *A Manual of Diseases of the throath and nose*, etc. p. 335-539, London, 1880.

(2) Schrœtter. *Laryngologische Mittheilungen*, Vienne, 1875.

L'épithélioma naît aussi aux dépens de l'épiglotte et des parties qui limitent le larynx supérieurement ; toutefois, d'après Lublinski (*op. cit.*), et Krishaber (*op. cit.*), ce point de départ serait moins fréquent.

La variété histologique d'épithélioma observée le plus fréquemment est la variété lobulée pavimenteuse ; c'est presque la seule ; cependant, nous avons trouvé relatés 3 épithéliomas cylindriques, dont l'un a été vu par Kosinsky (1) qui a extirpé le larynx, l'autre par Maydl (2) ; dans ce dernier cas, le larynx a été enlevé en entier et le malade n'avait pas de récidive seize mois après ; enfin, le troisième a été signalé par Lépine (3) et Malassez chez un homme de 44 ans, chez qui l'on trouva en même temps des lésions tuberculeuses pulmonaires anciennes et récentes. L'examen histologique a été fait par Malassez ; il s'agissait d'un épithélioma à cellules cylindriques tubulé et lobulé des cordes vocales supérieure, inférieure, et de la partie sous-glottique du larynx.

Les tubes épithéliaux ont envahi en plusieurs points les fibres musculaires situées au-dessous de la muqueuse. Lépine insiste sur la coïncidence de la tuberculose et du cancer qui d'ailleurs a été notée un certain nombre de fois.

Carcinomes. — Cette variété histologique du cancer est restée beaucoup plus rare que la précédente ; et, pour les raisons que nous avons signalées, il est difficile de citer un chiffre, qu'on puisse regarder comme exact ; car beaucoup de carcinomes ainsi dénommés par les histologistes allemands ne sont autres que des épithéliomas (carcinome épithélial) ; Schrœtter (*loc. cit.*) sur 20 cas, a noté 3 carcinomes ; Ziemssen sur 68,9 cancers médullaires ; Mackenzie 3, sur 30 tumeurs examinées au microscope.

D'après Lublinsky et Krishaber, le carcinome préfère comme

(1) Kosinski. *Centralblatt für Chirurgie,* n° 26, p. 401, 1877.

(2) Maydl. *Ein Fall von Larynx Extirpation. (Wiener mediz. Presse,* n°s 12, 53, 1884.)

(3) Lépine. *Epithélioma du larynx ; ancienne phthisie pulmonaire guérie ; tuberculose récente ; mort. (Annales des maladies de l'oreille et du larynx,* page 186, 1879.)

siège l'orifice supérieur du larynx et l'épiglotte, quoiqu'il puisse être intrinsèque comme l'épithéliome.

La variété histologique encéphaloïde paraît être la seule observée ; la variété squirrheuse n'a été que très rarement indiquée, et encore l'examen histologique n'est-il pas à l'abri de tout reproche ; Mackenzie (1), cependant, en cite deux cas vérifiés à l'autopsie.

(1) Morell-Mackenzie. *Diseases of the troath and nose,* etc., London, 1880, p. 339.

CHAPITRE III.

ÉTIOLOGIE

Le sexe et l'âge semblent être deux causes prédisposantes d'une certaine importance pour les tumeurs malignes du larynx.

Age. — Dans 24 observations de *sarcomes* du larynx où l'âge est relaté, nous trouvons les chiffres suivants :

de	1	à	10 ans	1
—	10	à	20 —	0
—	20	à	30 —	3
—	30	à	40 —	6
—	40	à	50 —	7
—	50	à	60 —	5
—	60	à	70 —	1
—	70	à	80 —	1

C'est donc de 30 à 60 ans que le sarcome est le plus fréquent ; il est d'une très grande rareté avant et après cette période.

Dans 167 observations de *cancers proprement dits* où l'âge est signalé, nous trouvons les chiffres que voici :

de	0	à	10 ans	1
—	10	à	20 —	0
—	20	à	30 —	4
—	30	à	40 —	14
—	40	à	50 —	41
—	50	à	60 —	61
—	60	à	70 —	34
—	70	à	80 —	11
—	80	à	90 —	1

Le maximum de fréquence pour le cancer proprement dit est de 40 à 60 ans, puisque dans cette période seule on en trouve 136, soit plus des trois quarts du total observé. Le sujet le plus jeune était un enfant de 3 ans, dont l'observation est rapportée par Rehn (1) dans les *Arch. f. path. anatom. de Virchow*. Le début de l'affection remontait à deux ans et s'était manifesté par de l'enrouement ; depuis un an et demi, il y avait de la dyspnée ; le petit malade mourut pendant un accès de suffocation, malgré la trachéotomie. A l'autopsie, on trouva que le larynx était rempli par une masse blanchâtre comme verruqueuse, insérée sur toute la muqueuse au-dessus des cordes vocales supérieures ; la tumeur avait attaqué le cartilage thyroïde ; l'examen microscopique montra que le néoplasme était un épithélioma lobulé, qui avait envahi les faisceaux musculaires du larynx ; il y avait un ganglion cancéreux sous le sterno-mastoïdien. Le cas rapporté par Dufour à la Société anatomique en 1865, sous le titre « Cancer épithélial du larynx chez un enfant d'un an », n'offre pas assez de détails histologiques, pour qu'on puisse l'accepter sans restriction. Il y est dit que la tumeur, qui avait l'aspect d'un papillome, avait détruit les cordes vocales supérieures et inférieures et était formée par des cellules épithéliales pavimenteuses.

Le sujet le plus âgé a été observé par Preïsendorffer (2). Il s'agit d'un homme de 82 ans, malade depuis quatre ans ; présentant de la dyspepsie, des douleurs lancinantes dans l'oreille gauche ; au laryngoscope, l'épiglotte est gonflée et ulcérée et il existe de petits nodules au niveau de son bord libre ; le ligament aryépiglottique droit est érodé, et tout le larynx est envahi par une tumeur ulcéreuse grisâtre. Il y a un ganglion sous sterno-mastoïdien dur et roulant sous le doigt. Malheureusement, le diagnostic n'a pas été vérifié par un examen microscopique, ce qui enlève au fait, intéressant néanmoins, beaucoup de sa valeur.

En résumé, il semble que le sarcome atteigne des sujets un

(1) Rehn. *Cancroïde des Kehlkopfs bei einem dreijährigem knaben.* (*Virchow's Archiv.*, XLIII, S. 129, 1868.)
(2) Preisendorfer. *Berlin. klin. Wochenschrift,* p. 144, 1878.

peu plus jeunes, de 20 à 60 ans de préférence, le cancer proprement dit ceux de 40 à 60 ans.

Sexe. — De même que les âges que nous venons d'indiquer
constituent une cause prédisposante indéniable, le sexe mas-
culin en est une autre. Presque tous les cancéreux du larynx
sont des hommes ; c'est ce qui ressort du chiffre de cas que nous
avons réunis.

Sur 26 sujets atteints de sarcomes, 4 étaient des femmes,
22 étaient des hommes, ce qui donne à peu près une proportion
de 1/6 ; sur 179 malades cancéreux où le sexe ait été noté, nous
avons trouvé 153 hommes et 26 femmes seulement, ce qui fait
presque la même proportion. Il nous paraît donc amplement
démontré, ce qui avait déjà été signalé par la plupart des auteurs, que l'homme est dans une très forte proportion plus fréquemment atteint que la femme.

Diathèses. Hérédité. — Il est presque puéril de dire que la
cause efficiente du cancer est la diathèse cancéreuse elle-même,
et comme celle-ci est souvent héréditaire, il est très naturel de
se demander si le cancer du larynx est transmis par hérédité.
Les faits d'hérédité sont très rares ; Krishaber a rapporté 4 cas
de transmission héréditaire manifeste ; c'est ainsi que dans un
cas, le père d'une malade avait été atteint d'un cancer du testi-
cule et très probablement d'une affection analogue du larynx ;
dans un second fait, la mère était morte d'un cancer de l'utérus ;
dans un troisième, le père avait eu un cancer du pylore et la
sœur un cancer utérin ; dans un quatrième, la sœur du patient
avait été affectée d'un cancer du sein.

Lublinski (*loc. cit.*) a rapporté 3 cas d'hérédité bien manifeste ;
dans l'un, le père était mort d'un cancer de l'estomac ; dans un
second, la mère avait succombé à un cancer de l'utérus ; dans un
troisième, le frère avait été atteint d'un cancer du larynx. Il en
est donc du cancer laryngé comme de celui de tous les organes,
et le contraire eût été extraordinaire, quoique cependant on ne
trouve pas l'hérédité notée bien souvent dans les observations
que l'on parcourt.

Au point de vue de la prédisposition causée par les autres diathèses, nous possédons très peu de faits probants; attendu que l'on peut toujours accuser les coïncidences.

C'est ainsi que la tuberculose a été signalée chez plusieurs ascendants de malades atteints de cancers du larynx; plus rarement, il y a chez le même malade, comme dans les cas de Lépine, de Krishaber, coïncidence de la tuberculose et du cancer.

Isambert (1) a rapporté l'histoire d'un sujet atteint de squirrhe du larynx à marche rapidement suffocante, et qui avait depuis sa jeunesse un psoriasis cutané très étendu. Il est reconnu que la goutte et l'herpétisme, en un mot, l'arthritisme constituent un terrain favorable pour le développement des néoplasmes malins.

CANCER SECONDAIRE. — Le cancer du larynx se développe-t-il comme cancer infectieux, c'est-à-dire comme manifestation à distance d'un cancer primitif situé dans un autre organe? Nos recherches sur ce point ont été presque complètement négatives. Il est vrai qu'Isambert cite un cas de cancer épithélial polypiforme du larynx existant chez un homme de 50 à 60 ans en même temps qu'un cancroïde du prépuce; mais lequel des deux a été initial? est-ce une simple coïncidence? Nous avons, il y a quelques jours, recueilli, grâce à l'obligeance de M. Cadier, un fait peut-être plus net, mais pour lequel il nous manque malheureusement le contrôle anatomique. Malgré cela, il a pour lui tant de probabilités que nous n'hésitons pas à le citer. Il s'agit d'une femme de 42 ans qui a été opérée, il y a trois ans, d'un cancer du sein; depuis cinq mois, elle a la voix voilée et voici ce que l'on trouve à l'examen : Du côté du larynx, une tumeur envahissant la région aryténoïdienne et la région ary-épiglottique droite, ainsi que la corde vocale supérieure de ce côté; du côté de l'aisselle correspondant au sein enlevé une récidive ganglionnaire manifeste; enfin, du côté opposé, un gros noyau cancé-

---

(1) Isambert. *Contribution à l'étude du cancer laryngé.* (*Annales des maladies de l'oreille et du larynx*, 1875 et 1876.)

reux dans le grand pectoral, au-dessous de la clavicule. Nous n'hésitons pas à admettre ici une généralisation d'un cancer du sein dans les ganglions, le pectoral et le larynx. La malade nous accuse actuellement des étouffements continuels et de la difficulté pour avaler. La tumeur laryngée accessible au doigt est résistante et ne se laisse pas déplacer.

En somme, quoi qu'il en soit, nous n'avons pu recueillir, pas plus que Fauvel ni que Mackenzie, un cas avéré de cancer vraiment secondaire.

Pour terminer cette étude étiologique, il nous faut encore indiquer toutes les *causes qui fatiguent et irritent le larynx* : abus de la parole, abus du tabac et de l'alcool, qui sont des causes banales qui mettent l'organe dans les conditions d'un *locus minoris resistentiæ*.

Chez quelques malades, nous avons pu relever que, quelques années auparavant, ils avaient été soignés soit pour des affections de nature inflammatoire du larynx, soit même pour des tumeurs bénignes.

CHAPITRE IV.

SYMPTOMATOLOGIE.

———

Les signes des tumeurs malignes du larynx sont, les uns physiques, les autres fonctionnels; de plus, lorsque la maladie est arrivée à son terme ultime, s'établit comme pour les cancers en général, la cachexie cancéreuse avec son tableau clinique habituel.

Comme pour les tumeurs bénignes, nous décrirons les symptômes des tumeurs malignes en général, et nous verrons, s'il y a possibilité de différencier les diverses formes anatomiques, d'après les allures cliniques de la maladie.

Les symptômes *subjectifs* ouvrent presque toujours la scène et nous aurons à étudier, avant tout, ceux qui dépendent de l'altération de la phonation, puis les troubles de la respiration et de la déglutition.

TROUBLES DE LA PHONATION. — Tous les auteurs s'accordent à dire qu'ils ouvrent généralement la scène morbide, et précèdent souvent de longtemps tous les autres. C'est un fait incontestable, d'après les observations nombreuses que nous avons nous-même relevées. Il n'est pas rare de voir ces troubles durer déjà un an, deux ans et même plus lorsque des symptômes plus inquiétants déterminent le malade à aller consulter. Quelquefois, la voix devient simplement voilée; mais, le plus souvent, c'est sous forme d'enrouement qu'ils se manifestent, et cet enrouement, d'abord peu caractérisé, prend à partir d'un certain moment un timbre tel qu'il est presque possible à un clinicien exercé de diagnostiquer le mal à distance. La voix est rauque et enrouée mais non aphone; généralement, les malades peuvent se faire entendre d'assez loin et le timbre de la voix a quelque chose de déchiré plus facile à percevoir qu'à définir; on se rend compte, rien qu'en l'entendant, d'une transformation dans les tissus qui constituent le larynx; ce timbre déchiré existe chez presque tous les individus atteints d'affections ulcéreuses et jamais on ne le rencontre, lorsqu'il y a dysphonie par compression des récurrents, sans altération des tissus même de l'organe. L'enrouement, sous l'influence des conditions diverses peut varier, tantôt plus fort, tantôt au contraire plus faible, mais toujours présent; il ne disparaît jamais complètement; c'est un des symptômes les plus durables en même temps que le plus précoce.

Lorsque le cancer n'est pas ulcéré, lorsqu'il est tout à fait à son début, et qu'il se développe dans un point tel qu'il comprime un des nerfs récurrents, il peut se faire que la voix ait au début tous les caractères de la disphonie par paralysie d'une corde vocale, car la paralysie est, d'après ce que nous savons du siège de la lésion en général, presque toujours unilatérale et ce n'est que lorsque le cancer évoluera que la voix prendra ensuite les caractères que nous avons indiqués précédemment, raucité avec dureté et qu'elle deviendra stridente.

Ses modifications traduisent l'envahissement du larynx par le néoplasme; l'intensité en diminue peu à peu et l'aphonie arrive graduellement; quelquefois, elle s'installe d'une façon subite; généralement elle indique que les deux côtés du larynx sont envahis; cependant, Lublinski (*loc. citato*) fait remarquer que presque toujours, en se forçant, les cancéreux arrivent à se faire comprendre même à une période avancée de la maladie, en opposition avec les tuberculeux dont l'aphonie est généralement beaucoup plus complète.

La dysphonie est un signe presque constant des tumeurs malignes du larynx arrivées à une certaine période de leur évolution; toutefois, il est des cas où jusqu'à la fin elle a été très peu marquée et même nulle. Ceci se déduit du siège de la tumeur, des lésions qu'elle a produites. Si la tumeur n'a pas envahi la glotte, si elle est restée tout à fait extra-laryngée, s'il n'y

a pas de catarrhe concomitant ou d'œdème, il pourra se faire
que la voix soit conservée à peu près intacte ou même tout à
fait normale. Nous venons de voir un malade qui présente ces
conditions d'une façon très nette. Il porte une tumeur cancéreuse
de l'épiglotte recouvrant tout l'orifice supérieur du larynx comme
un couvercle; il a la voix forte; la seule altération est un peu de
timbre de polichinelle, et de la fatigue rapide quand il parle.
Mac Burney (1) a observé un cas analogue qui l'a beaucoup
frappé. Un homme de 59 ans, atteint d'un cancer qui envahissait
toute la partie supérieure du larynx, avec des ganglions sous-
sterno-mastoïdiens, avait une voix très bonne et la garda telle
jusqu'à sa mort. A l'autopsie, on constata l'intégrité complète
des cordes vocales. C'était encore le cas du malade observé par
notre ami Poncet, et dont nous avons relaté plus haut l'observation. Ici il n'y avait même pas de troubles de la déglutition et
de la respiration. Il en est tout autrement lorsque le cancer est
intrinsèque, ou lorsque, d'abord extrinsèque, il s'étend ensuite
en profondeur, ou bien encore lorsqu'il y a de l'inflammation
et de l'œdème des parties non encore envahies par la tumeur.

Toux. — La toux est assez fréquemment observée au début de
l'affection; elle accompagne les troubles de la phonation et subit
généralement les mêmes variations; elle complète alors
avec eux le tableau clinique d'un catarrhe laryngien. Au début,
elle est généralement rauque comme la voix elle-même; puis
elle se perd peu à peu; il semble qu'il s'établisse comme une
sorte de tolérance et d'insensibilité de la muqueuse; lorsqu'elle
existe à une période plus avancée, elle est presque toujours
aphone comme la voix. Elle est accompagnée d'expectorations
sur lesquelles nous reviendrons tout à l'heure. Elle peut être
provoquée par des déglutitions défectueuses; le malade avale de
travers, des parcelles alimentaires tombent dans le larynx et
donnent lieu à des efforts d'expulsion souvent très fatigants.

Troubles respiratoires. — Le patient peut présenter pendant très longtemps les altérations de la voix que nous avons

(1) Mac Burney. *Epithélioma of the Larynx.* (*Medic. News.* p. 398, 1884.)

signalées avant d'avoir la moindre gêne du côté de la respiration, ou du moins un embarras très peu notable. Généralement, la gêne respiratoire s'installe lentement et peu à peu ; intermittente d'abord, ne se manifestant qu'à l'occasion d'efforts de voix, ou encore d'une marche un peu rapide, de la montée d'un escalier, elle s'installe ensuite définitivement et présente des exacerbations qui peuvent en faire une véritable dyspnée ; celle-ci dépend, comme intensité, du degré même de la laryngosténose ; plus le calibre du larynx se rétrécit plus la dyspnée est généralement grande. Toutefois il ne faudrait pas croire qu'il y eût proportion rigoureuse entre la laryngosténose et la difficulté de la respiration : il est remarquable de voir des malades dont le larynx est presque complètement bouché par la production maligne, respirer encore librement, tandis que d'autres ont beaucoup plus de peine avec une tumeur moindre ; c'est qu'outre le volume et le siège du néoplasme, il y a d'autres causes qui interviennent que le rétrécissement dû à la tumeur elle-même ; par la compression qu'elle produit sur le récurrent, elle amène une paralysie du dilatateur correspondant de la glotte ; la dégénérescence cancéreuse des fibres musculaires, leur destruction donne lieu au même résulat, de même que l'ankylose ou la destruction des articulations crico-aryténoïdiennes.

Lorsque la dyspnée devient marquée, soit par accès, soit d'une façon continue, elle s'accompagne d'un signe nouveau qui a une grande importance au point de vue thérapeutique, car il indique que le malade est en imminence de mort, et qu'il faudra ouvrir à l'air une voix artificielle ; c'est le cornage. De même que la raucité de la voix, le cornage chez les cancéreux a quelque chose de spécial ; c'est un cornage à timbre dur, comme le définit Fauvel ; il semble que l'air passe à travers une anche ligneuse qu'il a beaucoup de peine à faire vibrer.

Le cornage s'accentue souvent pendant la nuit, et il faut s'attendre alors d'un moment à l'autre à des accès de suffocation qui peuvent se terminer brusquement par la mort. Tantôt il y a, comme nous venons de le dire, un accès de suffocation terminal, tantôt la dyspnée augmente de plus en plus et c'est par asphyxie lente que le patient succombe.

TROUBLES DE LA DÉGLUTITION. — Ceux-ci existent presque toujours dans la dernière période du cancer du larynx; mais ils peuvent aussi ouvrir la scène lorsque celui-ci se développe au niveau de l'orifice supérieur du côté des replis aryténo-épiglottiques, de l'épiglotte, de la région des aryténoïdes.

C'est ainsi que dans les cas dont nous avons parlé précédemment, et où la voix était si peu altérée, la déglutition avait été très gênée et la dysphagie avait été pour ainsi dire le premier symptôme fonctionnel de la maladie. La dysphagie dans le cancer du larynx peut être une dysphagie purement mécanique, non douloureuse, tenant à l'obstacle en lui-même; elle se manifeste alors par ce fait que le malade avale d'abord difficilement les solides; assez souvent des parcelles alimentaires suivent une fausse route, il avale de travers; lorsque le mal fait des progrès, à la dysphagie des solides s'ajoute celle des liquides tandis que la déglutition des aliments demi-solides reste encore relativement facile; mais la déglutition en elle-même est souvent douloureuse, le malade non seulement avale difficilement et péniblement, mais chaque mouvement de déglutition est accompagné d'une sensation de souffrance au niveau de la gorge ou de la région du larynx et quelquefois d'élancement douloureux dans la tête et l'oreille sur lesquels nous insisterons un peu plus loin. La déglutition peut être gênée à un tel point et tellement pénible, que ce symptôme peut devenir la source d'indications thérapeutiques urgentes.

Lorsque la tumeur a envahi le pharynx et l'œsophage, le rétrécissement des voies digestives peut être tel qu'il devient pour ainsi dire impossible au malade de s'alimenter et que même le chirurgien éprouve les plus grandes difficultés à passer la sonde œsophagienne pour l'alimentation artificielle. Il est rare que les patients résistent longtemps à de pareils accidents, ils meurent emportés par la cachexie cancéreuse et l'inanition, en supposant bien entendu, qu'on ait remédié aux troubles respiratoires, s'ils existaient, par la trachéotomie.

Il ne faudrait pas croire que la dysphagie n'existe que lorsque la tumeur a dépassé le larynx; on la voit même dans les formes qui sont restées endolaryngées; elle peut être douloureuse, mais jamais elle n'atteint le degré que nous venons de décrire.

En résumé, les troubles de la déglutition constituent en général un signe tardif de cancer primitif du larynx ; c'est un signe de la plus haute importance au point de vue vital, car lorsqu'il entre en scène, la santé du patient est très menacée.

A côté des symptômes de premier ordre que nous venons de passer en revue, s'en rangent quelques autres de moindre importance peut-être, mais qui donnent lieu à de grands tourments aux malheureux cancéreux.

Douleurs. — Tout à fait au début de l'affection, le malade ne souffre pas en général, ou peu ; le larynx n'est pas douloureux ; tout au plus y a-t-il un peu d'ardeur de ce côté et quelques picotements. Plus tard, il ressent dans la région atteinte des douleurs qui d'abord sont très espacées, puis finissent par devenir constantes. Au début, elles sont sourdes, elles deviennent lancinantes ensuite et le malade les compare à un coup de couteau qu'il recevrait dans la gorge (Fauvel). Ce n'est pas tout ; dans un certain nombre de cas, il existe des douleurs irradiées partant de la région ; les irradiations se font du côté de l'oreille, de la face ; quelquefois elles occupent toute la moitié de la tête ; ces douleurs sont spontanées ; elles s'ajoutent à un moment donné à celles qui sont dues à la déglutition et deviennent quelquefois intolérables par leur violence et la répétition fréquente des élancements douloureux. Elles ne sont pas pathognomoniques des tumeurs malignes, puisqu'on les a observées également chez des tuberculeux et des syphilitiques atteints d'affections ulcéreuses du larynx.

C'est en effet lorsque le cancer est ulcéré qu'elles atteignent leur apogée comme violence et comme continuité.

Il nous a semblé qu'il y avait un rapport assez fréquent entre les douleurs irradiées dans l'oreille et le siège de la tumeur maligne au niveau de l'infundibulum laryngien, aux confins de la bouche et du pharynx. L'on a cherché à les expliquer par l'irritation des filets du pneumogastrique, qui envoie comme on le sait dans le conduit auditif externe le nerf auriculaire profond, et s'anastomose en outre avec le facial qui fournit des nerfs au pavillon de l'oreille. Toutes les interprétations nous paraissent très hypothétiques et nous n'y insisterons pas plus longtemps, nous contentant de signaler le fait clinique en lui-même.

SALIVATION. — Quelquefois dès le début, surtout lorsque le cancer siège au niveau de la partie supérieure du larynx, lorsqu'il est extralaryngé, la salivation devient abondante; généralement cependant, c'est plutôt lorsque l'évolution du mal est déjà avancée qu'elle se manifeste à un plus haut point. Deux malades que nous avons pu observer nous-même la présentaient à un haut degré. Dans un cas la tumeur était épiglottique; dans l'autre elle avait envahi la région du repli aryténo-épiglottique droit; dans le premier cas, le malade était véritablement incommodé par un écoulement abondant de salive qui le forçait à cracher à chaque instant et lui coulait même spontanément de la bouche; il arrive en effet que le symptôme coïncidant avec une déglutition douloureuse, le malade retarde cette dernière autant que possible, ou même ne l'accomplit pas, préférant laisser les liquides s'écouler par l'orifice buccal. En résumé, l'acuité du symptôme salivation dépend et d'une hypersecrétion véritable du liquide salivaire et de ce que le malade ne l'avale plus comme devant.

Lorsque le cancer est ulcéré, la sécrétion salivaire est fréquemment mélangée de liquides sanieux, sanguinolents, qui viennent de la surface du mal.

EXPECTORATION. — Cette expectoration est au début écumeuse, alors qu'il n'y a pas encore d'ulcération, et elle ne diffère en rien de celle de la laryngite catarrhale; plus tard, elle prend des caractères différents.

Elle devient purulente, sanieuse, sanguinolente; quelquefois elle est franchement sanglante, elle est ordinairement fétide : quelquefois des fragments de la tumeur sont expulsés en même temps que les crachats, et l'on comprend toute l'importance du fait pour le diagnostic de la nature du mal; alors aussi l'haleine du malade est d'une grande fétidité et par cela même l'examen laryngoscopique est quelquefois rendu très pénible pour le chirurgien ; quant au patient, il ne s'aperçoit nullement de cette odeur, pas plus que celui atteint de punaisie.

HÉMORRHAGIES. — L'expectoration peut être franchement sanglanté, sans que la tumeur soit encore ulcérée. Lublinski admet qu'il se fait alors de petites hémorrhagies par suite d'une congestion très intense de la muqueuse ; mais la plupart du temps, la présence du sang dans les liquides rendus par le cancéreux indique l'ulcération de la tumeur, et c'est alors seulement qu'on observe de véritables hémorrhagies. Nous n'avons trouvé notés que deux cas où elles aient amené la mort rapide ; dans un fait présenté par Desnos (*loc. cit.*) à la Société anatomique, la tumeur avait ulcéré la carotide primitive ; dans un autre de Dreyfous (*loc. cit.*), c'était très probablement la laryngée supérieure ; mais lorsque les laryngorrhagies se répètent, même sans être profuses, elles affaiblissent beaucoup le malade et tendent à le rendre plus rapidement cachectique. Tel était le cas d'un malade dont le Dr Cadier m'a obligeamment communiqué l'observation. C'était une femme de 62 ans, qui avait eu la voix voilée pendant six mois ; celle-ci s'éteignit subitement alors et l'examen laryngoscopique montra une tuméfaction au niveau de la région de la bande ventriculaire gauche ; la corde vocale gauche était paralysée ; l'affection faisant des progrès, la tuméfaction envahit les éminences aryténoïdes ; la tumeur prit un aspect bourgeonnant et s'altéra en différents points. Bientôt survinrent de la dyspnée et de la dysphagie et la malade rendit alors des quantités considérables de sang ; la cachexie augmenta, les ganglions sternomastoïdiens s'engorgèrent et la mort arriva un an et six mois après le début apparent de l'affection, dans un accès de suffocation.

Les signes *objectifs* nous sont fournis par le toucher, l'examen laryngoscopique, l'examen direct du larynx et des parties voisines.

LE TOUCHER ne peut guère être utile que lorsqu'il s'agit de tumeurs extrinsèques occupant l'épiglotte, les replis aryténo-épiglottiques, la région aryténoïdienne, ou encore dans le cas de tumeurs intrinsèques ayant envahi les parties que nous venons de signaler. C'est lui qui a permis aux premiers chirurgiens qui ont osé opérer des cancers extralaryngés de les reconnaître; il nous permettra de juger du siège, de la mobilité ou de la fixité, de la consistance, etc., du néoplasme, de son volume et de son extension vers la base de la langue et le pharynx.

Mais les renseignements les plus précieux nous seront donnés par le laryngoscope.

L'EXAMEN LARYNGOSCOPIQUE en effet peut seul nous renseigner sur la nature des tumeurs intralaryngées, sur leur siège, leur étendue, leur volume, leurs connexions; sur l'état de la surface ulcérée ou non. Ce que nous avons dit de l'examen laryngoscopique pour les tumeurs bénignes nous dispensera d'y insister aussi longuement ici, et nous reporterons au chapitre du diagnostic ce que le laryngoscope peut nous apprendre pour reconnaître les différentes variétés anatomiques des néoplasies malignes du larynx.

L'EXAMEN DU LARYNX direct par la vue et la palpation nous fait constater tantôt un organe absolument normal, peu douloureux à la pression; nullement augmenté de volume; tantôt, au contraire, il paraît comme hypertrophié, soit d'un côté, soit des deux, proémine plus fortement au devant du cou, paraît plus dur, plus résistant au toucher; Isambert avait beaucoup insisté dans ses leçons sur le larynx en carapace de homard. D'autres fois, il s'est produit autour de l'organe comme un magma inflammatoire qui masque ses contours et l'augmente encore de dimensions; généralement alors les cartilages sont altérés dans leur structure. C'est ce que nous avons très nettement constaté chez un des opérés d'extirpation du larynx du D' L. Labbé; le larynx avait au moins le double de ses dimensions ordinaires, les cartilages étaient transformés en tissu cancéreux (obs. II). Lorsque l'on presse sur le larynx, tantôt il est indolent, tantôt il est douloureux; la douleur peut être excessivement vive; elle indique presque toujours une périchondrite provoquée par l'envahissement du néoplasme.

ADÉNOPATHIES. — Nous avons déja montré, en étudiant l'anatomie pathologique, le rôle que joue dans la maladie l'engorgement ganglionnaire. Il n'arrive généralement qu'à une période avancée du mal, et peut prendre alors un développement énorme ou rester très limité. La tumeur ganglionnaire peut acquérir un tel volume que la tête se renverse de côté dans l'attitude du torticolis. Il ne faut pas croire toutefois que tous les engorgements ganglionnaires soient néoplasiques. Hahn (*loc. cit.* a observé un fait de cancer du larynx extirpé par la laryngectomie, qui à l'autopsie présenta des ganglions simplement hypertrophiés, mais nullement cancéreux. Toutefois leur volume, leur densité, leurs adhérences et avant tout leur ulcération seront des signes presque certains d'infection néoplasique. Très rarement l'adénopathie est précoce; dans un cas de cancer de l'épiglotte que nous venons d'observer et dont voici l'observation résumée, l'adénopathie a été si rapide qu'elle semble avoir été le premier signe du mal. De toute façon, c'est lui qui a déterminé le malade à aller voir son médecin.

M. X..., de la Ferté-Gaucher, âgé de 72 ans, est adressé le 6 mai 1886, à M. le Dʳ Fauvel, pour une affection du larynx. Cet homme, grand, un peu amaigri, mais encore robuste, ne présente pas d'antécédents héréditaires. Sans troubles notables du côté de la voix, il s'est aperçu il y a cinq mois, un peu avant le mois de janvier, d'une petite tumeur qui se développait au niveau de la région sterno-mastoïdienne gauche. Il alla alors consulter son médecin qui reconnut un ganglion. Depuis deux mois environ, sa voix s'est très légèrement voilée et a pris un timbre de polichinelle; depuis six semaines seulement la respiration est gênée, et ce symptôme domine actuellement. Le malade commence à corner légèrement, il n'a pas eu d'accès de suffocation; puis, en même temps que l'altération de la voix est apparue la gêne de la déglutition qui n'est d'ailleurs nullement douloureuse. Il tousse un peu de temps en temps, salive très abondamment, a beaucoup maigri et sa figure à pris une teinte jaune qui a frappé les membres de sa famille. Il n'éprouve d'ailleurs aucune douleur. Le ganglion sterno-mastoïdien a augmenté de volume. L'examen laryngoscopique montre à la place de l'épiglotte et recouvrant complètement l'orifice supérieur du larynx à gauche, une tumeur grosse comme une petite noix, arrondie, sans bosselures, à surface rouge très vasculaire, non ulcérée, qui ne laisse libre qu'un étroit passage à droite et en arrière. Le toucher digital assez facile montre que la tumeur est élastique et qu'elle se prolonge en bas dans l'orifice supérieur du larynx ; elle n'est nullement douloureuse.

L'examen de la région du cou montre un larynx absolument normal, non douloureux ; mais à gauche l'on trouve sous le sterno-mastoïdien à la hauteur de la membrane thyrohyoïdienne prolongée, une grosseur allongée grosse comme un œuf de pigeon, dure, roulant sous le doigt et qui n'est autre qu'un ganglion engorgé. Tous les signes concordent ici pour faire admettre une tumeur maligne à marche rapide et infectieuse.

ÉTAT GÉNÉRAL. — Pendant que se développent les différents symptômes que nous venons d'exposer et dont l'association peut varier en clinique de façons bien différentes, l'état général reste très souvent bon pendant un assez long temps, et il n'est pas rare de voir des malades atteints de tumeurs malignes rester 2, 3, 4 ans et même plus dans un état relativement satisfaisant, quand il a été paré aux troubles respiratoires. Cela est surtout vrai lorsque le cancer reste limité à la cavité du larynx. Il n'y a pas alors ou presque pas d'état cachectique, seulement de l'amaigrissement. Lorsque les troubles de la déglutition s'installent, la cachexie elle-même ne tarde pas à survenir et le cancer reprend alors tous ses droits. L'amaigrissement rapide, le teint jaune paille indiquent la déchéance de l'économie. Lorsque le cancer a envahi les parties en dehors du larynx, détruit les cartilages, donné lieu à des fusées purulentes ou produit des végétations ulcérées à travers des fistules ou l'orifice d'une trachéotomie, lorsque le corps thyroïde ou les ganglions cancéreux sont ramollis et ulcérés, le tableau devient plus triste encore et le malade meurt soit par suffocation, soit par inanition et d'épuisement, soit encore d'une complication intercurrente qui est souvent une affection pulmonaire, ordinairement une bronchopneumonie. La généralisation viscérale paraît rare, ainsi que nous l'avons déjà dit. Dans quelques cas, la mort subite a terminé la scène.

DIFFÉRENCES DES SYMPTOMES SUIVANT LA VARIÉTÉ ANATO-

MIQUE. — Tout le tableau symptomatique que nous venons de tracer s'applique aux tumeurs cancéreuses proprement dites, et peut-être devons-nous faire quelques restrictions au point de vue des tumeurs sarcomateuses.

Sarcomes. —Tous les symptômes qui dépendent du néoplasme en lui-même, de son siège, de son volume, de sa mobilité ou fixité sont les mêmes; ceux qui présentent quelques modifications sont plutôt ceux qui tiennent à l'ulcération de la tumeur, à son envahissement, à l'état général. Le sarcome s'ulcère bien moins que le cancer et généralement l'ulcération est superficielle; les hémorrhagies sont rarement indiquées dans les différentes observations que nous avons parcourues; les sécrétions purulentes ou sanieuses et fétides sont moins abondantes aussi; toutefois les formes molles du sarcome où domine l'élément cellulaire se rapprochent à cet égard beaucoup plus du cancer que le sarcome fasciculé et fibro-sarcome qui s'est comporté dans quelques cas comme une tumeur beaucoup moins maligne.

Ces dernières variétés envahissent moins souvent les parties périphériques, elles restent circonscrites plus longtemps tandis que les variétés cellulaires et molles s'infiltrent plus rapidement et plus facilement dans les tissus environnants.

L'état général dans le sarcome, surtout dans les formes dures se rapprochant du fibrome, reste quelquefois très longtemps intact, tout le danger vient de l'obstruction plus ou moins considérable des voies aériennes, bien plus rarement des voies digestives. Les douleurs existent, mais pas aussi souvent que dans le carcinome et l'épithélioma. Solis Cohen (1) nous rapporte le fait d'un jardinier, âgé de 65 ans, qui était atteint d'un sarcome de la moitié droite du larynx ; la maladie avait évolué d'une façon si bénigne que le sujet n'avait vu aucun médecin quand il fut pris d'asphyxie rapide à laquelle il succomba après quarante-huit heures. Il refusa la trachéotomie qui lui avait été proposée. Même lorsqu'après une ou plusieurs ablations successives le néoplasme récidive, l'état général se conserve dans de bon-

(1) Solis Cohen. *Encyclopédie internationale de chirurgie.* Paris , 1886 , t. VI, p. 113.

nes conditions ; le fait suivant qui nous a été communiqué par le Dr Barré, et qui est publié en partie déjà par Coupard (1) en est un exemple remarquable. Il s'agissait encore d'un fibro-sarcome implanté sur la région cricoaryténoïdienne et le repli aryténo-épiglottique, qui fut enlevé après trachéotomie préliminaire par la bouche à l'aide du galvanocautère et du serre-nœud ; l'examen histologique fait par le professeur Ranvier montra une tumeur formée surtout de tissu fibreux et fibro-plastique ; le malade resta guéri quatre ans et sans canule. Il y a eu depuis deux ans plusieurs récidives qui ont été extirpées de même après une nouvelle trachéotomie dans l'ancienne cicatrice ; l'examen de la tumeur a toujours montré la même structure jusqu'à la dernière fois où il a semblé que l'élément cellulaire devenait prédominant en même temps que la tumeur devenait plus molle. En somme, voilà un homme qui vit depuis six ans avec un sarcome du larynx et dont l'état général n'est presque pas altéré ; il y a lieu de craindre, malgré tout, une nouvelle récidive et bientôt une terminaison fatale. Le sarcome n'est pas accompagné d'adénopathie cervicale.

C'est là un point essentiel de son histoire clinique ; même lorsqu'il est extralaryngé, il n'y a pas de ganglions sousterno-mastoïdiens sarcomateux. Butlin (*op. citato*) et Solis Cohen regardent cette assertion comme absolument vraie ; cependant dans un cas de lymphosarcome opéré par Czerny (*loco citato*) les glandes lymphatiques étaient envahies. De même dans un cas de Mac-Leod (*loc. cit.*). Il est vrai qu'il s'agissait de formes anatomiques qui sont très proches parentes du carcinome proprement dit.

Épithéliomas et carcinomes. — Il nous a été impossible de trouver dans l'évolution clinique des signes nettement distinctifs de ces deux variétés anatomiques du cancer proprement dit.

Tout au plus peut-on dire que l'épithélioma étant plus fréquemment intralaryngé, les signes qui dépendent de la laryngosténose seront plus accentués et plus précoces.

(1) G. Coupard. *Fibro-sarcome implanté sur la région crico-aryténoïdienne droite postérieure ; extraction avec l'anse galvanique ; guérison après trachéotomie préventive.* (*Revue mens. de laryng., d'otol. et de rhin.*, p. 42, 1882.)

CHAPITRE V.

MARCHE. — DURÉE. — TERMINAISONS.

La marche des tumeurs malignes du larynx peut être divisée
en trois périodes : dans une première période, qui dure plus ou
moins longtemps, l'affection se manifeste par les signes d'une
laryngite catarrhale chronique plus ou moins intense ; dans une
seconde, la tumeur faisant des progrès, produit la laryngosténose
ou des troubles du côté des voies digestives supérieures ou bien
les deux ensemble, suivant le siège et la tumeur s'ulcère lorsque
c'est un cancer proprement dit ; dans une troisième période de
cachexie, l'état général est fortement miné par les troubles respiratoires, par ceux de la déglutition : le malade souvent déjà
trachéotomisé pendant la deuxième période, dépérit peu à peu
sous l'influence de la dénutrition provoquée par une salivation
souvent profuse, par de petites hémorrhagies répétées ou par
des hémorrhagies plus abondantes, par la résorption et la déglutition des produits putrides, surtout lorsque le cancer a atteint le tube digestif, enfin par suite de la diathèse cancéreuse
elle-même, et il meurt soit par asphyxie rapide ou lente, soit
subitement, sans cause appréciable, soit encore d'inanition et
d'épuisement ou de complications.

La première période est celle qui est la plus longue, mais il est
souvent très difficile d'en préciser le début. C'est ainsi que nous
voyons des malades présenter des troubles légers du côté du
larynx pendant des années quelquefois, avant que l'on puisse manifestement reconnaître la nature maligne de l'affection. Aucun
fait n'est plus propre à montrer la complexité du début
que celui que rapporte Krishaber dans ses leçons sur le

cancer du larynx (*loc. cit.*, p. 154) : un homme à antécédents tuberculeux, âgé de 68 ans, et qui était enroué depuis vingt ans, avait eu à cette époque une violente hémoptysie qui s'était renouvelée à plusieurs reprises depuis, s'aperçoit que sa respiration devient plus gênée depuis deux ou trois ans. Il est arthritique. Sa voix s'était perdue aussi presque complètement depuis trois ans. Il était encore fort et robuste et portait un cancer du larynx qui remplissait complètement sa cavité ; il n'y avait aucun ganglion. Un essai d'extirpation par les voies naturelles amena un accès de suffocation pour lequel on fut obligé de trachéotomiser aussitôt le malade qui mourut trois jours après par obstruction de la canule par un fragment détaché de la tumeur. Voici donc un homme qui est atteint de troubles laryngés depuis vingt ans et chez qui les symptômes effectifs du mal se sont manifestés très tardivement. Est-il possible de croire que le cancer existait depuis ce moment ? Cela nous paraît difficile et nous serions plus disposé à penser que sur un terrain préparé de longue date, chez un sujet prédisposé, le cancer a évolué en l'espace de trois ans.

L'observation de Gussenbauer (1) n'est pas moins intéressante pour ce qui concerne le début, si difficile à fixer. Un homme de 48 ans, directeur de manège, fatiguant beaucoup la voix, consulta Czermak, en 1861, pour une maladie du larynx ; celui-ci reconnut alors une petite tumeur de la corde vocale droite, grosse comme une lentille, qu'il lui conseilla de faire enlever ; on n'en fit rien, les troubles disparurent. En 1871, soit dix ans après, nouveaux signes d'affection laryngée qui amenèrent cette fois le malade chez Stœrk. Celui-ci reconnut un polype dont on ne dit pas la nature et l'enleva ; l'opération fut suivie du retour complet de la voix pendant trois ans. Mais à ce moment, nouveaux accidents, nouvelle ablation de polype. Enfin, en 1878, la gêne se manifestant du côté de la respiration, Gussenbauer fut consulté et trouva un cancer du larynx qui fut examiné au microscope et pour lequel il fit l'extirpation totale du larynx. Le malade vit encore actuellement ; il a été opéré le 19 mai 1881. Peut-

(1) Gussenbauer. *Prager mediz. Wochensh.*, p. 308, 1883.

on admettre qu'il s'agissait dès le début d'une tumeur de mauvaise nature ? Nous ne le croyòns pas. Faut-il penser à une transformation de la tumeur bénigne en maligne ? peut-être. Nous serions encore plus porté à admettre que chez un homme prédisposé aux néoplasies, dont le larynx était un *locus minoris resistentiæ*, s'est développé, trois ans avant l'opération radicale, un cancer épithélial.

Dans le plus grand nombre des cas, la première période, la période de catarrhe, ne dépasse pas deux à trois ans. Ainsi sur 71 observations que nous avons relevées à cet effet, et où les dates sont suffisamment indiquées, nous avons trouvé pour la première période, celle qui précède généralement le premier examen laryngoscopique, une durée de deux à trois ans dans 30 faits, presque la moitié ; les faits où elle dépassa quatre ans sont très rares puisque nous n'en avons trouvé que 7 tout au plus ; dans tous les autres, elle avait duré moins de deux ans. Trois fois les premiers symptômes laryngés remontaient à peu de mois.

Lorsque la période des troubles mécaniques produits par le rétrécissement du calibre des voies respiratoires dans le cas de cancer intralaryngé, de celui des voies respiratoires et digestives dans le cas de cancer extra-laryngé, arrive, la maladie revêt des caractères tout autres que ceux de bénignité relative qu'elle présentait pendant la première période, et tous ces troubles dépendent du volume, du siège, de la mobilité ou 'de la fixité de la tumeur ; la nature même du néoplasme n'y est pour rien. C'est alors que lorsqu'on entend venir le cornage, il faut se préparer à parer aux accidents de suffocation qui pourront survenir d'un moment à l'autre et qui peuvent menacer brusquement la vie du patient. Il faut intervenir d'une façon ou de l'autre, par l'ablation ou par l'opération palliative de la trachéotomie, en tout cas permettre l'accès de l'air dans les voies respiratoires. Quelquefois cependant à cette période existent des rémissions trompeuses pour le malade et son entourage, et qui tiennent soit à la diminution de l'œdème et de la congestion des tissus, soit encore à ce que des fragments de tumeur ont pu être détachés et expulsés dans un accès de toux. Mais bientôt tous les accidents reprennent leur cours plus intenses encore que précédemment et la temporisation n'est plus permise. Si la trachéotomie n'est pas faite ou toute autre opération dont nous parlerons au sujet du traitement, la mort peut alors déjà terminer la scène pathologique. D'après Krishaber, la trachéotomie devient généralement urgente dans les deux à trois mois qui suivent l'apparition du cornage.

Lorsque la tumeur, au lieu de siéger dans le larynx, est extra-laryngée, les troubles respiratoires peuvent être assez minimes pour ne donner lieu à aucune inquiétude, tandis que les troubles de la déglutition dominent le tableau morbide. Presque jamais cependant, ils ne sont alors assez développés pour amener une issue funeste à brève échéance. C'est donc dans cette seconde période, par les poumons que meurt le malade, lorsque l'opération est refusée ou non exécutée à temps.

La troisième période est la période de cachexie, soit que le malade ait été déjà trachéotomisé, soit que cette opération n'ait pas encore été pratiquée. Dans le premier cas, la maladie peut mettre de longs mois et même des années à évoluer, ainsi que nous le verrons quand nous étudierons la trachéotomie palliative ; la durée dépend alors d'accidents intercurrents, soit du côté des voies respiratoires, soit du côté du tube digestif ; mais la mort termine infailliblement la scène. Tantôt elle est subite, tantôt elle arrive rapidement, tantôt le malade s'épuise lentement en descendant tous les échelons de la cachexie cancéreuse.

La mort subite a été observée un certain nombre de fois dans les cas de tumeurs malignes du larynx. Elles est due tantôt à un accès de suffocation subite : lorsque le malade est trachéotomisé, c'est au moment où il veut changer la canule pour la nettoyer que l'accident se produit ou bien un fragment de tumeur se détache et bouche la trachée lorsqu'il y a eu envahissement de ce conduit ou bien ce sont des mucosités abondantes et que le malade ne peut expectorer qui l'étouffent très rapidement. Arno Franke (1) a rapporté un cas de carcinome de la corde vocale

(1) Arno Franke. *Ueber einen Fall von primärem Larynx carcinom.* (*Inaug. Dissertation*, München, 1884.)

droite et de la gauche ulcéré ; il attribue la mort subite à un
œdème aigu. Lublinski pense qu'elle peut être due à une syncope chez les sujets très affaiblis et arrivés au dernier terme de
la dénutrition ; de toutes façons, elle est indépendante quelquefois de tout obstacle dans les voies respiratoires, puisqu'elle est
survenue chez des individus trachéotomisés et chez lesquels on
n'a trouvé aucune trace d'obstruction. Tel est le fait communiqué par le docteur Routier ; il avait cela de particulier que le
nerf récurrent était englobé par la tumeur et détruit ; nous
avons retrouvé cette lésion signalée dans plusieurs autres cas
où la mort subite a eu lieu, entre autres dans un fait de tuberculose du larynx qui m'a été obligeamment communiqué par
M. Leroy, interne des hôpitaux, et dans un fait de cancer de la
partie supérieure de l'œsophage que moi-même j'ai eu l'occasion
d'examiner. Binet (Th. Paris, 1875) avait déjà montré que certaines compressions de la trachée et des bronches, laissant presque intact leur calibre, la mort subite devait être attribuée à une
compression des nerfs récurrents.

La mort termine rapidement la scène, soit par suite d'asphyxie
soit par suite d'une complication intercurrente, telle qu'une
hémorrhagie ; quelquefois aussi elle est amenée par une affection pulmonaire ou pleurale inflammatoire ; le plus souvent
c'est l'inanition résultant des troubles de la déglutition qui tue
le malade tombé de plus en plus dans le dernier degré de la
cachexie.

Telle est l'évolution des tumeurs malignes. La mort en est la
terminaison fatale ; malgré l'intervention du chirugien elle l'a
été presque toujours alors qu'on ne pratiquait que la trachéotomie
palliative ou la laryngotomie. L'extirpation du larynx permet-
elle de modifier cet arrêt ? C'est ce que nous verrons plus
loin.

MODIFICATIONS DE L'ÉVOLUTION CLINIQUE SUIVANT LES VARIÉ-
TÉS ANATOMIQUES. — Toutefois, nous devons faire quelques réserves au point de vue de la marche que nous venons de signaler,
en faveur des sarcomes ou plutôt de certaines formes de ces tumeurs qui marchent plus lentement, récidivent, il est vrai, après

leur ablation, mais aussi peuvent céder à des opérations successives et largement faites. Le cas que nous avons cité n'en est-il pas un exemple? Par contre, on peut voir des sarcomes, surtout les formes molles, qui après avoir fait peu de progrès pendant un à deux ans et même plus, prennent tout à coup une allure très rapide et tuent alors aussi sûrement et promptement que le cancer proprement dit.

Quant à l'épithélioma et au carcinome, il est difficile de trouver dans leur évolution des caractères différentiels; toutefois l'épithélioma à siège identique semble marcher plus lentement que le carcinome. Il existe surtout certaines formes d'épithéliomas, de cancroïdes lobulés, tels les cas de Gussenbauer, Hahn (observation XLI du tableau des extirpations totales du larynx pour cancers; observation IV du tableau des extirpations partielles pour cancers), qui se développent très lentement et présentent longtemps tous les caractères d'une tumeur bénigne pour prendre plus tard, sous l'influence de conditions diverses, tous les caractères de la malignité. Au point de vue de l'évolution, de même que certains papillomes deviennent rapidement diffus après des essais d'ablations successives, certaines tumeurs dont la malignité se confirme par la marche consécutive, semblent de véritables *noli me tangere*, qui restent stationnaires tant qu'on ne les irrite pas par des tentatives d'extraction, mais qui, à partir de ce moment, évoluent avec une rapidité désespérante.

Des Récidives.—Lorsqu'on a enlevé, par une opération radicale, les sarcomes, épithéliomas ou carcinomes, la récidive est presque fatale, et elle se produit différemment suivant la nature de la tumeur enlevée.

C'est ainsi que les sarcomes récidivent presque toujours sur place ou dans la région même où l'on a opéré, tandis que la récidive des épithéliomas et des carcinomes est non seulement régionale, mais peut encore se faire dans les ganglions cervicaux.

Lorsqu'on a extirpé un sarcome, il arrive quelquefois que la récidive met un certain temps à se manifester, ou même qu'elle reste absolument absente, du moment que l'ablation a été radicale ; c'est ce que nous verrons plus tard. Lorsqu'au contraire, elle se produit, généralement elle met beaucoup moins de temps à reproduire les mêmes troubles que le mal originel ; il semble que la malignité s'accentue à mesure que le nombre des récidives augmente. Bien entendu, nous laissons de côté les cas où il y a simple repullulation par suite d'une extirpation incomplète.

Lorsqu'on enlève un épithelioma ou un carcinome, la récidive est la règle ; elle est régionale ou ganglionnaire. Il semble néanmoins que, d'après quelques faits que nous avons déjà eu l'occasion de citer, certaines formes de cancer soient plus favorables que d'autres sous ce rapport ; et en particulier les épitheliomas dont la structure se rapproche des cancroïdes cutanés.

Les récidives marchent en général beaucoup plus rapidement que la maladie initiale ; et tandis que la durée de la maladie avant toute intervention se chiffre par 2, 3, 4 ans et même plus, la durée, une fois la récidive établie, ne dépasse pas quelques mois, et la cachexie cancéreuse continue et termine son œuvre fatale.

CHAPITRE VI.

DIAGNOSTIC.

———

Le diagnostic des tumeurs malignes du larynx présente de sérieuses difficultés, même lorsque les conditions sont les plus favorables, à plus forte raison, lorsqu'il n'en est pas ainsi.

C'est surtout lorsque la tumeur est à sa première période que le diagnostic s'égare le plus facilement, lorsque le malade n'est pas soumis à l'examen laryngoscopique; lorsque la tumeur produit des troubles de sténose laryngée, et lorsqu'elle est arrivée à la seconde période, le diagnostic est généralement plus facile; toutefois, là encore, les erreurs, même avec l'aide du laryngoscope, ne sont pas rares, et la syphilis et la tuberculose y entrent pour une grande partie; quand la maladie est arrivée à sa troisième période, le diagnostic ne rencontre généralement pas autant de difficultés, grâce à la réunion des signes que nous avons décrits, et il est presque impossible dans la plupart des cas, de méconnaître la nature du mal.

Lorsque la maladie en est à sa première période, il est rare que le patient aille consulter le chirurgien et celui-ci n'en voit généralement pas les débuts; le plus souvent, on attribue les accidents à de la laryngite, et ce n'est que lorsque les altérations de la voix prennent une certaine gravité que l'examen laryngoscopique est pratiqué. Lorsque, par suite du siège de la tumeur, des troubles respiratoires viennent assez rapidement s'ajouter à ceux de la phonation, il est fréquent qu'ils attirent plus particulièrement l'attention et que l'on pense alors, soit à de l'asthme, soit à une compression bronchique.

Quoi qu'il en soit, lorsque l'examen laryngoscopique est prati-

qué à cette première période, la tumeur peut se présenter sous
deux aspects très variables : tantôt c'est une infiltration sous-
muqueuse, un gonflement diffus qui occupe une partie plus ou
moins étendue d'un des côtés du larynx, soit au niveau de son
orifice supérieur, soit dans sa cavité, tantôt c'est une tumeur
polypiforme que l'on a sous les yeux.

Le sarcome et l'épithelioma se montrent sous ce dernier aspect plus fréquemment que le carcinome proprement dit. La
tumeur peut en imposer alors pour un polype de nature bénigne, tel qu'un papillome ou un fibrome.

Nous ne rappellerons pas ici les caractères des tumeurs bénignes qui affectionnent particulièrement comme siège la région
antérieure de la glotte, car ce n'est pas dans les cas où ceux-ci
seront nets que le diagnostic pourra errer, mais bien alors qu'ils
feront défaut ; ce n'est que l'évolution clinique consécutive et surtout l'examen microscopique d'un fragment ou de la tumeur entière enlevée si possible par les voies naturelles, qui affirmeront le
diagnostic. C'est le meilleur critérium, et Butlin, Solis Cohen
(*loco citato*), n'hésitent pas à recommander très vivement cette
conduite dans tous les cas où l'ablation d'un fragment suffisant
pour un examen complet est possible.

Lorsque la tumeur se présente sous forme d'une infiltration
diffuse, comme cela existe dans beaucoup de cas, peut-être les
plus nombreux, le laryngoscope ne peut guère révéler la nature
même du mal, et c'est alors qu'on pourra penser d'abord à un
laryngite hypertrophique, ou bien encore lorsque le larynx est
douloureux à la pression dès le début, à une périchondrite primitive. Cependant la plupart du temps, la laryngite chronique
hypertrophiante n'est pas localisée comme le cancer, la coloration de la muqueuse est généralement rouge vif et non vi-
neuse et violacée, elle n'est pas douloureuse.

Le fait suivant, rapporté par Grazzi (1) à Masséi, montre combien néanmoins l'erreur est possible. Il s'agit d'un boulanger
enroué depuis trois à quatre mois, avec quelques picotements

(1) Grazzi. *Epithélioma du larynx.* (*Archivii italiani de Laryngologia*, anno
II, fasc. 2. — Lettre de Grazzi au professeur Masséi. — Analyse dans *Annales
des maladies de l'oreille et du larynx*, t. IX, p. 55, 1883.)

dans le larynx. Au laryngoscope, on constate de la rougeur de la face postérieure de l'épiglotte, une tuméfaction du ligament arythéno-épiglottique de l'arythénoïde et de la corde vocale supérieure gauches ; la corde vocale inférieure gauche est tuméfiée et couverte de petits bourgeons non pédiculés. Masséi fait le diagnostic probable d'épithélioma du larynx. Malgré divers traitements, le mal augmenta jusqu'à ce qu'on fît des insufflations de calomel et d'iodoforme, etc. Alors il se produisit une amélioration rapide, et la guérison était en bonne voie lorsque se termine l'observation. Il n'est pas fait mention de l'âge du malade qui doit jouer un rôle important dans le diagnostic du cancer ; il y a peu de chances pour que l'on ait affaire à un cancer audessous de l'âge de 40 ans.

Lorsque le cancer arrive à la période ulcéreuse, c'est surtout avec la tuberculose et la syphilis du larynx que la confusion est possible. A cette période existent généralement la plupart des signes fonctionnels que nous avons indiqués dans l'étude symptomatologique, mais dont aucun malheureusement n'est pathognomonique. Cependant, la présence de ganglions ayant les caractères de ganglions cancéreux a une énorme importance au point de vue du diagnostic, surtout lorsque d'autres signes importants font défaut, comme dans le cas de Poncet déjà cité. Von Ziemssen attache un grand poids aux douleurs irradiées dans la face et l'oreille ; il les aurait observées 9 fois sur 13 faits de cancers du larynx. Nous ne saurions leur accorder la même importance, car nous les avons trouvées signalées dans maintes observations d'ulcérations syphilitiques et tuberculeuses, de même que la salivation, les crachats sanguinolents et sanieux, etc. C'est donc encore ici dans l'examen objectif qu'il faut chercher la solution du problème. Tandis que le cancer affectionne la cavité du larynx, comme siège, la syphilis, au contraire, se localise souvent dans ses manifestations tertiaires, les seules en cause ici, au niveau de l'épiglotte et de son voisinage ; la tuberculose atteint de préférence la paroi postérieure du larynx, et surtout la région des aryténoïdes.

Syphilis du larynx. — L'ulcération syphilitique est ordinaire ment taillée à pic, nettement circonscrite; souvent dans son voisinage existent des végétations polypoïdes, qui ne peuvent en imposer à un œil exercé pour des polypes. Autour de l'ulcère la muqueuse est rouge foncé, souvent œdémateuse, et lorsque cet œdème survient, il augmente avec une grande rapidité et donne lieu à des accidents de sténose presque foudroyants.

Quand, à côté d'une ulcération de nature douteuse, on observe une cicatrice, l'on peut presque sûrement en affirmer la nature syphilitique.

Lublinsky signale encore ce fait, que l'ulcère syphilitique diminue par l'élimination des masses gommeuses, tandis que l'ulcère cancéreux augmente toujours. Lorsque la syphilis a envahi, sous forme d'infiltrations gommeuses, la région des cordes vocales, généralement les ulcères qui en résultent sont symétriquement disposés, ainsi que l'a fait bien observer Hutchinson ; le cancer lui, est souvent unilatéral. Avons-nous besoin de dire que presque toujours, heureusement, le diagnostic sera aidé par les commémoratifs, par l'examen du reste de l'économie qui fera découvrir d'autres manifestations de la vérole ? Enfin il sera corroboré par le traitement qui est la pierre de touche par excellence. C'est lui seul qui a pu éclairer dans l'observation suivante.

Von Ziemssen (*ouvr. cit.*, p. 375), rapporte le fait d'un homme de 68 ans, maigre et pâle, qui avait une ulcération profonde sur le bord droit de l'épiglotte et dans le sinus pyriforme droit. La muqueuse du larynx était rouge sombre, gonflée ; la surface de l'ulcère était recouverte d'une sécrétion muco-purulente épaisse ; le malade éprouvait de violentes douleurs irradiées vers l'oreille; il avait une salivation très abondante, de la dysphagie et depuis quelques mois de l'enrouement. Il n'y avait aucun antécédent ni aucun signe concomitant de vérole. Le malade guérit complètement sous l'influence d'un traitement ioduré, que l'on administra par acquit de conscience, croyant avoir devant soi un cancer.

L'âge, la douleur d'oreille, l'aspect de l'ulcère tendaient à faire admettre un cancer; cependant un signe était pour la syphilis, c'était la couleur rouge sombre de la muqueuse.

Lorsque le cancer et la syphilis coïncident chez le même individu, le diagnostic est pour ainsi dire impossible sans le traitement ou sans l'examen microscopique d'une petite partie de la tumeur, quand toutefois il existe une tumeur ulcérée, ce qui est le cas le plus fréquent. Schiffers (1), insiste beaucoup sur cet examen dans les cas douteux, car il regarde, et nous sommes absolument de son avis, le traitement antisyphilitique comme aggravant la marche de la maladie, lorsqu'on a affaire à une tumeur de mauvaise nature. Il en est là comme pour le cancer de la langue, ainsi que l'a si bien établi le professeur Verneuil dans une discussion de la Société de chirurgie. Ainsi : examen microscopique, et si celui-ci est impossible, traitement antisyphilitique énergique mais non prolongé, s'il n'y a pas d'amélioration : telles sont les règles à suivre en pareil cas.

TUBERCULOSE LARYNGÉE. — La tuberculose se manifeste dans le larynx sous forme de masses qui s'ulcèrent, attaquent la charpente fibro-cartilagineuse et donnent lieu à ce syndrome pathologique que l'on a désigné sous le nom de phthisie laryngée. Le tubercule envahit tous les points du larynx, mais son siège de prédilection est la paroi postérieure. Presque toujours la phthisie laryngée est secondaire : il existe déjà des tubercules pulmonaires à un état de développement plus ou moins avancé; très rarement elle est primitive; c'est dans ces cas que le diagnostic peut présenter des difficultés; c'est aussi parce que nous savons que le cancer et la tuberculose ont été trouvés chez le même individu un certain nombre de fois.

Le larynx tuberculeux présente ordinairement de même que la muqueuse du pharynx et du palais, un état anémique remarquable, avec gonflement œdémateux et rougeur de la région aryténoïdienne ; c'est près de l'insertion postérieure des cordes vocales, sur la muqueuse même de la région postérieure que se forment les ulcérations consécutives aux dépôts tuberculeux ; le fond de ces ulcères est ordinairement jaunâtre, franchement

____

(1) Schiffers. *Contribution à l'étude du cancer du larynx.* (*Revue mensuelle de laryngologie, d'otologie et de rhinologie,* 1er janvier 1883.)

purulent ; il n'est pas rare d'y trouver de petites végétations polypiformes ; généralement les individus affectés sont jeunes, ils n'ont pas dépassé 40 ans ; présentent les attributs de la scrofule. Lorsque de telles conditions sont réunies, et lorsqu'il s'y ajoute des antécédents tuberculeux et des signes de phthisie pulmonaire, le diagnostic n'est pas malaisé.

Mais il n'en est pas toujours ainsi. Quelquefois la tuberculose se manifeste sous la forme de véritables tumeurs faisant saillie dans le larynx, pour s'ulcérer ensuite. Lorsqu'elles ne sont pas encore ulcérées, elles peuvent, s'il n'existe pas d'autres signes de tuberculose, être prises pour des tumeurs de mauvaise nature. Schnitzler, de Vienne (1) en a rapporté un fait très inté_ressant où le diagnostic fut guidé par l'existence de lésions tuberculeuses des poumons ; sans cela il eût été fort difficile. Il s'agit d'un malade de 21 ans, tuberculeux pulmonaire, qui fut pris en novembre 1882, d'accès de suffocation. La cavité du larynx tout entière, était remplie par plusieurs tumeurs du volume d'une fève ou d'une noisette. Elles siégeaient dans le ventricule de Morgagni. En raison de la dyspnée, Billroth pratiqua la trachéotomie, et Schnitzler put alors enlever les trois tumeurs les plus volumineuses à l'aide de la guillotine laryngée. Sept mois plus tard, juillet 1883, récidive ; une seconde trachéotomie fut nécessaire. On racla les masses de la tumeur qui remplissaient le larynx. On laissa la canule à demeure. En mars 1884, le malade revint. Malgré la canule, la respiration était fort difficile, l'air expiré avait une odeur fétide. A l'examen laryngoscopique, on constate un gonflement considérable de la muqueuse sans ulcération. L'odeur provenait d'une sécrétion jaunâtre recouvrant la muqueuse. On prescrivit des pulvérisations quotidiennes de sublimé et des insufflations d'iodoforme. Sous l'influence de ce traitement, l'odeur disparut, la sécrétion diminua, la canule fut enlevée le 12 juin 1884, on la remplaça par une petite lame de gutta-percha. Au commencement du mois d'août, le malade est complètement remis. Il est regrettable que

(1) Schnitzler. *Sur les tumeurs tuberculeuses du larynx.* (*R-vue mensuelle de laryngologie et d'otologie*, p. 76, 1885.)

dans cette observation Schnitzler ne nous dise rien de l'examen de ces tumeurs qu'il qualifie de tumeurs tuberculeuses.

Bien plus remarquable est le fait publié par Gussenbauer (*loc. cit.*). Il montre jusqu'à quel point peut s'égarer le diagnostic.

Un jeune homme de 24 ans, né d'une mère qui mourut tuberculeuse, entra à la clinique de Gussenbauer à Prague, pour une dyspnée intense avec aphonie ; tous les accidents remontaient à huit mois. On voyait au laryngoscope une tumeur non ulcérée, unilatérale, siégeant au niveau de la corde vocale, sans grandes traces d'inflammation laryngée. Gussenbauer fut obligé de faire la trachéotomie pour des accès de suffocation.

On penchait pour un cancer vu la marche rapide, la consistance, le siège de la tumeur, son apparence, l'absence de tous symptômes de tuberculose chez le malade ; ce diagnostic d'épithélioma fut confirmé par l'examen microscopique d'un petit morceau du néoplasme extirpé par les voies naturelles.

Gussenbauer fit l'extirpation totale du larynx ; celui-ci fut examiné et reconnu encore comme cancéreux. Mais le malade mourut quelques mois après de phthisie pulmonaire ; et alors, un troisième examen histologique plus complet et plus minutieux montrait à Gussenbauer qu'il y avait eu erreur : le néoplasme était de la tuberculose avec une prolifération considérable de cellules épithélioïdes.

Voilà donc un cas de tuberculose du larynx dont le diagnostic reste obscur, même après l'ablation de l'organe. Deux faits devaient néanmoins fortement éveiller l'attention du clinicien dans cette intéressante observation : 1° l'âge du malade qui n'est pas celui des cancéreux ; 2° la mort de la mère par tuberculose. Gussenbauer passe outre, d'où l'erreur de diagnostic et par cela même de traitement. Ce fait ne montre-t-il pas toutes les difficultés que peut comporter la différenciation de la tuberculose du larynx et du cancer de cet organe ?

French (1) a décrit un cas d'hypertrophie strumeuse de l'épi-

_____

(1) French. *Case of strumous hypertrophy of the epiglottis and laryngeal structure. Causing stenosis of the larynx.* (*Ann. anat. and surg. Soc. Broklyn*, L. II, p. 63, 65. 1880.)

glotte, chez un jeune homme de 17 ans qui était scrofuleux ; il avait du cornage, de la toux et était aphone. L'épiglotte formait une tumeur qui eut pu être prise pour une tumeur maligne, s'il n'y avait pas eu l'âge du malade, la pâleur du larynx et du pharynx, enfin le gonflement de la région aryténoïdienne pour guider le chirurgien. Le malade refusa la trachéotomie, et mourut : le larynx était oblitéré par une épiglotte comme éléphantiasique. L'examen histologique n'en a malheureusement pas été fait.

Le diagnostic des ulcères cancéreux avec ceux que produit le lupus est généralement très facile. Le lupus du larynx est excessivement rare et se présente chez les enfants et les jeunes gens, à un âge par conséquent où le cancer n'existe pas ou du moins très rarement. Dans quelques cas il accompagne d'autres manifestations scrofuleuses. Fauvel cite un cas de lupus du larynx avec lupus concomitant des fosses nasales. L'ulcération du lupus est toute spéciale comme aspect, elle n'est pas fongueuse et végétante comme celle du cancer, mais granuleuse et rouge ; on dirait une plaie en voie d'évolution recouverte de bourgeons charnus un peu exubérants. La sécrétion que fournit l'ulcère est minime ; il n'est pas douloureux, il n'y a pas d'œdème périphérique. De plus le lupus se modifie avantageusement sous l'influence d'un traitement approprié local et général, tandis que le cancer marche toujours.

Lorsque le cancer est arrivé à la troisième période de son évolution, le diagnostic est généralement facile, tout concourt pour faire porter le diagnostic de tumeur maligne. L'adénopathie apparaît, si elle n'a pas paru encore, lorsque le cancer a dépassé les limites de l'organe et ajoute un indice de plus à ceux que le clinicien possède déjà ; bien entendu nous avons en vue le cancer endolaryngé ; car dans la forme extralaryngée l'adénopathie peut être beaucoup plus précoce et nous guider rapidement vers la connaissance de la nature de la tumeur.

Avant de passer outre, nous signalerons comme un des cas les plus remarquables qui aient été vus comme pathogénie, anatomie pathologique et diagnostic, le fait rapporté par Fauvel dans la *Revue de laryngologie*, de Moure, du 1er octobre 1881.

C'est l'histoire d'une balle ayant séjourné dix ans dans la tête, retrouvée dans le larynx et expulsée spontanément dans des efforts de toux. La balle formait sur le larynx et sur la muqueuse une tumeur qui avait donné lieu aux diagnostics suivants : tumeur mélanique, phthisie laryngée, tumeur ostéomateuse. Le blessé guérit rapidement de tous les accidents de cette pseudo-tumeur dès que le corps étranger fut chassé au dehors.

Le cancer étant reconnu, il s'agit de se rendre compte de son siège exact, de son étendue, de ses connexions avec le tube digestif, avec les parties périphériques du larynx, lorsque la barrière fibro-cartilagineuse aura été rompue ; là encore l'examen laryngoscopique, puis l'état des parties examinées à travers les téguments du cou, permettra de se rendre compte de l'augmentation de volume de l'organe, de sa mobilité facile ou de sa fixité par des adhérences pathologiques, enfin l'examen des voies digestives supérieures par le miroir et l'existence des signes fonctionnels qui résultent de leur altération, permettront de résoudre ces points importants du diagnostic local.

Quel a été le point de départ ? C'est d'après les commémoratifs la marche et l'évolution du mal et la succession des différents symptômes que le chirurgien pourra s'en rendre compte, lorsque la tumeur aura déjà pris un grand développement. Le cancer intralaryngé primitif, débute presque toujours par les accidents vocaux puis respiratoires, ce sont eux qui dominent le tableau ; les cancers extralaryngés donnent plutôt lieu à des troubles de déglutition qu'à des troubles vocaux et respiratoires ; ceux-ci surviennent cependant à mesure que la tumeur évolue et augmente de volume, mais ils suivent ceux-là.

Lorsque le cancer est propagé du corps thyroïde, ou des voies digestives ou encore de la base de la langue vers le larynx nous en serons avertis par les troubles qui se seront montrés d'abord du côté de ces différents organes, l'envahissement du tube vocal n'étant que leur terme le plus ultime.

Tous ces points reconnus, pouvons-nous distinguer cliniquement l'une de l'autre les différentes variétés de tumeurs malignes, sarcomes, épithéliomas, carcinomes ? Oui, quelquefois, non, presque toujours, à moins d'enlever par la méthode endolaryngée à l'aide du laryngoscope, un fragment de la tumeur que l'on analysera ensuite. C'est ce qu'il faut faire le plus souvent qu'on le peut quand il n'y a pas de contre-indications. Cependant, avant cette preuve confirmative, le diagnostic peut dans certains cas nets être posé grâce à des caractères que nous avons déjà signalés.

Les sarcomes se développent en général, chez des gens plus jeunes, souvent dans le larynx, ils apparaissent comme des tumeurs circonscrites dures, sessiles, lisses ou lobulées, quelquefois un peu villeuses à la surface, ce qui fait qu'on peut les confondre avec les papillomes, qui siègent presque constamment au niveau de la région la plus antérieure des cordes vocales inférieures ; ils ne s'ulcèrent pas aussi rapidement, ils marchent lentement pour prendre à un moment donné un rapide essor ; il n'y a presque jamais de ganglions même dans les cas de tumeurs extralaryngées. La cachexie est très tardive.

Les épithéliomas et les carcinomes nous paraissent impossibles à différencier, si ce n'est par l'examen histologique.

En résumé si les tumeurs malignes du larynx sont faciles à diagnostiquer à la dernière période de leur évolution, il n'en est pas de même au début et cependant c'est alors qu'un diagnostic précoce serait utile en vue d'une intervention chirurgicale radicale.

CHAPITRE VII.

PRONOSTIC.

Les tumeurs malignes du larynx comportent un pronostic très grave, puisque l'on · peut dire que toujours elles amènent tôt ou tard une terminaison fatale. Ce que nous avons dit précédemment justifie suffisammeut cette conclusion qui ne nous parait guère modifiée par l'introduction, dans la thérapeutique chirurgicale, de l'extirpation totale ou partielle du larynx. Il est vrai, comme nous le verrons, qu'il y a quelques faits qui paraissent favorables à la cure radicale du cancer ; mais ils sont en minime quantité, et de plus, dans quelques-uns, le diagnostic anatomique n'est pas absolument irréprochable, ou bien encore le temps écoulé depuis la soi-disant guérison sans récidive n'est pas encore suffisant pour motiver la certitude d'une cure durable. De plus, ceux où, après l'extirpation du cancer, une survie assez longue a été observée, appartiennent précisément à des variétés anatomiques qui paraissent former comme une transition entre les tumeurs bénignes et malignes, nous voulons parler de certaines formes de sarcome dur (fibrosarcome) et de certaines espèces d'épithélioma (épithélioma corné ou kératode). Pour toutes cés raisons, nous maintiendrons notre proposition première, tout en reconnaissant qu'il y a des échelons, des degrés dans le pronostic, degrés qui dépendent et du siège de la tumeur et de sa variété anatomique. Ce sont là les deux grands facteurs qui règlent l'évolution clinique de la maladie.

SIÈGE. — Les tumeurs intralaryngées deviennent plus rapidement graves par les accidents de sténose du larynx qu'elles provoquent ; par contre, lorsque ceux-ci ne surviennent pas ou n'arrivent que tardivement, il semble que l'état général se conserve dans un état très satisfaisant, l'infection de l'économie par le néoplasme ne se faisant que très lentement, à moins que la tumeur ne franchisse les limites indiquées. Les tumeurs extralaryngées, par contre, qui siègent sur l'épiglotte ou au niveau des confins du larynx et du pharynx, se comportent d'une façon pour ainsi dire opposée : le danger ne vient pas, la plupart du temps, du rétrécissement du calibre des voies aériennes, mais bien des accidents du côté du pharynx et de l'infection générale de l'économie qui semble se faire plus facilement.

VARIÉTÉS ANATOMIQUES.— De toutes, la moins maligne semble être le sarcome dans ses formes dures. Nous verrons que la guérison radicale, au moins pendant quelques années, a pu être obtenue, et même lorsqu'après, la tumeur récidive dans la région, de nouvelles ablations peuvent donner une nouvelle survie. Les formes globo-cellulaires du sarcome (sarcome à petites cellules) semblent d'un pronostic plus fâcheux qui ne diffère souvent en rien de celui des cancers proprement dits par l'envahissement et la récidive constante. Parmi les cancers proprement dits, certaines variétés d'épithéliomas sont moins mauvaises que les autres, sans qu'il nous soit encore possible d'indiquer les causes de cette différence. Ils constituent comme une transition entre les papillomes et les tumeurs métatypiques proprement dites ; tel est celui que Hahn a extirpé il y a six ans chez un homme de 68 ans et qu'il désigna sous le nom d'épithélioma kératodes. L'examen microscopique montra un cancroïde avec des bourgeons épithéliaux épidermisés en partie.

Quel fait plus intéressant encore sous ce rapport que celui qui fait l'objet de la deuxième extirpation du larynx par Gussenbauer (1883, *Prager med. Wochensch.*, p. 308). Un homme de 48 ans, ayant déjà été opéré de polype par Störk quelques années avant, vient voir le chirurgien en 1878 ; il constate alors tous les signes d'un cancer du larynx et conseille la thyrotomie qui est refusée ; trois ans après, vaincu par les accidents résultant de la laryngosténose, le même vient retrouver Gussenbauer, qui lui enlève tout le larynx ; il n'y a pas de récidive et le malade vit encore actuellement, d'après une communication écrite du professeur Socin ; il est directeur de manège et à l'aide d'un larynx artificiel, construit sur les indications du chirurgien, il a pu continuer sa profession et se faire entendre de très loin. Gussenbauer a examiné la tumeur et la décrit comme un épithélioma, venant de la transformation très probable d'un papillome du larynx. Il insiste à cette occasion sur le fait de cette transformation, dont nous avons déjà eu l'occasion de parler et qu'il admet sans restriction.

Mais la grande majorité des épithéliomas constituent des tumeurs malignes par excellence, tout aussi rapides dans leur évolution, leur terminaisons, leur récidive, lorsqu'ils sont extirpés, que les carcinomes proprement dits.

TROISIÈME PARTIE

DU TRAITEMENT DES TUMEURS DU LARYNX

Les tumeurs du larynx quelle que soit leur nature, bénigne ou maligne, peuvent donner lieu, par leur présence dans l'organe vocal, à des accidents respiratoires d'ordre vital, qui nécessitent une intervention immédiate ou hâtive, sous peine de voir la mort terminer rapidement la maladie ; plus rarement, c'est du côté des voies digestives supérieures que se manifeste le danger, et c'est surtout le cas, ainsi que nous l'avons vu pour les tumeurs malignes à cheval sur le pharynx et le larynx ; de plus, divers symptômes peuvent donner lieu à des indications d'ordre secondaire.

Les mesures prises dans ces conditions sont purement palliatives ; elles obvient à ces symptômes, mais elles n'attaquent pas la cause immédiate, la tumeur ; leur ensemble constitue le traitement PALLIATIF des tumeurs du larynx, qui est souvent un traitement d'URGENCE. Mais là ne se borne pas le rôle du chirurgien ; il doit chercher à combattre le mal lui-même, en le détruisant sur place, si possible ; c'est en cela que consistera le traitement CURATIF. Celui-ci, bien entendu, sera entrepris d'emblée, dès que la maladie aura été reconnue.

En résumé, nous trouvons le malade atteint de tumeur du larynx, dans deux conditions bien différentes et d'où découlent des indications fondamentales variables ; dans un premier cas, l'on a la main forcée par des accidents menaçant directement la vie, et avant tout, l'on doit y parer ; dans un second cas, la maladie est reconnue avant que ceux-ci soient survenus, l'on a le loisir de peser ses ressources thérapeutiques et de les appliquer suivant les faits cliniques qui se déroulent devant vous.

Avant l'introduction dans la chirurgie du larynx, de la thyrotomie par Brauers et par Ehrmann, les premières méthodes de traitement entraient seules en jeu, et encore n'étaient-elles que rarement appliquées et tout à fait in extremis, quoique Desault eût déjà conseillé de faire la trachéotomie dans les cas d'obstacles provenant de néoplasmes du larynx ; nous avons cependant vu au chapitre de l'historique des polypes et du cancer, que des efforts louables, mais presque toujours infructueux, avaient été faits pour enlever les néoplasmes accessibles par les voies naturelles. A partir de la belle opération d'Ehrmann, le traitement curatif des tumeurs du larynx fait de grands progrès ; la voie est tracée : la chirurgie n'est plus désarmée, même en face des tumeurs s'insérant dans les profondeurs de l'organe ; la laryngotomie règne seule avec des résultats variables jusqu'au moment où la merveilleuse découverte de Czermak nous dote du laryngoscope, et par cela même, nous donne la faculté de pénétrer dans le larynx par les voies naturelles et d'y porter des instruments. La première opération endolaryngée pratiquée par Von Bruns, en 1861, ouvre l'ère la plus féconde pour le traitement des néoplasmes du larynx. Désormais, comme le disait déjà en 1863, le professeur Verneuil (1), dans son remarquable travail sur le traitement des polypes, on peut agir en temps opportun, sans attendre que les accidents locaux et généraux aient assombri le pronostic. On peut non seulement prévenir l'asphyxie et la suffocation ; mais, par une opération précoce, obtenir même la conservation de la voix. Aux désordres nécessités par l'extirpation de tumeurs nombreuses et volumineuses, on peut substituer des manœuvres plus bénignes pratiquées par la bouche.

Non seulement le laryngoscope ouvre largement les voies naturelles à l'ablation des tumeurs du larynx, mais encore il rend des services non moins incontestables à l'opération aînée, la

---

(1) Verneuil. *Traitement des polypes du larynx. (Gazette hebdomadaire*, 1863.)

laryngotomie, que l'on peut entreprendre en connaissance de cause, en choisissant le meilleur procédé pour arriver directement et facilement sur la tumeur.

Si la laryngoscopie a fait avancer d'une façon remarquable la thérapeutique des tumeurs de bonne nature, des polypes, il n'en est pas malheureusement de même pour les tumeurs malignes, les cancers, pour lesquels l'extirpation par les voies naturelles et même l'ablation par les voies artificielles, donnent de médiocres résultats. La trachéotomie restait, pour tous ces cas, la seule ressource palliative. C'est contre cet aveu d'impuissance qu'a cherché à lutter Billroth, lorsqu'il enleva le larynx cancéreux en totalité, en 1873.

Comme c'est surtout de la nature de la tumeur que dépend l'intervention chirurgicale, nous étudierons successivement le traitement des tumeurs bénignes et malignes; cette manière de faire nous paraît d'autant plus indiquée, que c'est aux premières que s'appliquent surtout les opérations endolaryngées et les laryngotomies, tandis que les secondes ne sont justiciables, en général, que de la trachéotomie palliative ou de l'extirpation du larynx.

CHAPITRE PREMIER.

DU TRAITEMENT DES TUMEURS BÉNIGNES

Les tumeurs du larynx, quand elles sont de bonne nature, n'agissent que par l'obstacle qu'elles apportent quelquefois à la respiration, très rarement à la déglutition, presque constamment à la phonation ; de là, les indications fondamentales pour leur traitement.

De beaucoup, les cas les plus nombreux sont ceux où la tumeur n'a d'influence que sur la phonation ; il n'y a pas d'autres troubles. Faut-il toujours et quand même recourir aux méthodes curatives, voire même à celles qui sont de toutes les plus bénignes.?

Cette question est diversement résolue par les auteurs. Mackenzie et surtout Lennox Browne (1) pensent qu'il ne faut pas toucher aux polypes stationnaires dans leur marche, entre autres, à ceux qui n'altèrent presque pas la voix, tels que ceux de l'épiglotte, des cordes vocales supérieures, des replis ary-épiglottiques, en se contentant de pratiquer de temps en temps un examen laryngoscopique, pour constater leur évolution ; cette conduite sera encore plus justifiée lorsque le malade n'exercera pas une profession où il soit obligé de faire un fréquent usage de la parole. Lennox Browne a surtout en vue les petits papillomes qui récidivent facilement après leur ablation et semblent gagner en malignité à chaque tentative opératoire, tandis que leur marche est ordinairement très lente, quand ils sont abandonnés à

(1) Lennox Browne. *Treatment of benign growths of the larynx*. (*British med. Journal,* 8 may, p. 603, 1875.)

eux-mêmes. D'autres n'hésitent pas à conseiller l'ablation de toute tumeur, quelque favorables que soient les conditions dans lesquelles elle se présente. Il nous semble que, s'il est possible d'atteindre facilement la région affectée, il vaut mieux enlever la production morbide, si minime qu'elle soit, du moment qu'elle donne lieu à quelques troubles du côté du larynx.

Lorsque la tumeur altère la voix, il y a indication d'en débarrasser le malade ; à plus forte raison lorsqu'il y a des troubles respiratoires, qui témoignent d'un commencement de laryngosténose.

Suivant la nature, le siège, le volume de la tumeur, l'âge du patient, le chirurgien a à sa disposition, pour arriver à ses fins, d'un côté, la méthode de traitement endolaryngée ou par les voies naturelles ; d'un autre côté, la méthode de traitement extralaryngée ou par les voies artificielles, la laryngotomie.
Nous allons les décrire successivement, ainsi que les différents procédés mis en usage, en renvoyant pour plus de détails pour la méthode endolaryngée aux traités de laryngoscopie, notre travail ne pouvant avoir la prétention de renseigner sur toutes les manœuvres opératoires et les instruments employés.

TRAITEMENT CURATIF

A. — De la méthode de traitement endolaryngée.

Elle consiste à aller, guidé par l'examen laryngoscopique, qui est la condition fondamentale de son emploi, détruire la tumeur sur place ou l'extirper par un des procédés que nous allons sommairement indiquer.

On peut les classer en deux catégories : 1° procédés opératoires agissant mécaniquement sur la tumeur ; 2° procédés agissant par cautérisation chimique ou potentielle.

Les premiers sont de beaucoup les plus employés ; ils comprennent l'arrachement, l'écrasement, le raclage, l'excision ou l'incision des tumeurs ; les seconds comprennent tous les procédés par cautérisation chimique thermique ou galvanocaustique auxquels il faut ajouter l'électrolyse qui n'est qu'une variante d'application de la cautérisation chimique.

1° *Arrachement.* — L'arrachement des polypes du larynx est pratiqué à l'aide d'instruments variables, ayant tous la forme de pinces de courbure donnée, s'ouvrant les unes lattéralement (pinces de Fauvel), les autres suivant le sens antéro-postérieur (pinces de Mackenzie) et munies à leurs extrémités de mors de forme variable, les uns pleins, les autres fenêtrés ; les uns mousses, les autres tranchants ; les uns enfin lisses, les autres au contraire dentelés. La pince guidée à l'aide du miroir laryngien va saisir le polype et l'arrache, soit par morceaux dans une même séance ou dans des séances successives, soit en une seule fois, lorsque l'insertion n'est pas trop résistante. Nous ne discuterons pas ici les avantages de telle ou telle forme d'instrument ; le meilleur est celui dont on possède soi-même la plus grande habitude et nous renverrons pour la description de ces différentes pinces variant suivant les auteurs (Türck, V. Bruns, Lindwurm, Stœrk, Tobold, OErtel, Schrœtter, etc.), aux traités de laryngoscopie.

2° *Ecrasement.* — Il se fait à l'aide des mêmes instruments que ceux que nous venons de décrire : il faut saisir la tumeur entre les mors de la pince et la détruire en l'écrasant ; la nécrose qui résulte du broiement fait disparaître les portions du néoplasme qui n'ont pas été directement enlevées.

3° *Le raclage* ou *grattage* a été surtout préconisé par Voltolini (1 et 2), qui emploie à cet effet une tige munie d'une éponge un peu rude, à l'aide de laquelle il fait un véritable ramonage du larynx, emportant sur son passage les tumeurs qui y sont insé-

(1) Voltolini. *Eine neue einfache Methode der Operation von Kehlkopfpolypen.* (*Monatschrift für Ohrenheilk.* n° 2, 1877. — Analysé dans *Annales des maladies de l'oreille et du larynx*, t. III, p. 318 1877.)

(2) Voltolini. *Operation der Kehlkopfpolypen mittelst des Schwammes.* (*Deutsch. med. Wochenschrift.* n° 21, p. 352, 1885.)

rées. Le grattage est encore pratiqué à l'aide de tiges recourbées, à extrémités inégales et rugueuses d'un côté seulement, lisses de l'autre; il en faut deux, une pour chaque côté ; elles sont introduites dans le larynx, guidées jusque sur l'endroit où siège la tumeur, puis par des mouvements de va-et-vient, on cherche à détacher les polypes de leurs insertions ; il se produit consécutivement, même lorsque le néoplasme n'est pas détruit par cette sorte d'attrition, une inflammation suppurative qui fait disparaître ce qui en reste encore et amène une modification favorable du point d'implantation.

4° *Incision et excision*. — L'incision se fait au moyen de bistouris spéciaux à découvert ou cachés, à bout pointu ou mousse, à l'aide de ciseaux dont les dispositions instrumentales sont variables ; l'excision se fait à l'aide des instruments précédents ou encore de guillotines, de serres-nœuds, de l'anse galvanocaustique. Les guillotines construites sur le même modèle que les amygdalotomes de Faknestock, sont à ressort ou sans ressort, coupant de haut en bas ou de bas en haut; les plus recommandables sont celles de Stœrck et de Jellenfy (1) : cette dernière est préférable à toutes les autres, parce qu'elle coupe de bas en haut et qu'on ne risque pas autant de voir le polype tomber dans la trachée. Les écraseurs ou plutôt les serre-nœuds occupent une grande place dans l'arsenal de la chirurgie laryngoscopique ; ce sont peut-être, au moins pour les tumeurs d'un certain volume et à base d'implantation résistante, ceux qui rendent les meilleurs services. Nous ne ferons que citer ceux de Gibb (2), de von Bruns (3), Tobold et OErtel (cités par von Ziemssen). L'excision peut aussi être pratiquée comme cela a été surtout recommandé par Middeldorpff à l'aide de l'anse galvanocaustique adaptée à un manche spécial.

Tels sont les moyens mécaniques mis en usage ; à côté d'eux

(1) Jellenfy et Stœrck. *Guillotines*. — Carl Michel. *Du traitement des maladies de la gorge et du larynx* (études cliniques), Bruxelles, 1884, p. 121.

(2) Gibb. *Laryngeal tumor, removed by the laryngeal ecraseur.* (*Transact of the path. Society*, XIX, 1869, p. 87.)

(3) V. Bruns. *Die sogenannte Kehlkopfguillotine.* (*Wiener med. Presse*, n° 19, 1873.)

se placent les moyens chimiques ou de destruction par les caustiques.

5º *Caustiques chimiques.*— Le plus fréquemment employé, au-
trefois surtout, était le nitrate d'argent solide ou en solution plus
ou moins concentrée ; citerons-nous encore le chlorure de zinc,
l'acide chromique? Le caustique est porté sur les points à toucher à l'aide d'instruments spéciaux de longueur et courbure
variables.

Von Ziemssen recommande comme le plus simple un stylet
flexible en métal, à l'extrémité duquel on coule le nitrate d'argent
fondu. Nous ne ferons que nommer les porte-caustiques cachés
de Stœrck, Rauchfuss, Türck, etc.

6º A côté de la cautérisation chimique nous placerons la cautérisation à l'aide des *galvanocautères* de diverses formes, les
uns en forme de pointe, les autres de couteau, les autres à bout
mousse ne brûlant que d'un côté ; le Dʳ Fauvel a eu l'obligeance
de nous montrer sa collection de galvano cautères pour cautériser les quatre points cardinaux du larynx sans toucher les autres ;
la partie chauffée est entourée et n'est laissée libre qu'en avant,
en arrière, à droite ou à gauche.

7º Quant à l'*électrolyse*, nous ne ferons que la signaler, quoi
qu'elle ait été préconisée par Fieber (1) pour le traitement des
tumeurs du larynx. Elle nécessite en effet l'introduction pendant
un temps relativement long d'une aiguille dans la tumeur, et
l'on doit avouer qu'il faudrait des larynx bien tolérants pour en
supporter la présence pendant le temps nécessaire. L'autre pôle
est placé sur la partie externe du cou. Telles sont les ressources
que le chirurgien a à sa disposition et qu'il peut combiner de
différentes façons pour mener à bien l'ablation ou la destruction
d'une tumeur bénigne du larynx.

Comme le fait observer Morell Mackenzie, les procédés d'ablation, arrachement, écrasement, excision, sont bien plus fidèles
que ceux de la destruction par caustiques, et ceux-ci excepté le

(1) Fieber. *Electrolysis in laryngeal growths.* (*Med. Press and Circular*, p. 421,
1873.

galvanocautère, sont en somme peu employés, du moins isolé-
ment dans la pratique actuelle, non seulement à cause de leur
efficacité moindre, mais encore parce qu'ils sont plus dangereux
à manier, moins circonscrits dans leur action et qu'ils peuvent
donner lieu à des accidents graves, tels que le spasme glottique
pouvant se terminer par suffocation et mort.

Coën (1) a publié un cas de mort malgré la trachéotomie pratiquée immédiatement, à la suite d'une injection de quelques
gouttes de perchlorure de fer dans une tumeur insérée sur la
région crico-thyroïdienne.

Cependant, Jarvis (2) a tout récemment encore préconisé l'acide
chromique pour la destruction des papillomes du larynx. Son
procédé consiste à appliquer, à de courts intervalles, de petites
quantités d'acide chromique fondu, à l'extrémité d'une sonde;
il détruit le papillome sans aucune douleur ni gêne pour le malade; d'autre part cet acide paraît être sans action nuisible sur
la muqueuse. Jarvis cite comme pièce à conviction le cas d'une
tumeur très considérable qu'il a détruite par ce moyen en l'espace de six semaines.

Nous n'insisterons pas sur les soins préliminaires à donner
au malade avant d'entreprendre l'opération pour diminuer
l'irritabilité de la muqueuse de la gorge et du larynx, qui est si
prononcée chez certains individus, que toute tentative même
d'introduction du miroir est impossible; souvent avec du temps
et de la patience, on arrivera à bout de ces difficultés et l'on fera
l'éducation du larynx que l'on habituera peu à peu au passage
d'une sonde d'abord, des autres appareils ensuite. Mais encore
faut-il pouvoir attendre; aussi a-t-on cherché à anesthésier localement l'organe pour permettre l'introduction plus facile du miroir et des instruments. L'anesthésie locale à l'aide de mélanges
de chloroforme de chlorhydrate de morphine, ou comme actuellement avec une solution de chlorhydrate de cocaïne rendue de
plus en plus concentrée, au 1/20, puis au 1/10, puis au 1/5,

(1) Coën. *Un cas de mort par suffocation malgré la trachéotomie.* (*Bulletin
général de thérapeutique*, vol. LXXXIV, p. 328, 1875.)

(2) Jarvis. *A new method for the removal of laryngeal Growths.* (*American
laryng. Assoc. med. news,* 17 mai 1884.)

comme l'ont fait Garel (1), Aysaguer (2), Hanc (3) et bien d'autres, ou encore, avec une solution concentrée de bromure de potassium, rend de grands services dans ces cas. Rossbach a conseillé des injections locales de chorydrate de morphine sur le trajet des récurrents, d'autres des pulvérisations d'éther.

L'anesthésie générale par le chloroforme ou l'éther ne doit pas être préconisée, malgré la tentative heureuse de Schnitzler, qui opéra sous le chloroforme un enfant de 8 ans, malgré celle de Lewin, qui ne craignit pas de chloroformer, pour enlever un papillome du larynx, un enfant de 3 ans et demi qui guérit d'ailleurs parfaitement. Ce n'est que lorsque le sujet est trachéotomisé, que l'anesthésie pourra être employé sans inconvénient. D'ailleurs comme l'opéré est obligé d'intervenir activement en articulant certaines voyelles, en faisant des efforts d'expiration ou d'inspiration, il est bien évident que l'anesthésie chloroformique n'est guère applicable dans ce genre d'opération qui exige du malade une grande force de volonté et une patience plus grande encore.

Indications de la méthode endolaryngée.

La méthode de traitement endolaryngée est applicable dans l'immense majorité des cas de polypes du larynx, lorsque ceux-ci siègent au niveau ou au-dessus des cordes vocales, lorsqu'ils ont une base d'implantation peu considérable, lorsque leur volume n'est pas tel qu'ils remplissent complètement le larynx et puissent donner lieu d'un moment à l'autre à un accès de suffocation mortel; lorsqu'ils sont uniques ou du moins peu nombreux; lorsque enfin on a affaire à un adulte.

Tous les auteurs sont d'accord pour admettre dans ces conditions et pour ainsi dire sans restriction, l'extirpation ou la destruction des tumeurs de nature bénigne par les voies naturelles,

(1) Garel. *Bulletin de la Société française d'otologie,* t. II, p. 47, 1885.

(2) Aysaguer. *Papillomes du larynx opérés après anesthésie par le chlorhydrate de cocaïne. (Bulletin général de thérapeutique,* vol. CVII, p. 502, 1884.)

(3) Hanc. *Extirpation eines Kelkopfpolypen unter Anwendung von Cocaïn. Wiener med. Blätter,* n° 45, 1884.)

surtout quand elles sont de celles qui ne récidivent pas ou récidivent très rarement.

Mais l'indication posée, il s'agit de savoir quel est, pour
chaque cas déterminé, le meilleur procédé à mettre en usage.
Laissant de côté la prédilection que peut avoir chaque laryngoscopiste exercé pour tel ou tel instrument dont il a l'habitude,
nous croyons que les polypes peuvent, sous ce rapport, être
classés en deux grandes catégories : d'un côté, les tumeurs solides; de l'autre, les kystes.

Tumeurs solides. — Un point essentiel pour le choix du procédé est la pédiculisation plus ou moins nette de la tumeur ; si
celle-ci est pédiculée, les instruments à anse (serre-nœuds, galvanocautères) et les guillotines seront préférables, surtout
lorsque le pédicule présentera une certaine épaisseur et que la
tumeur paraîtra consistante ; et encore lorsque le polype sera
situé en un point tel, qu'il soit relativement facile de le faire
passer dans l'ouverture de l'instrument. Cela est surtout le cas
pour les gros polypes pédiculés des cordes vocales (papillomes,
fibromes, et fibro-myxomes); lorsque le polype ne sera pas pédiculé, ou s'il l'est, peu résistant, ou situé en un point sur lequel
il serait difficile de faire arriver une anse qui occupe nécessairement un certain espace, l'arrachement avec les pinces, ou
l'écrasement seront plutôt de mise ; ces derniers procédés sont
plus fréquemment mis en usage que les précédents parce que
le plus grand nombre des polypes est constitué par des papillomes qui rentrent dans les conditions que nous venons
d'énoncer. Moure pense que l'anse galvanique donne de bons
résultats quand il s'agira d'enlever des tumeurs volumineuses à large base, insérées soit en dehors du larynx (fosse
hyoïde, épiglotte), soit au niveau de l'entrée de l'infundibulum.

Le grattage et le raclage, soit avec le grattoir ou l'éponge de
voltolini conviendront surtout aux cas où il y aura de petites
tumeurs disséminées sur une certaine surface, peu accessibles
aux instruments.

Voltolini (*loco citato*), rapporte le cas d'un enfant trachéoto-

misé et chloroformé qu'il put opérer de la sorte ; l'éponge fut
conduite dans le larynx sur le doigt comme conducteur. Il s'agissait de papillomes multiples. Les cautérisations du ou des points
d'implantation au galvanocautère ou avec les caustiques, pourront être combinées avec l'ablation directe.

Il faut souvent plusieurs séances, soit répétées immédiatement, soit, ce qui est preférable, espacées par un temps de repos
pour arriver à débarrasser complètement un larynx ; nous n'avons
pas en vue ici les tumeurs récidivantes qu'il faut réopérer plusieurs fois de suite jusqu'à ce que la guérison persiste.

Les tumeurs érectiles ou du moins très vasculaires seront
plutôt traitées par le galvanocautère (anse ou couteau), des hémorrhagies assez sérieuses ayant suivi leur ablation par les
procédés non hémostatiques.

Tumeurs liquides. — Le traitement endolaryngé des kystes du
larynx, comprend d'un côté l'écrasement et l'arrachement qui
sera surtout employé pour les petites tumeurs des cordes vocales ;
d'un autre côté, l'incision et l'évacuation de la poche kystique à
l'aide du bistouri ou du couteau galvanique, puis la cautérisation avec une solution modificatrice.

Très souvent l'incision seule suffit et le kyste ne se reproduit
pas ; c'est ce qui arriva pour celui que Birkett, au nom de
Durham, présenta à la Société médico-chirurgicale de Londres,
C'est le premier qui ait été opéré sciemment par la voie endolaryngée. La tumeur était située au niveau de la face laryngée
de l'épiglotte, chez un enfant de 12 ans, auquel on avait voulu
pratiquer la trachéotomie, à cause de menaces graves de suffocation. Durham reconnut la tumeur : elle était pâle, transparente
et consistante au toucher ; persuadé qu'elle contenait du liquide
il en pratiqua l'incision à l'aide d'un bistouri pointu recourbé ;
il s'échappa aussitôt un jet muqueux, mêlé d'une petite
quantité de sang et de matière muco-purulente. Il y eut à la
suite un léger spasme de la glotte, et le soir les symptômes s'a-
mendèrent. Le malade fut suivi pendant quelques mois ; à sa
sortie, on voyait la cicatrice de l'incision de la tumeur au niveau

de la face postérieure de l'épiglotte ; le kyste ne s'était pas reproduit.

Certains laryngoscopistes ont reculé bien au delà de celles que nous avons énoncées les indications du traitement endolaryngé, et ils semblent admettre que toute tumeur bénigne quelle qu'elle soit, doive être traitée de la sorte, à moins qu'il n'y ait danger pour la vie par suite de la laryngosténose, auquel cas, l'on sera autorisé à faire la trachéotomie préliminaire, pour tenter ensuite l'ablation par les voies naturelles, quitte, si elle ne réussit pas, à faire la laryngotomie.

Telle est l'opinion de Von Bruns (*loco citato. Die laryngotomie*), de Fauvel (1), de Mackenzie (2), etc.. Von Bruns va même jusqu'à formuler la règle qu'aucun polype ne doit être enlevé autrement que par les voies naturelles, tant qu'un laryngoscopiste exercé n'aura pas lui-même essayé de l'extirper ou de le détruire de cette façon.

Pour ces auteurs, le volume, le siège, la longueur et la résistance de la base d'implantation, l'âge même ne sont pas des contre-indications de la méthode d'extirpation par les voies naturelles.

Même lorsque les tumeurs sont volumineuses, on arrive à les enlever par la bouche, comme en témoignent un certain nombre de faits. Mourc a rapporté dans les *Bulletins et mémoires de la Société d'otologie et de laryngologie*, p. 34, 1886, deux exemples de très gros polypes enlevés par les voies naturelles. Dans le premier cas, il s'agissait d'un énorme polype muqueux pédiculé obstruant tout l'infundibulum laryngien ; on pratiqua l'ablation par morceaux, et le patient guérit complètement. Dans le second cas, il s'agit d'un papillome remplissant tout le larynx chez une femme de 25 ans, enceinte de 7 mois et demi ; le début remontait à quatre mois. On put facilement introduire des pinces et l'enlever sans aucun spasme, sans aucun accès de suffocation.

(1) Fauvel. *Indication pour le traitement extra ou intra-laryngien des polypes du larynx. (Annales des maladies de l'oreille et du larynx*, 1881, t. VIII, p. 235. — Congrès international de Londres (section de laryngologie).

(2) M. Mackenzie. *On the relative merits of thyrotomy and laryngoscopye treatment for the removal of growth from the larynx. (Med. Times and Gazette*, 2 déc. 1871, p. 689. -- *Transactions of the patholog. Society*, XXI, p. 51-53.)

D'autres cas analogues sont rapportés par Von Bruns, M. Mackenzie, Symanowsky.

Dans le cas de ce dernier, il s'agissait d'un gros papillome qui remplissait toute la cavité du larynx et s'insérait sur la corde vocale gauche. Il fut enlevé en l'espace de deux mois et demi en faisant des séances d'extirpation deux fois par semaine. L'opérateur employa comme anesthésique local le protoxyde d'azote mélangé au 1/5 de son volume d'oxygène ; 4 à 5 inspirations de ce gaz suffirent à donner une anesthésie relative suffisante pour les manœuvres. Le moment le plus favorable pour l'introduction des instruments est celui où le patient ressent du vertige.

Certes leur ablation est entourée de grandes difficultés lorsque les polypes siègent au-dessous de la glotte ; néanmoins, lorsque les autres circonstances s'y prêtent, l'opération peut être encore menée à bonne fin ; quand les tumeurs sont pédiculées et se montrent dans la glotte sous l'influence d'un accès de toux, il est possible de les saisir et de les enlever.

Les tumeurs ventriculaires sont dans le même cas.

L'étendue de la base d'implantation n'est pas non plus un obstacle insurmontable, pas plus que sa résistance, même dans les cas de tumeurs cartilagineuses, comme l'ont montré les ablations de Stœrk (1) et d'autres, faites à l'aide d'instruments spécialement construits pour la circonstance.

Vient enfin l'âge. C'est un facteur dont il est difficile de ne pas tenir compte ; plus le sujet est jeune, et moins il y a à songer aux opérations par la bouche ; cependant, même dans cés conditions, elles ne sont pas impossibles, comme l'ont démontré les faits de Stœrk (*op. cit.*), qui opéra par la méthode endolaryngée, un enfant de 2 ans et quart, et de Lewin qui enleva un polype chez un enfant de 2 ans et demi, après avoir pratiqué la trachéotomie. Il est vrai que, dans le cas de Stœrk, il y eut une récidive deux mois après l'extirpation.

Von Bruns rapporte d'ailleurs 40 faits d'opération par les voies naturelles, chez les enfants, sans aucun incident. La majeure partie de celles-ci a trait à des sujets au-dessus de 10 ans,

(1) Symanowsky, *Centralblatt f. Chirurgie*, p. 421.

19 seulement à des enfants au-dessous de cet âge dont 3 au-dessous de 4 ans ; chez un seul survint une récidive.

M. Mackenzie est tellement partisan des voies naturelles pour le traitement des polypes, qu'il n'hésite pas à conseiller la trachéotomie chez l'enfant qu'on ne peut opérer par la voie endolaryngée, puis la temporisation, jusqu'au moment où l'âge du sujet permettra d'intervenir.

Von Bruns est, avec raison, opposé à cette manière de faire qui peut compromettre la vie par le séjour d'une canule dans la trachée, durant un temps plus ou moins long.

Comme tendance absolument opposée aux précédentes, nous devons citer celle de Hüeter (1), qui ne réserve pour la méthode de traitement endolaryngée, que les cas où le polype prend son insertion sur les cordes vocales et se laisse facilement pédiculiser.

Nous convenons qu'il ne saurait y avoir de limites tracées d'avance, et que le succès dépend beaucoup des conditions individuelles de l'opéré et de l'habileté de l'opérateur. Néanmoins, lorsque plusieurs des conditions défavorables précédentes se trouvent réunies et surtout lorsqu'on a essayé infructueusement, à plusienrs reprises, le traitement endolaryngé, sans atteindre le résultat, soit qu'on ait ou qu'on n'ait pas été obligé de faire la trachéotomie pour des accidents pressants, il nous semble qu'on devra recourir à l'autre méthode de traitement — l'extirpation par les voies artificielles.

Quelle est la valeur de l'extirpation par les voies naturelles au point de vue vital, au point de vue local, au point de vue du rétablissement de la fonction, au point de vue de la récidive? autant de questions de la plus grande importance, quand il s'agit de la comparer à la méthode extra-laryngée.

1° Au point de vue vital, l'on peut affirmer, autant du moins que cela ressort des observations publiées, que la méthode endolaryngée est inoffensive, dans les conditions que nous avons énumérées ; certainement lorsque la tumeur sort de celles que nous avons énoncées comme étant favorables, lorsqu'elle est

____

(1) Hüeter. *Tracheotomie und Laryngotomie. (Pitha und Billroths Handbuch der Chirurgie,* III, I. 5, 1872.)

volumineuse et produit des troubles notables de la respiration, il peut y avoir un certain danger à essayer l'introduction d'instruments dans le larynx. Trois ou quatre fois il est arrivé à Morell Mackenzie d'être obligé de faire la trachéotomie quelques heures, dans un cas deux heures après avoir tenté l'ablation par la méthode endolaryngée. Mais ces cas sont rares : le Dr Fauvel n'a pour son compte dans le cours de sa longue pratique observé qu'un accident ; il y a deux ans environ, il enlevait avec sa pince un polype vasculaire ; l'opération était terminée, quand tout à coup, il s'aperçut que le patient asphyxiait ; il eut l'heureuse idée de le faire moucher et celui-ci expulsa alors par le nez et la bouche une grande quantité de caillots sanguins qui s'étaient accumulés dans les fosses nasales et dans l'arrière-gorge et avaient causé l'asphyxie. Il guérit parfaitement. Wiethfield Ward (1) a observé lui aussi un accès de suffocation après l'ablation d'un polype par les voies naturelles ; la dyspnée se dissipa peu d'heures après, sous l'influence de l'inhalation de vapeurs benzoïques. Les procédés de destruction par cautérisation chimique paraissent donner lieu aux accidents les plus sérieux (spasme de la glotte).

2° Au point de vue local, il est très rare, d'après M. Mackenzie, Fauvel et la plupart des laryngoscopistes, d'observer des accidents immédiats ou consécutifs aux manœuvres nécessitées pour l'extirpation ou la destruction de la tumeur, une inflammation violente de la muqueuse du larynx, à plus forte raison une périchondrite. Cependant Lennox Brown n'est pas aussi optimiste et accuse l'opération par les voies naturelles d'amener quelquefois des accidents locaux sérieux, soit des traumatismes étendus (arrachement des parties saines), soit des inflammations graves ou des périchondrites. Une fois il fut obligé de faire une trachéotomie pour un spasme intense de la glotte.

Les hémorrhagies qui résultent de l'ablation par arrachement ou par les instruments tranchants peuvent quelquefois être considérables, soit qu'elles se manifestent aussitôt, soit qu'elles apparaissent secondairement. Nous avons rapporté plusieurs

(1) Whitfield Ward. *Laryngeal Growths.* (*The medical Record*, New-York, t. XX, p. 676, 1881.)

faits d'angiomes qui furent remarquables à cet égard. L'extirpation des tumeurs épiglottiques profondes peut donner lieu à une hémorrhagie très sérieuse et toujours dans ces cas l'on devra préférer les serre-nœuds et les écraseurs. M. le professeur Panas nous rapportait à cet égard un fait instructif. Krishaber avait enlevé avec le galvano-cautère une tumeur de l'épiglotte; le malade allait bien, quand quatre heures après, il fut pris d'une violente hémorrhagie secondaire qui le mit à deux doigts de sa perte, mais qui put heureusement être arrêtée. Cela n'a rien d'étonnant lorsqu'on examine une préparation d'injection vasculaire du larynx; l'épiglotte est abordée des deux côtes par deux artérioles qui ont le volume d'une petite collatérale des doigts et qui augmentent certainement de calibre lorsqu'il y a tumeur.

3° Au point de vue fonctionnel, c'est-à-dire pour ce qui regarde le rétablissement de la voix, les procédés endolaryngés donnent d'excellents résultats qu'il est actuellement impossible de nier; il est fréquent, lorsque la tumeur a pu être enlevée en entier que la phonation revienne dans son intégrité et quand elle est altérée, c'est tout au plus si la voix est légèrement voilée. Une dernière et grosse question reste à résoudre; c'est celle de la récidive.

4° Les récidives des tumeurs autres que les papillomes sont rares. lorsque l'ablation a été pratiquée dans de bonnes conditions.

Il n'en est pas de même des tumeurs papillaires, surtout de celles qui sont multiples ou diffuses. Si nous consultons le tableau donné par Von Bruns au point de vue de la récidive des papillomes après les opérations endolaryngées, presque toutes pratiquées avec la pince ou l'écraseur, nous trouvons les chiffres suivants :

				Guérisons.	Récidives.
Chez les enfants :	12 papillomes	solitaires...		7	5
—	14	—	multiples...	6	8
Chez les adultes :	31	—	solitaires...	24	7
—	33	—	multiples...	23	10

Nous remarquerons que dans tous ces cas les sujets ont été suivis au moins pendant trois mois et au plus pendant dix ans.

Il en résulte immédiatement que les récidives sont beaucoup plus rares chez les adultes que chez les enfants, plus rares pour les papillomes solitaires que pour les multiples. Il est juste d'ajouter que sur les 47 guérisons obtenues chez l'adulte, 6 ne l'ont été définitivement qu'après une ou plusieurs récidives qui ont été extirpées à leur tour jusqu'à 8 fois de suite. Malgré cela, la conclusion énoncée plus haut subsiste; il est entendu que nous ne regardons pas comme des récidives dues à l'insuffisance de l'opération, les cas où celles-ci ont apparu loin du point envahi primitivement. Nous verrons plus loin quels sont à cet égard les résultats fournis par les opérations sanglantes, les laryngotomies.

En résumé, la méthode endolaryngée doit être, toutes les fois qu'elle est applicable, la méthode de choix. Elle devra toujours être essayée d'emblée, à moins d'indications vitales urgentes; et alors encore après avoir créé à l'air un orifice artificiel, elle pourra et devra être mise en usage, à moins comme nous le verrons, que le néoplasme soit plus facilement accessible par la plaie de la trachéotomie. La question de durée du traitement, surtout pour les papillomes, doit toutefois être réservée. La méthode endolaryngée est certainement sous ce rapport moins expéditive que sa rivale qui enlève tout en une fois; d'un autre côté il n'y a aucun danger à renouveler les séances, tandis qu'il y en aurait bien davantage à rouvrir le larynx, comme cela d'ailleurs a été fait dans plusieurs circonstances.

B. — De la méthode de traitement extralaryngée ou des laryngotomies.

Avant d'aborder l'étude des laryngotomies appliquées au traitement des tumeurs bénignes du larynx, nous devons dire quelques mots d'une opération qui a été pratiquée peu fréquemment et que nous dénommerions volontiers laryngo-puncture. Elle tient le milieu pour ainsi dire entre l'opération par les voies naturelles et les laryngotomies proprement dites, a été décrite et appliquée d'abord par Rossbach (1).

Un de ses malades, homme d'un certain âge, avait au niveau du tiers antérieur de la corde vocale droite une petite tumeur grosse comme un pois. Chaque essai d'introduction des instruments produisait des réflexes invincibles et l'occlusion du larynx. Après plusieurs mois d'essais infructueux, Rossbach proposa la thyrotomie qui fut refusée. C'est alors qu'après avoir réfléchi et fait quelques expériences sur des animaux, il imagina le procédé suivant; le malade étant habitué à l'examen laryngoscopique et placé dans une position favorable, la tête fixée, la langue tirée au dehors et tenue par la main, l'opérateur tient le laryngoscope de la main gauche et. l'applique, tandis que de la main droite il enfonce au niveau de la partie la plus inférieure de l'échancrure supérieure du cartilage thyroïde un petit couteau très affilé, pointu, monté sur un manche solide, et l'introduit dans l'intérieur du larynx; le couteau perce la muqueuse et vient se montrer dans le champ opératoire, où l'on manœuvre alors suivant les indications fournies par le miroir, en bas, en haut, a droite, à gauche, pour inciser ou exciser. Il n'y a à ce niveau aucun vaisseau important, donc pas d'hémorrhagie à craindre; le malade ne sent que la douleur de la piqûre, mais il n'est pas excité à tousser, ni à faire des mouvements de déglutition.

Rossbach a opéré de la sorte un kyste sous-muqueux situé à l'angle de réunion antérieur des cordes vocales; chez un autre il a enlevé un polype situé sur le bord tranchant de la corde vocale gauche à la réunion du tiers moyen et du tiers antérieur. Il serait intéressant de savoir si celui-ci a été rejeté au dehors; c'est probable, mais ce n'est pas indiqué, car il ne serait pas indifférent qu'il tombât dans les bronches.

Lorsque la tumeur est située au-dessous des cordes vocales, il traverse la partie supérieure du ligament cricothyroïdien, en rasant de très près le cartilage thyroïde.

Cette manière de faire n'a pas fait fortune, et cela n'étonne

(1) Rossbach. *Eine neue subcutane operations methode für Entfernung von Neubildungen im inneren der Kehlkopfes. (Berliner klin. Wochenschrift*, n° 5, p. 61, 1880.

guère en songeant que nous avons à notre disposition des anes-
thésiques locaux tels que la cocaïne, qui suffit pour insensibili-
ser le larynx, surtout lorsque le malade tolère déjà la pose du
miroir laryngien ; de plus, nous ne sommes guère édifiés sur le
sort des tumeurs enlevées qui risquent évidemment, comme
tout corps étranger mobile dans le larynx, de donner lieu à de
très graves accidents, s'ils ne sont pas expulsés au dehors.

Des laryngotomies.

La laryngotomie ou section du larynx en entier ou en partie
(laryngotomie totale ou laryngotomie partielle), d'abord conseillée par Desault, puis exécutée par Brauers de Louvain et par
Ehrmann de Strasbourg, est entrée à partir du remarquable travail de ce dernier dans le cadre des opérations chirurgicales
applicables aux tumeurs du larynx. Un des premiers, Planchon,
dans sa thèse inaugurale, cherche à rassembler un certain nombre de faits pour en étudier les résultats : il arrive au total de
22. M. Mackenzie vient ensuite avec une statistique de 28 thyrotomies, puis Durham en 1873 en recueille 37. Dans un nouveau
mémoire sur la valeur de la laryngotomie dans le traitement des
tumeurs du larynx, Moréll Mackenzie en réunit 48. Mais aucun
auteur n'a autant contribué à l'étude de cette opération et de ses
résultats que Von Bruns, qui a publié en 1878 un traité remarqua-
bler renfermant tous les fait connus jusqu'alors avec 5 observations
personnelles. C'est sur un ensemble de 97 laryngotomies totales,
dont 67 pour tumeurs bénignes, qu'il base ses conclusions. Depuis, il a été produit peu de travaux d'ensemble sur les laryngotomies dans le traitement des tumeurs laryngées.

Cependant, Max Schüller (1) (p. 192) a ajouté aux faits de Von
Bruns 6 nouveaux cas de thyrotomie pour tumeurs bénignes,
dont 4 papillomes ; dans les 3 faits de Willms de Béthanie, il y
eut 2 récidives sur 3 opérations. Un enfant mourut de suffocation
parce qu'il avait arraché après l'opération sa canule trachéale ;

(1) Max Schüller. *Die Laryngotomie. (Deutsche Chirurgie.* Lieferung, XXXVII,
p. 155, 1880.)

un autre dut porter une canule permanente, la récidive étant
survenue ; le troisième seul guérit.

Nous avons nous-même pu recueillir 11 observations nouvelles de thyrotomies pour tumeurs de bonne nature, et nous en
possédons 5 inédites, dont 4 appartiennent au Dr J. Bœckel, de
Strasbourg, et 1 au professeur Socin, de Bâle, que nous remercions bien sincèrement tous deux pour leur gracieux envoi.

Les 11 autres observations appartiennent à Annandale (1)
Spaak (2), Solis Cohen (3), Johnson (4), Rose (5), Bœcker (6),
Clinton Wagner (7), Knox (8), Serres (9). ·

C'est surtout la thyrotomie qui a été étudiée dans les mémoires que nous avons précédemment énumérés.

C'est à Burow (10) que nous devons lep remier travail d'ensemble sur la laryngotomie intercrico-thyroïdienne pratiquée pour
l'ablation de polypes sous-glottiques ; Von Bruns a repris cett
étude dans son traité et n'a pu recueillir que 13 faits où les
voies aériennes avaient été ouvertes en dehors du cartilage thyroïde, soit au niveau de l'espace crico-thyroïdien, soit plus loin
entamant le cricoïde et même les premiers anneaux de la trachée (laryngo-trachéotomie).

(1) Annandale. *Thyrotomy for papillomata of the larynx.* (*Edinburgh medical
Journal*, p. 1121, juin 1879.)

(2) Spaak. *Journal de médecine, de chirurgie et de pharmacie*, Bruxelles,
1878, p. 922.

(3) Solis Cohen. *Some clinical considerations on acces to benign intralaryn-
geal neoplasms trough external incisions.* (*Arch. of Laryngology*, vol I, n° 2,
1880.)

(4) Johnson. *Thyrotomie.* (*Arch of Laryngol.*, p. 58, 1880.)

(5) Rose. *Ueber die radicale Extirpation der Kehlkopfspolypen.* (*Arch. für klin.
Chirurg.*, t. XXVII, p. 565.)

(6) Bœcker. *Ueber die Laryngotomie zur Entfernung gutartiger Neubildungen
des Kehlkopfes.* (*Berliner klin. Wochenschrift*, n° 8, p. 113, 21 février 1881.)

(7) Clinton-Wagner. *Ossification of the right arytenoïd cartilage, separation
and expulsion following thyrotomy for the removal of a papilluma.* (*Arch. of
Laryngology*, vol. IV, n° 1.)

(8) Knox. *Two cases of tumour of the larynx one successfully removal by thyrotomy.* (*Glasgow med. Journal*, t. XIX, p. 249, 1883.)

(9) Bonnefous. *La thyrotomie et ses applications* (Th. de Montpellier, 1885.

(10) Burow. *Zur Lehre von der Extirpation der Kehlkopfspolypen durch Eröff-
nung des ligamentum cricothyroïdeum.* (*Archiv. für klin. Chirurg.*, Band. XV,
p. 610.)

Quant à la laryngotomie sous-hyoïdienne ou thyrohyoïdienne conseillée par Malgaigne et Vidal de Cassis, pratiquée la première fois par Prat en 1859, puis avec succès par Follin en 1863 (1), nous ne trouvons sur elle que peu de documents ; tout récemment cependant, Axel Iversen (2) a publié un intéressant travail sur cette question dans les archives de Langenbeck Cette opération qui consiste à s'ouvrir une voie entre l'os hyoïde et le cartilage thyroïde a encore été désignée par le professeur Richet et Von Langenbeck sous le nom de pharyngotomie sous-hyoïdienne, lorsqu'elle conduit directement dans la partie inférieure du pharynx ; nous emploierons la dénomination telle qu'elle a été donnée plus haut, concurrement avec celle de pharyngotomie. En somme, le larynx est abordé soit par la section médiane verticale de tout l'organe ou du thyroïde avec prolongement de l'incision en haut et en bas plus ou moins loin, soit par la section des parties sous-thyroïdiennes, soit par celle des parties sus-thyroïdiennes.

Comme Von Bruns l'a fait très judicieusement remarquer, le grand point, c'est la section ou l'intégrité du cartilage thyroïde, au niveau du point où s'insèrent les rubans vocaux. Lorsque la section n'intéresse pas l'insertion des cordes vocales, elle n'aura de loin par la même gravité au point de vue de la restauration de la fonction. A ce point de vue donc, la laryngotomie totale ou la laryngofissure, comme la nomment les chirurgiens allemands, peut être étudiée en même temps que la thyrotomie proprement dite.

Elles constituent toutes, laryngotomies partielles ou totales, sus ou sous-thyroïdiennes, une opération préliminaire destinée à aborder l'insertion de la tumeur que l'on enlève ensuite de différentes façons, par le galvanocautère, l'écraseur, la curette, l'instrument tranchant, etc.

(1) Follin. *Exposé d'un cas de polypes multiples du larynx traités et guéris par la laryngotomie thyrohyoïdienne. (Arch. gén. méd.,* 1867, série 6, t. IX, p. 129.)

(2) Axel Iversen. *Ueber Pharyngotomia subhyoïdea. (Archiv. für klin. Chir.,* Bd. XXXI, p. 610.)

De la thyrotomie et de la laryngotomie totale.

La thyrotomie et la laryngotomie totale, avec ou sans section du cricoïde et de la trachée, se pratiquent souvent chez des sujets qui ont déjà été trachéotomisés par suite d'accidents pressants de suffocation ; lorsque la trachéotomie a été pratiquée, on pourra remplacer la canule ordinaire par une canule-tampon pour empêcher le sang de couler dans les voies respiratoires, et opérer de la sorte, sans crainte d'introduction de liquide dans les voies aériennes. Rose, pour parer à cet inconvénient, a proposé d'exécuter l'opération la tête en bas et l'a fait en effet de cette façon ; mais le champ opératoire est alors rendu moins accessible et la chloroformation beaucoup moins facile ; aussi cette manière de faire n'a-t-elle guère été suivie et préfère-t-on la position ordinaire avec tamponnement de la trachée, si c'est possible ou nécessaire.

Lorsque le sujet n'a pas encore été trachéotomisé, plusieurs manières de faire ont été suivies : 1° comme Cutter, qui l'aurait fait le premier d'après Solis Cohen (*Diseases of the throat* New-York, p. 445, 1872), l'on peut exécuter la laryngotomie sans trachéotomie préventive, ce qui n'est nullement recommandable pour peu que le néoplasme soit volumineux et vasculaire ; lorsque l'on a diagnostiqué des conditions inverses et qu'il n'y aura pas trop de dégâts à faire, l'on pourra sans grands inconvénients, ainsi que l'a montré Von Bruns, suivre la manière de faire de Cutter et de Balassa (1). C'est ce que tout récemment a fait Serres, de Montpellier : 2° l'on pourra pratiquer la trachéotomie, mettre une canule, puis comme le faisait Navratil, laissant un pont de peau entre les deux incisions, aller ouvrir la cavité laryngienne ; ou bien encore faire en sorte que l'incision de la thyrotomie aille jusque sur la trachée, qui sera ouverte dans l'angle inférieur de la plaie et munie d'une canule ordinaire ou plutôt d'une canule-tampon.

(1) Balassa. *Beiträge zum Werthe der Spaltung des Kehlkopfes zum Behufe der Extirpation von Neugebilden.* (*Wiener med. Wochenschrift*, n°s 91-93, 1868, p. 1469, 1501.

Le chloroforme sera, dans ces cas, donné facilement par la canule trachéale ordinaire ou la canule-tampon munie d'un tube de caoutchouc, qui conduira les vapeurs jusque dans les voies respiratoires et permettra l'administration de l'anesthésique à une certaine distance de façon à ne pas gêner l'opération. Dans quelques observations, le chirurgien a placé la canule, non pas dans la trachée, mais bien dans l'angle inférieur de la plaie laryngienne, qui a, par cela même, de la tendance à rester béante. Cette pratique n'est donc pas recommandable.

Lorsque la thyrotomie est décidée, la trachéotomie préliminaire peut être pratiquée dans la même séance comme premier temps de l'opération ; elle est alors immédiate, comme dans le cas du professeur Socin, dans un cas de J. Bœckel, ou bien, au contraire, on laisse reposer le malade pendant quelques heures, voire même quelques jours, pour ne pratiquer la laryngotomie qu'ensuite ; la trachéotomie est alors immédiate. La manière de se conduire dépend de l'état de l'opéré et doit être dictée par l'appréciation de ses conditions de résistance.

Les laryngotomies thyroïdienne et totale comprennent soit la section du cartilage thyroïde seul, soit la section de ce cartilage et du reste du larynx, pouvant se prolonger en haut dans la membrane thyro-hyoïdienne, en bas, jusqu'au delà du cricoïde.

Nous n'avons pas ici à décrire en détail le manuel opératoire, qui est d'ailleurs très simple ; il consiste à couper directement sur la ligne médiane tous les tissus mous, puis arrivé sur le cartilage thyroïde, à chercher exactement la ligne de jonction des deux ailes, que l'on divisera soit à l'aide d'un fort bistouri, soit à l'aide de ciseaux ou de cisailles, lorsque l'ossification l'a déjà envahi. Une fois le cartilage sectionné, il faut en écarter les deux valves le plus possible pour pénétrer dans le larynx, en ayant soin de ne léser aucune des cordes vocales et de ne pas produire de fractures, ainsi que cela est arrivé ; on verra alors le néoplasme, on se rendra compte de son insertion, et on l'enlèvera soit à l'aide des instruments tranchants, soit à l'aide des serre-nœuds ou écraseurs, soit encore, en faisant la diérèse par le feu (thermocautère ou plutôt couteau galvanique). Il ne faudra pas hésiter, si l'on n'a pas un jour suffisant, à diviser verticalement au-dessus et au-dessous du cartilage thyroïde les parties fibreuses et cartilagineuses, de façon à bien ouvrir le larynx et à ne rien laisser échapper.

La ou les tumeurs enlevées, il faudra refermer la plaie ; ou bien les deux moitiés du cartilage s'adapteront par leur seule force élastique qui les ramènera à leur position première l'une contre l'autre ; ou cela n'aura pas lieu, il y aura chevauchement. Dans le premier cas qui semble, d'après les observations, être le plus fréquent, il est inutile de suturer les deux lames ; on pratique une suture des parties superficielles, en laissant ouverte la partie inférieure, lorsque la canule s'y trouve ; en fermant complètement, lorsque la trachéotomie a été faite plus bas.

Le temps le plus important de l'opération consiste dans la section nette du cartilage thyroïde entre les deux insertions des cordes vocales inférieures ; au lieu de la faire de dehors en dedans, comme le recommandait Krishaber. Hüeter et d'autres conseillent la section de dedans en dehors, en pénétrant par en haut dans le larynx et en se servant d'un bistouri fort et boutonné.

Pour pouvoir écarter les ailes du cartilage thyroïde plus largement, Hüeter a conseillé d'inciser transversalement la membrane crico-thyroïdienne le long du bord inférieur du thyroïde et même la membrane thyro-hyoïdienne ; il faut s'en garder le plus possible, et plutôt prolonger l'incision verticale, pour que les parties similaires du cartilage se correspondent encore après l'opération et restent en regard l'une de l'autre.

Certains chirurgiens, pour obtenir plus sûrement cette coaptation d'où dépendra ensuite le bon fonctionnement de la voix, n'ont pas craint de recommander de conserver une bande supérieure du cartilage thyroïde, ou même de ne le sectionner qu'au-dessous de l'insertion des cordes vocales inférieures. C'est là un procédé inapplicable la plupart du temps, parce que l'opérateur manquera de place pour manœuvrer et fera presque forcément une ablation incomplète de la tumeur. C'est ainsi qu'agit Knox ; il fit, pour un papillome déjà extirpé par les voies naturelles et

(1) Knox. *Glasgow med. Journal,* p. 249, t. XIX, 1883.

récidivé, une thyrotomie partielle au-dessous des cordes vocales après une trachéotomie précédant immédiatement l'opération ; une canule-tampon fut placée. Il sectionna le cartilage cricoïde, la membrane crico-thyroïdienne et la partie inférieure du thyroïde ; avec un petit miroir de Czermak introduit par la plaie, il put voir la tumeur grosse comme une fèverole attachée à la commissure antérieure sur la corde vocale gauche ; elle fut enlevée très facilement. Pas de sutures, les deux moitiés du cartilage se rapprochant exactement. La canule trachéale fut enlevée le quarantième jour, et le malade guérit ; il n'est rien dit sur l'état de sa voix et c'était cependant là un renseignement bien intéressant. La conduite de Knox ne pourra guère être imitée souvent, aussi n'insisterons-nous pas davantage, pas plus que sur le procédé qui consiste, une fois l'ablation de la tumeur terminée, à laisser écartées les deux moitiés du thyroïde pendant quelque temps pour surveiller les récidives : il en est résulté des inflammations violentes, des nécroses du cartilage, des fistules, et par conséquent des troubles vocaux très prononcés, témoins les faits de Kœberlé et de Bœckel, cités dans la thèse de Schwebel (De la laryngotomie thyroïdienne, th. Strasbourg, 1866).

Les soins consécutifs seront généralement très simples ; presque toujours la plaie se referme par première intention ; aujourd'hui l'on peut dire qu'une réunion après suppuration sera très rare sous le pansement antiseptique.

La canule trachéale, lorsqu'il y en aura une, pourra être retirée dans un laps de temps qui variera, suivant les cas, de quelques jours à quelques semaines au plus ; tout dépendra des phénomènes inflammatoires dont le larynx pourra devenir le siège. Telle est l'opération des laryngotomies thyroïdiennes et totales. Comme pour la méthode de traitement endolaryngée, nous avons à passer en revue sa valeur opératoire et thérapeutique.

1º La valeur de la laryngotomie thyroïdienne ou totale, comme *opération préliminaire* permettant d'arriver sur la tumeur et de l'extirper radicalement, a été bien controversée par les chirurgiens. Les uns, comme Von Bruns, M. Mackenzie, partisans enthousiastes de la méthode endolaryngée, l'accusent d'être

une opération souvent difficile, lorsque les cartilages sont ossifiés et peu élastiques, et très sanglante, surtout lorsqu'il s'agit
d'ablation de papillomes; elle n'ouvre qu'une voie souvent trop
étroite pour arriver sur le néoplasme, et par conséquent ne
donne que des chances médiocres pour son ablation radicale;
les autres, au contraire, comme Hüeter (loc. cit.), Max Schüller
(loc. cit.), Planchon (loc. cit.), et Bœckel, la défendent énergiquement.

La vérité est que la thyrotomie est une bonne opération, et
qu'on ne doit pas hésiter à pratiquer, lorsque les indications que
nous passerons en revue bientôt se présenteront.

En tant qu'intervention, quelle est sa gravité pour l'existence?
Von Bruns, sur 97 opérations faites pour tumeurs du larynx, en
général, n'a pu trouver que 3 morts qui soient veritablement
imputables à l'acte chirurgical; et encore le cas de Debrou (1)
était-il si complexe, puisqu'on avait fait avant la thyrotomie,
la pharyngotomie sous-hyoïdienne, qu'il est impossible d'in-
criminer la thyrotomie seule. Si nous ne considérons dans la
statistique de Von Bruns que les tumeurs bénignes, les seules
que nous ayons en vue, nous ne trouvons comme mort immédiate que celle du malade de Debrou; puis comme mort tardive,
après cinq mois, celle du malade de Bœckel, qui eut lieu subitement, et dont on ne saurait accuser l'opération. Parmi les
15 faits nouveaux que nous avons rassemblés, nous trouvons
une mort par pleuro-pneumonie chez un malade de 73 ans, du
docteur J. Bœckel; un autre cas funeste de Rose (2), chez un
malade de 26 ans, qui meurt de pleuro-pneumonie, enfin le fait
de Johnson (3), d'un enfant de 3 ans auquel on avait fait la trachéotomie onze mois avant la thyrotomie et qui mourut de
pneumonie le quatrième jour après l'opération. Il est impossible de ne pas relier ces complications pulmonaires à l'acte opératoire qui les a précédées. Voilà donc 3 morts à ajouter à celle

(1) Debrou. Lecture de Verneuil sur : *Opération de laryngo-trachéotomie
pour un polype volumineux du larynx.* (*Bulletin de la Société de chirurgie,* 1864,
p. 133.)

(2) Rose. *Archiv für kliniche Chirurgie,* p. 565, Band XXVII, 1881.)

(3) Johnson. *Archiv of Laryngology,* p. 58, 1880.

accusée par Von Bruns, ce qui fait 4 morts sur 82 opérations ; ce qui donne une mortalité d'environ 5 pour 100, qui est bien celle admise par la plupart des auteurs. Il en résulte donc que la laryngotomie, en tant qu'opération appliquée au traitement des polypes, n'est pas inoffensive, et le cède de beaucoup, sous ce rapport, à la méthode endolaryngée.

2° Au point de vue du rétablissement des fonctions du larynx, *la respiration et la phonation*, voici ce que nous constatons : les accidents amenant des troubles respiratoires de par l'opération elle-même sont très rares ; cependant Von Bruns cite lui-même un cas où il y avait un rétrécissement du larynx consécutif par suite d'adhérences cicatricielles des cordes vocales l'une à l'autre. Beschorner (1), dans un mémoire très intéressant sur la laryngotomie, a observé consécutivement à cette opération un rétrécissement résultant de la rétraction du tissu cicatriciel après ablation d'un volumineux papillome chez un enfant de 2 ans, auquel il fut obligé de laisser sa canule trachéale. Mais ces faits sont très rares.

Il n'en est pas de même pour le rétablissement de la phonation dans son intégrité. L'altération de la voix, après la thyrotomie, tient le plus souvent à des lésions des insertions des cordes vocales, à une différence de niveau, à une cicatrisation défectueuse, ou encore à des rétractions inflammatoires puis cicatricielles du tissu même des cordes. Les troubles de la voix peuvent aller de la dysphonie simple, enrouement et voix voilée, jusqu'à l'aphonie complète lorsque les deux côtés sont lésés. Déjà Mackenzie avait fait, dans son mémoire, un relevé où il avait montré que 22 p. 100 seulement guérissaient avec une voix intacte, 40 p. 100 avec de l'aphonie, 30 p. 100 avec de la dysphonie plus ou moins considérable.

Von Bruns, dans 38 cas où l'état de la voix a été suffisamment noté, trouve 18 fois le retour à l'état normal ; dans tous les autres cas il y a eu dysphonie ou aphonie complète.

Il ne semble pas, d'après ses recherches, que l'étendue de la

(1) Beschorner. *Papillomatöse Neubildung im Kehlkopfe eines 2 1/2, jährigen Kindes ; Tracheotomie, Thyrotomie. (Deutsche Zeitschrift für Chirurgie, S. 462, 1873.)*

laryngotomie ait une influence sur le degré de cette altération, puisqu'elle paraît avoir été constatée plus souvent dans les cas où l'on a fait la simple thyrotomie que dans ceux où le larynx a été fendu depuis la membrane thyrohyoïdienne jusqu'à la trachée.

Bœcker, qui s'élève avec force contre la thyrotomie pour l'ablation des polypes, a vu un cas où les deux moitiés du cartilage thyroïde chevauchaient l'un sur l'autre par suite d'un tissu de cicatrice peu résistant qui les unissait; la voix était détestable, et qui plus est, le polype récidiva et il put l'enlever par les voies naturelles.

Les autres faits que nous avons recueillis ne sont guère plus heureux. La voix fut complètement rétablie chez le malade du professeur Socin, mais il faut avouer que c'était un fait exceptionnellement favorable. Chez deux des malades de J. Bœckel, chez qui elle a été notée, elle était conservée dans un cas, éteinte dans l'autre; pour les 10 autres nous trouvons indiqué : voix altérée, raboteuse, rauque 5 fois, 2 fois la voix est dite bonne chez un enfant de 3 ans et demi (*Bennett May*), et chez l'opéré de Serres, de Montpellier; 4 fois il n'y a pas d'indication suffisante. En somme, résultat fonctionnel sérieux quant à la phonation.

3° *Des récidives après la thyrotomie et la laryngotomie totale.* — C'est là encore un des côtés faibles de l'opération et qui a servi de point de mire à ses adversaires. La récidive est en effet fréquente pour les tumeurs récidivantes bien entendu, et pour les tumeurs bénignes ce sont avant tout les papillomes. Von Bruns a dressé, pour la comparaison de la méthode endolaryngée et de la laryngotomie comme résultats au point de vue de la récidive, 2 tableaux qui ne me paraissent pas suffisants, comme chiffres, pour résoudre la question. Il y prouve la supériorité de l'extirpation par les voies naturelles. La grande difficulté de dresser ces statistiques, c'est d'avoir des cas comparables entre eux; il est évident que si tous les cas graves, d'un côté, incombent à la méthode sanglante, et tous les cas faciles à la méthode endolaryngée, il n'y aura pas possibilité de se faire une idée exacte de la valeur de chacune. Il nous paraît donc inutile d'insister sur la statistique comparative qui, en pareille matière, dit souvent ce que l'auteur veut lui faire dire. C'est ce que Max Schüller démontre, notamment à propos du tableau de Von Bruns qui aboutit à la conclusion que, tandis que la méthode endolaryngée donne 46 p. 100 de récidives, la thyrotomie en donne 66 p. 100. En ne forçant pas les cas et en comptant comme récidives, dans la méthode endolaryngée, ceux où il a fallu enlever, consécutivement à une première intervention, de nouvelles tumeurs, et cela pendant quelque temps, l'on peut admettre qu'il n'y a guère de différence entre les deux voies d'extirpation, et que peut-être même l'avantage serait à la thyrotomie.

Nous ne ferons que signaler en terminant, à titre de curiosité, le fait rapporté par Solis Cohen (1), de la production d'un épithélioma dans la cicatrice d'une thyrotomie pratiquée pour enlever un papillome chez un homme de 62 ans. Il n'a, bien entendu, rien à voir avec les récidives après thyrotomie.

Avant d'aborder l'étude des laryngotomies partielles, voici les observations inédites qu'ont eu l'obligeance de nous adresser MM. le docteur Bœckel et le professeur Socin, de Bâle :

OBSERVATION I (inédite).

Trachéo-laryngotomie pour papillome ; guérison avec fistule ; mort d'hémoptysie probablement tuberculeuse, par Jules Bœckel.

Caroline A..., 42 ans, mariée, mère de deux enfants, accouchement il y a dix ans.

Antécédents. — Pneumonie, il y a vingt ans; en 1868, eczéma rebelle, guéri actuellement. Angines fréquentes.

En 1874, mal de gorge, puis dysphagie persistante. Depuis trois ans elle ne peut plus avaler qu'avec peine. Douleurs intenses ; sensation d'un cheveu à la base de la langue.

Voix rauque dès le début, puis enrouement ; depuis le mois de juillet 1874, aphonie complète.

(1) Solis-Cohen. *Thyrotomie pour un cas de polype ; développement consécutif d'un épithélioma dans la cicatrice cutanée sans lésion de l'intérieur du larynx.* (*Revue de laryngologie de* Moure, 1er septembre 1883, p. 270.)

Accès de toux très pénibles ; expectoration spumeuse, parfois légèrement purulente.

Depuis deux mois, dyspnée.

Le 1er janvier 1875, accès de suffocation avec asphyxie imminente. Deux jours après la malade vient me consulter pour la première fois.

L'examen du cœur et des poumons révèle un état normal de ces organes. Le cornage est intense.

L'examen laryngoscopique, très difficile à cause des accès de suffocation qui entrainent la cyanose de la face, révèle un œdème considérable de la muqueuse des aryténoïdes et des ligaments aryténo-épiglottiques. L'épiglotte est rouge et tuméfiée. Je prescris séance tenante une cautérisation au nitrate d'argent au 1/60e que je répète les jours suivants.

Le 6. Amélioration de l'œdème. Un nouvel examen laryngoscopique permet de constater sur sa corde vocale gauche, une excroissance mamelonnée rougeâtre, à base diffuse, oblitérant presque complètement l'orifice glottique. Pendant les mouvements d'inspiration forcée on constate que la fente glottique s'entr'ouvre en arrière dans l'étendue d'une ligne à peine.

La corde vocale droite paraît intacte ; la tumeur semble émerger du ventricule gauche et se prolonge en avant jusqu'à 2 millimètres environ de l'insertion de la corde vocale au cartilage thyroïde.

Je conseille à Mme A..., d'entrer à l'hôpital et de s'y soumettre à l'opération qu'on jugerait nécessaire pour la débarrasser de sa tumeur. Elle hésite et ne peut se résigner à ce parti.

Le 19. On l'amène à la consultation à moitié asphyxiée, cyanosée, haletante. Craignant une catastrophe dans mon cabinet, je la fais immédiatement transporter à l'hôpital (salle 76) et lui fais la *trachéotomie.*

Le soulagement est immédiat : les douleurs se calment et la déglutition s'opère avec beaucoup plus de facilité dès la première journée. L'auscultation de la poitrine révèle au sommet du poumon droit Quelques râles sous-crépitants et des craquements fins. T. soir, 37°,7.

Le 20. Respiration normale ; pas de cornage. R., 20 à la minute. T., 38°,3 ; P., 120.

Le 21. T. matin, 38°, P., 116. Respiration normale. Expectoration glaireuse assez abondante. T. soir, 38°,4 ; P. 120.

Thyrotomie le 25. (Sont présents les professeurs Schützenberger, E. Bœckel, le Dr Lienhardt, Gerhardt, Reichardt. M. Tourneret, interne de l hôpital.) On anesthésie la malade par la canule ; la résolution obtenue, je retire la canule, puis j'introduis une sonde cannelée dans le larynx par la plaie trachéale, et avec de forts ciseaux je fends le cartilage thyroïde, en empiétant très légèrement sur la membrane thyrohyoïdienne. Hémorrhagie assez abondante, ne nécessitant pas toutefois de ligature. La malade se réveille, elle est prise d'une forte quinte de toux, qui oblige à interrompre l'opération pendant quelques instants. Cette quinte est certainement due au sang qui a coulé dans la trachée. Le calme revenu, j'incline la tête sur le bord de la table en la renversant fortement en arrière. Je passe ensuite une anse de fil de chaque côté dans les deux lames du cartilage thyroïde afin de pouvoir bien les récliner. Pendant cette manœuvre survient une nouvelle quinte de toux, suivie d'une expectoration spumeuse très abondante, qui masque entièrement la cavité laryngée. Cette quinte passée, je fais récliner les deux bords du cartilage thyroïde et je ne tarde pas à apercevoir un petit polype flottant sur la partie antérieure de la corde vocale inférieure gauche ; je l'enlève avec des pinces. En portant le doigt dans l'intérieur du larynx, on sent vers les cartilages aryténoïdes une tumeur mamelonnée considérable (celle qu'on avait aperçue et reconnue, grâce à l'examen laryngoscopique). L'écartement du thyroïde n'est pas suffisant pour la saisir. Je prolonge la plaie vers le haut jusqu'à l'os hyoïde, en fendant l'épiglotte et la membrane thyrohyoïdienne dans toute leur hauteur.

Les parois du larynx sont alors écartées à l'aide de deux forts crochets mousses tenus par un aide, et à partir de ce moment on voit très distinctement la masse qui le remplit. Je l'excise à l'aide de ciseaux courbes et d'une pince à griffes en rasant très exactement la corde vocale et les parois auxquelles elle adhère faiblement. Le côté droit paraît sain de même que les ventricules.

A ce moment la respiration s'arrête ; on suspend le chloroforme, et on titille la muqueuse de la trachée à l'aide d'une plume de pigeon.

On enlève alors huit fragments de polypes, ayant un aspect framboisé, rougeâtre avec des prolongements villeux. Puis on cautérise avec la pierre infernale toute la base d'implantation qui s'étend, jusqu'à la paroi postérieure du larynx.

On replace ensuite la canule trachéale et au-dessus d'elle un tube de caoutchouc pour empêcher le rapprochement des bords du thyroïde, afin de pouvoir inspecter ultérieurement la cavité laryngée.

Immédiatement après l'opération la malade essaie d'avaler un verre d'eau ; une partie du liquide reflue par la canule (à cause de la section de l'épiglotte).

Journée bonne ; plusieurs pansements à cause de l'expectoration abondante. Pas de vomissements chloroformiques. Lait Bouillon. T. soir, 38°,5.

Examen histologique. — Polype muqueux, caractérisé par la présence d'un tissu conjonctif, riche en jeunes cellules. Il y a hypertrophie des éléments glandulaires, lesquels sont tapissés d'un épithélium

cylindrique avec contenu finement granuleux. Pas d'éléments cancéreux.

Le 26. La malade a dormi une partie de la nuit. La respiration est
tranquille, 24 inspirations à la minute. T. matin, 38°,3; P., 120; T.
soir, 38°,7 ; P. soir, 120.

Le 27. On enlève la canule pour la nettoyer. La suppuration est
faible, la plaie trachéale commence à bourgeonner. La sensibilité extrême nous oblige à donner quelques bouffées de chloroforme, pour
récliner les deux bords du cartilage thyroïde et pour cautériser une
deuxième fois la cavité du larynx. T. soir, 37°;2 ; P. 120 ; R., 24.

Le 28. Une seule quinte de toux pendant la nuit; déglutition douloureuse. Je pratique une nouvelle cautérisation avec un crayon de
Filhos ; la paroi postérieure est beaucoup plus nette, la corde vocale
seule paraît encore un peu granuleuse. On supprime le tube de caoutchouc et on replace la canule trachéale. Les liquides refluent encore
par cette dernière, mais seulement après les efforts de toux. Expectoration muco-purulente très abondante. Lait. OEufs. Bouillons.

Le 30. On extirpe une petite masse polypeuse située sur la corde
vocale gauche ; les plaies bourgeonnent bien d'ailleurs. La profondeur de la plaie trachéale est de 5 centimètres.

Le 1er février. On pratique une dernière chloroformisation et on
constate que la face postérieure du larynx est parfaitement lisse. La
corde vocale est légèrement boursouflée, mais elle paraît également
lisse. Lorsqu'on ferme la plaie de manière à rapprocher ses bords, la
respiration est parfaite et la malade peut émettre à voix basse quelques sons bien distincts. La déglutition est toujours un peu pénible ;
alimentation solide.

Le 5. Enlèvement définitif de la canule. L'opérée se lève deux jours
après.

Le 14. La plaie est aux trois quarts cicatrisée : on n'aperçoit plus
la trachée depuis plusieurs jours.

Le 20. Il n'existe plus qu'une fistule peu profonde. Localement
l'état est satisfaisant, mais la toux, qui est très opiniâtre, fatigue beaucoup Mme A... On constate au sommet du poumon droit des craquements plus gros que ceux constatés antérieurement avec râles sous-
crépitants humides.

L'état général laisse à désirer : peu d'appétit. Amaigrissement.

Le 1er mars. La malade sort ayant toujours sa fistule.

Le 30 du même mois, on m'appelle en toute hâte auprès de mon
ancienne opérée ; elle vient d'avoir une hémoptysie formidable.

Je la trouve râlant, pâle et sans connaissance.

Dans la soirée une nouvelle hémoptysie emporte la malade en
quelques minutes.

L'autopsie n'a pas été accordée. (Il nous semble bien que l'auteur ait eu affaire à des végétations probablement tuberculeuses chez une phthisique.)

OBSERVATION II (inédite).

Papillome sessile de la corde vocale droite remplissant tout le larynx; tracheo-laryngotomie en une séance; guérison; intégrité de la voix, par Jules Bœckel.

Lobvowski (Marie), 27 ans, mariée, mère de plusieurs enfants, dont le plus jeune a 10 mois.

Comme antécédents, je note une syphilis probable, d'après les renseignements fournis par la malade.

Le début de l'affection qui l'amène à l'hospice israélite (novembre 1882) remonte à six mois. Il a été marqué par un enrouement, qui n'a fait qu'augmenter depuis lors, au point d'entraîner une aphonie complète. Celle-ci existe depuis deux mois. En même temps la malade éprouve de temps à autre des accès de suffocation qui, à différentes reprises, ont déjà failli l'emporter. Examinée par un médecin au point de vue de son aphonie, on reconnut que le larynx était le siège d'une tumeur d'aspect mamelonné. Le confrère, dont j'ignore le nom et la demeure, soupçonnant quelque manifestation syphilitique, soumet la jeune femme à un traitement approprié par les frictions. Ce traitement ne fut suivi d'aucun résultat au point de vue de la phonation ou de la respiration. Celle-ci s'embarrassa de plus en plus, si bien que le lendemain même de l'entrée de Mme L... à l'hôpital (20 novembre 1882), je dus faire d'urgence la trachéotomie.

J'avais à peine eu le temps de l'examiner la veille. L'existence d'un polype volumineux, remplissant tout le larynx et implanté très largement sur toute la largeur de la corde vocale droite, fut pourtant bien et dûment établie, grâce à l'examen laryngoscopique.

La trachéotomie exécutée sans incident particulier, j'introduisis dans la trachée une canule à tamponnement de Trendelenburg, résolu à faire séance tenante la thyrotomie. Chloroformisation par la canule après avoir gonflé le ballon de la canule en question. J'incisai les parties molles au-devant du larynx, puis avec une forte paire de ciseaux je fendis le cartilage thyroïde et fis maintenir ses deux lames écartées à l'aide d'érignes mousses. L'écartement et l'ouverture de la boîte laryngée furent très aisés, le larynx étant relativement mou. Aussitôt apparut une tumeur bosselée, de la dimension d'une fève, occupant la corde vocale droite et poussant un prolongement dans le ventricule correspondant. L'enlever à l'aide de la pince à disséquer et d'une paire de ciseaux, fut l'affaire d'un instant. Hémorrhagie modérée. Cautérisation de la base du polype avec la pierre infernale. Diagnostic histologique : papillome ordinaire.

Suture des téguments par-dessus le cartilage thyroïde ; pansement de la plaie trachéale avec la gaze iodoformée. On maintient toujours le gonflement du ballon de la canule.

L'opération terminée, la malade se sent notablement soulagée ; la respiration est facile.

Le lendemain 21 novembre : T. matin, 37°,3 ; soir, 38°. Alimentation liquide. Expectoration spumeuse très faible.

Le 22, la plaie ne sécrète presque pas de pus. Expectoration nulle. On enlève deux points de suture.

Le 28, enlèvement définitif de la canule et des sutures qui restent encore. Réunion de la plaie.

Le 30, l'opérée se lève pour la première fois.

Le 5 décembre la trachée n'est plus visible ; la plaie est bourgeonnante, presque cicatrisée.

Cicatrisation définitive le 18. Voix normale, encore un peu faible. Exeat le 27.

La malade a été revue au bout de trois mois. La guérison s'est bien maintenue. Pas trace de récidive. Elle parle à haute voix. On ne l'a pas revue depuis lors.

OBSERVATION III (inédite).

Papillome corné du larynx ayant envahi la corde vocale droite ; trachéo-laryngotomie en une séance ; résection d'une portion de la corde vocale ; guérison ; phonation non rétablie, par Jules Bœckel.

Albert M..., 16 ans, entre le 8 avril 1883 au service de chirurgie de l'hôpital Civil dont je me trouvais pour le moment chargé. Il est enroué depuis six mois et complètement aphone depuis deux mois. A différentes reprises, il a failli étouffer dans ces derniers temps. Son médecin habituel ayant reconnu une masse polypeuse très considérable siégeant sur la corde vocale droite, la débordant en dedans, au point d'intercepter presque complètement la lumière de la glotte, me fit l'honneur de me l'adresser.

Je constatai comme lui la présence du polype, j'essayai à deux reprises différentes de le saisir et de l'extirper avec une pince laryngée. Ces manœuvres, fort mal tolérées, durent être supprimées à cause des accès de dyspnée intense qu'elles occasionnaient. On décida que la trachéolaryngotomie serait faite au premier jour.

Trachéo-laryngotomie le 14 août 1883.

L'opération est faite comme dans le cas précédent avec la canule de Trendelenberg. Rien à noter si ce n'est qu'il fallut réséquer la corde vocale droite dans presque toute son étendue ; le néoplasme l'englobait à tel point qu'il ne fut pas possible de l'isoler.

Diagnostic histologique : papillome corné.

Les suites de l'opération furent bénignes. Enlèvement de la canule à tamponnement au bout de quarante-huit heures. On la remplace par une canule ordinaire dont l'enlèvement définitif a lieu le 22 août (huitième jour). Cicatrisation définitive le 3 septembre. Le malade parle à voix basse, d'une façon très distincte.

On le revoit deux ans après et la fonction ne s'est pas encore rétablie. L'examen laryngoscopique révèle du côté droit une surface plane, lisse, recouverte de muqueuse aux lieu et place occupés normalement par la corde vocale. La corde vocale gauche fonctionne bien.

Observation IV (inédite).

Polype du larynx volumineux ; trachéo-laryngotomie en une séance ; mort le neuvième jour de pneumonie septique, par Jules Bœckel.

M. K..., 73 ans, vient me consulter dans le courant de mars 1881, sur l'avis de mon oncle, le Dr E. Bœckel, aîné, qui soupçonne une tumeur intra-laryngée.

Le malade est enroué depuis trois mois et aphone depuis un mois. Lorsque je le vois pour la première fois, je le trouve cyanosé, oppressé. Je remets l'examen laryngoscopique à un autre jour, craignant une catastrophe dans mon cabinet.

J'y procède le 15 mars, dans la chambre que M. K... a retenue à la Toussaint. Je constate un papillome remplissant tout le larynx, à base sessile et implanté très probablement sur la corde vocale gauche. L'espace glottique est fermé ; ce n'est qu'en arrière que l'air passe à travers un espace triangulaire mesurant tout au plus 2 ou 3 millimètres.

En présence de cet état l'extirpation par les voies naturelles ne saurait avoir la moindre chance ; aussi je me décide à faire la trachéo-laryngotomie que le malade accepte.

Le 20 mars. Opération comme dans les cas précédents. Pendant la section du thyroïde le malade perd une assez forte quantité de sang, dont une partie coule dans la trachée. N'ayant pas de canule de Trendelenburg à ma disposition, j'ai dû me servir d'une canule ordinaire.

Extirpation d'une masse polypeuse considérable, dont la structure intime était celle d'un papillome.

Cautérisation du point d'implantation et suture des téguments au-devant du cartilage thyroïde.

Les deux premiers jours, à part une expectoration muco-purulente abondante et fétide, l'état de M. K... ne laisse rien à désirer.

Le 23. Respiration embarrassée, saccadée. Rien du côté de la plaie. Engouement pulmonaire à gauche.

Le 24. Souffle du même côté. Oppression de plus en plus forte. Application de ventouses sèches. Potion avec sel ammoniacal anisé. Les symptômes vont en empirant les jours suivants et M. K... s'éteint le 29 à 11 heures du soir.

La canule à tamponnement aurait sans doute conjuré les accidents, qui, dans ce cas, ont été occasionnés par le passage du sang dans la trachée chez un vieillard robuste encore et ne présentant aucune tare organique quelconque, ni aucun antécédent alcoolique.

Observation V (inédite).

Fibrome du larynx ; thyrotomie, par le professeur Socin.

Femme, 44 ans, servante, entrée le 3 mars 1885. Remarque depuis environ un an et demi des altérations de sa voix. Au commencement cette dernière lui manquait subitement en parlant, puis revenait au bout de quelques minutes. Depuis septembre 1884, aphonie complète et continue ; depuis quinze jours, toux grasse, pas de suffocation, pas de difficulté de déglutition, pas de douleur. Le laryngoscope fait découvrir une tumeur siégeant sur le milieu de la corde vocale gauche qui est en totalité gonflée et très rouge, mais mobile. Le 11 mars la malade est chloroformée. Incision médiane longitudinale de 6 centimètres. Ouverture de la partie supérieure de la trachée, introduction d'une canule à tampon ; le cartilage cricoïde reste intact ; au-dessus incision du ligament crico-thyroïdien puis de bas en haut avec un scalpel, incision du cartilage thyroïde exactement sur la partie médiane, ce qui réussit sans lésion de la commissure antérieure des cordes. Ablation de la tumeur qui laisse une échancrure de la corde vocale gauche. Pas d'hémorrhagie. Un point de suture traverse le cartilage thyroïde et en réunit exactement les deux bords. Suture des téguments. La canule à tampon est remplacée par une canule ordinaire qui est définitivement enlevée le 13 mars. Le 1er avril la malade sort guérie ; la voix est complètement normale. Le laryngoscope constate une légère échancrure de la corde gauche, qui est du reste parfaitement blanche et s'applique à la droite pendant la phonation.

Laryngotomies partielles.

D'une bien moindre importance pour le traitement des tumeurs du larynx, sont les laryngotomies partielles, soit sous-thyroïdiennes, soit sus-thyroïdiennes.

Elles ne s'adaptent en effet qu'à des cas tout à fait spéciaux.

La *laryngotomie intercricothyroïdienne* consiste à sectionner la membrane cricothyroïdienne pour arriver dans la portion sous-glottique du larynx ; nous n'insisterons pas sur le manuel opératoire qui est actuellement bien connu, grâce aux travaux du professeur Verneuil, de Nicaise, de Krishaber. Elle a été proposée pour la première fois par Vicq d'Azyr.

La première opératien d'extirpation d'une tumeur intralaryngée par la section de la membrane cricothyroïdienne appartient à Burow sénior. (*Deutsch Klinik*, Bd XVII, p. 165, 1865.)

Depuis, elle a été répétée un certain nombre de fois et aux 6 faits rassemblés par Von Bruns, dans son *Traité de la laryngotomie*, nous pouvons encore ajouter un fait nouveau.

Solis Cohen (*Archiv. of Laryngotology*, t. I, n° 2, 1880) regarde la laryngotomie intercrico-thyroïdienne pour tumeurs sous-glottiques, comme une excellente opération et a publié le cas que voici :

Il s'agissait d'un homme de 30 ans, affligé d'un néoplasme sous-glottique inséré sur les cordes vocales. On fit la section de la membrane crico-thyroïdienne, puis on introduisit une canule à bec de Durham après avoir détruit ce que l'on voyait à l'aide du galvanocautère ; la canule fut laissée quelques jours pour observer si tout était enlevé ; après quatre séances de cautérisation elle fut retirée et le malade guérit parfaitement.

La laryngotomie intercrico-thyroïdienne est une des opérations les moins graves qu'on pratique sur l'arbre aérien, qu'elle soit faite au thermocautère ou au bistouri ; elle ne donne lieu à aucun trouble de la fonction vocale et fournit le plus souvent un champ d'opération suffisant pour les tumeurs sous-glottiques. Elle doit être préférée toutes les fois qu'on le pourra à la thyrotomie et à la cricotomie que la plupart des auteurs rejettent. Dans aucun des cas de Von Bruns, il n'y a eu de récidive, même après une observation d'une assez longue durée.

La *membrane crico-thyroïdienne* et le *cricoïde* ont été sectionnés dans quelques cas. Cotteril (1) en a rapporté tout récemment un nouveau. C'était pour un papillome du larynx, d'un volume

---

(1) Cotteril. *Papillome du larynx ; cricotomie.* (*Edinburg med. Journal*, page 255, avril 1886.)

inusité, pédiculé et inséré sur la corde vocale droite. Le traitement intralaryngé ayant été regardé comme impraticable, on l'enleva après avoir fendu le cricoïde et la membrane crico-thyroïdienne. La guérison fut parfaite et la voix normale.

Enfin l'incision a été quelquefois prolongée jusque sur la trachée constituant alors une *trachéo-laryngotomie partielle.* Dans les deux faits cités par Von Bruns, il s'agissait de tumeurs faisant saillie dans le larynx et constituées par du tissu thyroïdien ; elles furent toutes deux extirpées au galvanocautère . Dans toutes ces opérations, on pourra se rendre compte du siège et de l'implantation de la tumeur à l'aide d'un petit miroir que l'on introduira par la plaie même du tube aérien.

La *laryngotomie sous-hyoïdienne* de *Malgaigne* et *Prat* et susthyroïdienne, telle que l'a pratiquée Follin en 1863, consiste à aborder l'orifice supérieur du larynx, en se frayant une voie à travers la région thyro-hyoïdienne. Malgaigne avait conseillé de suivre le bord inférieur de l'os hyoïde, et Prat avait suivi pas à pas cet avis, tandis que Follin a longé le bord supérieur du cartilage thyroïde à très peu de distance. Le professeur Richet (*Traité d'Anatomie médico-chirurgicale*, p. 273) a montré que l'incision conseillée par Malgaigne pénètre au-dessus de l'épiglotte, par conséquent dans le pharynx, et fait de l'opération une pharyngotomie.

L'opération consiste à inciser tranversalement la peau, au-dessus du cartilage thyroïde, comme Follin, quand on veut pénétrer dans le larynx, ou au contraire au-dessous de l'os hyoïde, comme Malgaigne, quand on veut entrer dans le pharynx, à aborder l'épiglotte en allant couche par couche et en ne s'éloignant pas trop en dehors, de façon à ne pas léser les vaisseaux importants, qui arrivent dans la région (branches de la laryngée supérieure).

Les trois premières opérations de Prat, Follin, Debrou, furent pratiquées sans trachéotomie préventive ; Von Langenbeck le premier, pour un myxo-fibrome du ligament ary-épiglottique empiétant sur le larynx, fit, immédiatement avant l'opération principale, une trachéotomie préliminaire et tamponna l'orifice supérieur du larynx avec une éponge, pour empêcher l'introduction du sang dans les voies aériennes. Depuis, cette manière de faire a été adoptée par plusieurs opérateurs et avec fruit.

Axel Iversen (*loc. cit.*), dans son intéressant mémoire, la recommande très vivement. Les cas qu'il a rapportés sont au nombre de 6, dont 1 tumeur épiglottique (Prat) ; 2 tumeurs aryépiglottiques (Studsgaard, Von Langenbeck) enfin 3 tumeurs intralaryngées (Follin, Debrou, Studsgaard). Le malade de Debrou a été pharyngotomisé d'abord, puis dans la même séance a subi la laryngotomie, puis la trachéotomie. Dans ces 6 cas, il n'y a pas de mort qui puisse être mise directement sur le compte de l'opération. Nous pouvons ajouter aux faits cités par Axel Iversen 4 nouvelles observations de pharyngotomie sous-hyoïdienne pour tumeurs bénignes du larynx.

Aschenbaen (1) a observé un enfant de 11 ans, auquel on fit la trachéotomie pour des accès de suffocation dus à des papillomes du larynx ; on pratiqua ensuite la laryngotomie sous-hyoïdienne ; et l'on racla le larynx, avec une curette ; revu sans récidive quatre mois après, l'enfant revient deux mois plus tard avec une récidive nouvelle qui nécessite une nouvelle trachéotomie et une thyrotomie ; malgré tout, la guérison ne persistait pas encore lorsque l'observation se termine.

Solis Cohen (*Archiv. of Laryngology*, vol. I, n° 2, 1880; a pratiqué, de concert avec Packard, la laryngotomie sous-hyoïdienne, à un enfant de 5 ans, aphone et dyspnéique, la nuit surtout, atteint de papillomes insérés à la commissure antérieure des cordes vocales. C'est en vain qu'en avait essayé plusieurs fois l'opération endolaryngée.

Il fut après l'incision de la région, impossible d'éclairer le larynx ; Cohen connaisssant le siège de la tumeur, essaya en vain en se guidant sur le doigt, de la saisir ; cela fut impossible encore et l'ablation resta incomplète : l'enfant guérit de l'opération ; mais il n'a pas été revu après.

Ce fut pour un cas analogue, que Langenbuch (2) pratiqua la

(1) Aschenbaen. *Papillomata glottidis.* (*Archiv für klin. Chirurg.*, Band. XXV, p. 162, 1880.)

(2) Langenbuch. *Laryngotomia subhyoïdea vera subépiglottica.* (*Berlin. klin. Wochenschrift*, n° 5, 1880.)

même opération ; il sectionna transversalement la base de l'épiglotte, le larxnx fut repoussé en haut avec des crochets ; l'ablation fut faite et la guérison complète.

Krakauer (*loc. cit.*) a opéré encore de la sorte, chez un garçon
de 10 ans, un kyste du ligament ary-épiglottique gauche, et qui
était de la grosseur d'une noix ; l'enfant avait la voix rauque, la
respiration difficile. En vain le chirurgien avait essayé la ponction et l'aspiration. L'enfant guérit.

Il résulte des faits que nous venons de passer en revue que
l'opération est bénigne en elle-même ; qu'elle mène au but pour
les tumeurs de l'orifice supérieur du larynx, moins bien pour
celles qui sont situées au niveau de la commissure antérieure
des cordes vocales.

Mais il est à remarquer aussi que, à moins de circonstances
tout à fait exceptionnelles, précisément les tumeurs de l'orifice
supérieur sont les plus abordables au traitement par les voies
naturelles et qu'on aura par conséquent bien rarement l'occasion de la mettre en pratiqne.

Examinons maintenant les indications qui peuvent nous engager à opérer par les voies artificielles.

Indications pour l'extirpation des tumeurs bénignes
par les voies artificielles.

Elles sont tirées de la nature de la tumeur, de son volume, de
son siège, de l'étendue de son insertion, enfin des conditions
individuelles du patient, âge, intolérance pour les procédés endolaryngés. Ce que nous avons dit des contre-indications à l'emploi de la méthode endolaryngée nous dispense d'y insister longuement. Nous croyons en effet qu'il y a un certain nombre de
cas de polypes du larynx qui seront traités plus efficacement
par la thyrotomie et les autres procédés de la méthode extralaryngée que par l'extirpation par les voies naturelles. De toutes
façons, bien entendu, nous conseillerons d'y avoir recours
d'abord, et ce n'est que lorsqu'elles se seront montrées ineffi-
caces que nous nous décidérons pour telle ou telle laryngotomie.

Au point de vue de la nature de la tumeur, nous distinguerons des autres néoplasmes bénins, les papillomes qui récidivent le plus fréquemment, dans leur forme diffuse surtout, moins dans leur forme solitaire. Ce sont généralement, dans le premier cas, des tumeurs volumineuses remplissant plus ou moins le larynx. Elles semblent repulluler, d'autant plus qu'on y touche plus souvent, du moment que leur ablation n'est pas totale et que le terrain sur lequel elles se sont développées n'a pas été profondément modifié. La laryngotomie totale ou thyroïdienne se montrera certainement alors, surtout grâce aux perfectionnement actuels de l'hémostase, de l'occlusion des voies aériennes, plus efficace parce qu'elle permettra de mettre à découvert le champ opératoire et d'y pratiquer, après l'extirpation des tumeurs, une cautérisation non seulement de la région atteinte, mais encore de ses alentours.

Nous serons moins explicites pour les papillomes solitaires, que nous rendrons volontiers au traitement par les voies naturelles à plus forte raison pour les autres variétés de polypes, lorsque d'autres conditions n'interviendront pas.

Le volume, nous l'avons vu, n'est pas une indication formelle : il peut toutefois s'ajouter à d'autres éléments et forcer par cela même notre détermination.

Il n'en est pas tout à fait de même du siège. Certainement, nous reconnaissons l'habileté et la patience de certains opérateurs qui ont pu enlever par les voies naturelles, après des essais répétés ou grâce à un heureux hasard, des tumeurs sous-glottiques, ventriculaires, ou encore et plus fréquemment des tumeurs insérées au niveau de la commissure, à l'insertion de l'épiglotte ; mais ce sont là des exceptions brillantes sur lesquelles il ne faut pas trop compter lorsqu'on voit des laryngoscopistes, comme Solis Cohen, ne pas arriver à leur but.

Nous ferons les mêmes réflexions pour ce qui concerne l'étendue de la base d'implantation de la tumeur.

Mais certes, les plus importantes au point de vue du choix souvent forcé de l'opération, sont les conditions individuelles. Il est incontestable que le jeune âge est en général très rebelle à la méthode de traitement endolaryngée — et nous entendons

par enfants ceux qui n'ont pas dépassé 5 à 6 ans — à partir de
de cette époque, la tolérance et la raison peuvent déjà agir,
mais avant il n'y a guère possibilité.

Aussi ne pouvons-nous désapprouver les chirurgiens qui, en
cette occurrence ont entrepris la laryngotomie, tout en admi-
rant ceux qui, par les voies endolaryngées, sont arrivés à bonne
fin.

Nous ne tiendrons pas autant compte de l'état nerveux, de
l'intolérance de certains sujets pour le laryngoscope et les manœuvres laryngoscopiques, car ce sont là des obstacles presque
toujours surmontables.

Lorsque plusieurs des circonstances que nous venons d'énu-
mérer se trouvent réunies, elles ne font que renforcer ce que
nous avons dit en faveur de la laryngotomie qui ne devra, de
toute façon, n'être qu'une méthode de nécessité, jamais une méthode de choix. Ce que nous avons déjà dit nous dispensera
d'insister longuement sur le procédé préférable pour tel ou
tel cas.

La thyrotomie et la laryngotomie totale sont les plus aptes à mettre à découvert la cavité proprement dite du larynx ; c'est à elles
qu'on aura recours le plus fréquemment, en se mettant dans les
meilleures conditions possibles pour obtenir une bonne réunion
et l'absence de troubles vocaux consécutifs.

Les larnygotomies sous-thyroïdiennes seront mises en usage
dans les cas de tumeurs sous-glottiques sessiles qui ne se montrent
pas au niveau de la glotte. Quant à la laryngotomie sous hoï-
dienne, elle sera surtout indiquée dans les cas de tumeurs très
vasculaires et à base d'implantation large de l'orifice supérieur
du larynx, et on la fera précéder alors de la trachéotomie.

Nous n'insisterons pas ici sur l'extirpation du larynx, qui a été
faite une fois pour des papillomes par Ruggi (1). Il n'y a
guère à en discuter la légitimité.

Nous ne compterons pas le fait de Mac. Leod qui nous paraît
avoir enlevé un larynx rempli de végétations tuberculeuses.

De toutes façons nous ne sommes nullement disposés à ad-

---

(1) Ruggi. *Centralblatt für Chirurgie*, n° 45, 1882.

mettre, d'accord en cela avec le professeur Heidenreich (Sem. médicale, p. 175, 1885), une opération de cette nature pour des tumeurs bénignes que l'on peut combattre par la trachéotomie et la laryngotomie, si elles causent des accidents sérieux et ne peuvent être extirpées par les voies naturelles.

TRAITEMENT PALLIATIF.

Le seul traitement palliatif des accidents dyspnéiques menaçants survenant dans les cas de polypes du larynx chez l'enfant est la trachéotomie, chez l'adulte la trachéotomie ou la laryngotomie intercrico-thyroïdienne avec application de la canule de Krishaber, quitte à essayer ensuite d'atteindre le néoplasme par l'orifice artificiel. Solis Cohen (1) a publié un cas intéressant d'ablation d'un polype par la plaie d'une trachéotomie.

Il s'agissait d'un homme de 48 ans, qui avait dans le larynx une tumeur papillomateuse multiple et un œdéme de la région aryténoidienne avec dyspnée très violente. La trachéotomie fut pratiquée; au bout de quelques jours tout étant dans l'ordre, on enlève la canule et on aperçoit à travers la plaie la partie inférieure d'une tumeur, que l'on saisit avec une pince à polypes et que l'on arrache après torsion. Le succès couronna ces efforts, car on en enleva gros comme un haricot et on la reconnut pour un fibrome. L'extirpation complète fut ensuite vérifiée au laryngoscope. Tous les accidents disparurent.

La trachéotomie est surtout appliquée chez les jeunes enfants; c'est ainsi que Von Bruns (2) rapporte 26 trachéotomies pour tumeurs bénignes chez des enfants ; sur ces 26 trachéotomies il y eut 19 guérisons opératoires et 7 morts, dont 5 de 2 à 3 ans; au delà de 6 ans une seule terminaison funeste par le fait de l'opération.

Les cas du professeur Verneuil (3), de Langlet (4), de Dau-

<hr>

(1) Solis Cohen. *Archiv of Laryngology*, vol. I. n° 2, 1880.
(2) Von Bruns. *Die Laryngotomie*, p. 180, 1878.
(3) Verneuil. *Gazette des Hôpitaux*, 15 février 1881.
(4) Langlet. *Union médicale scientifique du Nord-Est*, p. 33, 1880.

chez (1) se rapportent également à des enfants atteints de polypes et qu'on trachéotomisa croyant avoir affaire à une tout
autre affection. La petite malade de Langlet avait 2 ans ; elle
mourut de convulsions ; la laryngotomie avait été écartée ; celle
de Dauchez avait 5 ans et demi et succomba à une broncho-
pneumonie ; la petite fille vue par le professeur Verneuil et chez
laquelle Duret, alors interne crut à un rétrécissement, fut
examinée sous le chloroforme après trachéotomie, par Krishaber,
et l'on fut d'avis de lui enlever le polype par la bouche.

La trachéotomie pratiquée, l'on se résoudra soit pour l'extirpation par la méthode endolaryngée, soit pour la laryngotomie
suivant les indications qui se présenteront. De toutes façons, le
danger sera levé et l'on pourra à son aise et à loisir combattre
la cause de l'obstruction.

A côté de ce traitement d'urgence, dont la valeur n'est pas
discutable, nous ne ferons qu'indiquer sommairement les mesures à prendre pour les individus sujets aux polypes et qui en
auront été débarrassés par une opération. Elles seront avant
tout hygiéniques et dirigées contre la cause pathogénique initiale, que nous avons signalée dans le cours de la description
des tumeurs bénignes ; éviter tout ce qui peut entretenir l'hyperhémie de la muqueuse laryngée ; nous ne donnons que cette
indication genérale et elle sera facilement interprétée d'après les
conditions spéciales d'existence de chaque malade.

Résumé du traitement des tumeurs bénignes.

Quand il y a menace de suffocation, l'incision des voies aériennes comme opération d'urgence.

La méthode endolaryngée doit dans toutes les circonstances,
autant que le comportent les indications que nous avons données, être la méthode de choix ; la laryngotomie constitue une
méthode de nécessité, mais devant laquelle le chirurgien ne
doit pas reculer du moment qu'il n'a rien obtenu et ne peut rien
obtenir de sa rivale.

(1) Dauchez. *Bulletin de la Société anatomique*, Paris, p. 499, 1883.

Schwartz.   13

CHAPITRE II.

DU TRAITEMENT DES TUMEURS MALIGNES.

Si, depuis les belles opérations d'Ehrmann et de von Bruns, nous sommes armés contre les tumeurs de bonne nature du larynx, nous ne pourrions pas en dire autant des tumeurs de mauvaise nature, surtout du cancer proprement dit.. Ici l'extirpation par les voies naturelles ne donne plus que des résultats déplorables, la thyrotomie et les laryngotomies ne sont guère plus favorisées ; aussi la plupart des chirurgiens dans l'immense majorité des cas se sont-ils rabattus sur le traitement palliatif : la trachéotomie. La recherche de la cure radicale du cancer par les ablations larges et précoces a amené Billroth et ceux qui l'ont suivi à l'extirpation totale du larxnx qui paraissait justifiée par la rareté de la généralisation et de l'envahissement ganglionnaire dans les cas de cancers limités.

Nous étudierons successivement, en renvoyant au chapitre précédent pour tout ce qui a trait aux opérations en elles-mêmes, le traitement par la voie endolaryngée dans les cas où il a été mis en pratique, puis le traitement des tumeurs malignes par les laryngotomies, enfin la laryngectomie ou extirpation du larynx, et nous terminerons par l'étude des opérations palliatives ou plutôt du traitement palliatif.

TRAITEMENT CURATIF.

A. — De la méthode d'extirpation endolaryngée.

Cette méthode a été mise en usage un certain nombre de fois, tantôt pour des tumeurs pédiculées, tantôt pour des néoplasmes sessiles qui se présentaient avec toutes les apparences de tumeurs bénignes, de polypes. Presque toujours la récidive a suivi et à montré par une marche quelquefois accélérée par des tentatives répétées, la malignité de l'affection. Mais ici il faut faire une distinction entre les sarcomes et les cancers proprement dits.

Sarcomes. — Nous avons pu recueillir quelques faits d'ablation de sarcomes par les voies naturelles, non suivis de récidives, au moins pendant quelque temps.

D'abord un cas de Türck (1), chez un homme de 55 ans, qui avait un sarcome globo-cellulaire de la corde vocale inférieure gauche ; la tumeur était largement pédiculée et reposait sur sa face supérieure, de façon à être assez facilement accessible : Türck l'enleva avec la guillotine, et, pour mieux l'atteindre, il fixa l'épiglotte à l'aide d'un fixateur qu'il décrit dans son traité ; le malade n'a pas été revu après la guérison opératoire rapidement obtenue.

Gottstein (2) a enlevé à un enfant de sept ans et dans des circonstances très pénibles, à cause de la difficulté du traitement intralaryngé, une tumeur que Waldeyer reconnut comme un fibro-sarcome, peut-être congénital, puisque les accidents dataient de la naissance. Il était inséré au niveau de la commissure antérieure des deux cordes vocales. L'ablation fut faite à l'aide d'un serre-nœud et le point d'implantation cautérisé au nitrate d'argent.

(1) Türck. *Krankheiten des Kehlkopfes,* cas 237, p. 576, 1866.
(2) Gottstein. *Wiener med. Wochenschrift,* p. 1696, 1868.

Le cas de Navratil (1) que cite Butlin dans son mémoire ne peut être accepté, puisque le diagnostic histologique n'a pas été fait.

Mackenzie (2) a rapporté l'observation d'une femme de 43 ans, à laquelle il enleva un fibro sarcome en dégénérescence graisseuse de la bande ventriculaire droite ; elle fut revue guérie quelques temps après.

Schech (3), dans un intéressant travail sur la valeur relative de la thyrotomie et de l'extirpation par les voies naturelles, a relaté l'histoire d'un homme de 40 ans, auquel il enleva une énorme tumeur sarcomateuse, reconnue telle à l'examen histologique, qui remplissait le larynx et prenait naissance au niveau de la région aryténoïdienne droite. L'opération fut faite par la bouche avec l'anse galvanocaustique. Le malade guérit après une seconde opération pour une récidive trois mois après la première extirpation. C'était un sarcome mixte.

Enfin Fauvel cite à la page 551 de son livre, obs. 190, le cas d'une dame de 32 ans, à laquelle il enleva un petit sarcome fasciculé de la corde vocale droite avec succès par arrachement ; elle resta guérie, mais on ne dit pas combien de temps.

A tous ces faits, nous pouvons ajouter celui dont l'histoire a été publiée en partie par Coupard, et dont nous avons déjà eu l'occasion de parler. C'était aussi un fibro-sarcome qui a récidivé quatre ans après une première ablation par la bouche en 1880, et qui a été depuis extirpé deux fois après de nouvelles récidives ; il récidive probablement encore actuellement.

Lorsque la tumeur, reconnue pour un sarcome, se laisse facilement pédiculiser et siège en un point aisément accessible, comme, par exemple, l'orifice supérieur du larynx, nous ne voyons aucun inconvénient à agir comme l'ont fait les auteurs précédents en insistant sur la destruction, si elle est possible, de la surface d'implantation et des alentours. On devra surveiller la récidive et ne pas fonder grand espoir sur une guérison radi-

(1) Navratil. *Berliner klin. Wochenschrift*, p. 501, 1868.
(2) Mackénzic. *Essay on Growths of the larynx*, 1871, p. 193, cas. 95.
(3) Schech. *Deutsches Archiv für klin. Medizin.*, Bd. XVI, p. 236, 1875.

cale ; lorsque le sarcome se rapprochera du fibrome (fibro-sarcome), le pronostic thérapeutique sera moins défavorable.

Cancer proprement dit. — Ici, la méthode endolaryngée ou par les voies naturelles n'a été mise souvent en usage que par erreur de diagnostic ; on croyait avoir affaire à un papillome : c'était un épithélioma polypiforme qui récidivait rapidement.

Elle devra être employée comme méthode de diagnostic ; dans les cas douteux, l'ablation d'un fragment de tumeur permettra de connaître la nature du néoplasme et d'agir en conséquence.

Nous la repoussons complètement en tant que curative.

Elle serait d'ailleurs inapplicable dans tous les cas de cancers infiltrés et en surface qui forment la très grande majorité.

Cependant Krishaber dans ses leçons (*loc. cit.*, p. 275), rapporte deux faits qui montrent que dans certains cas néanmoins, le malade pourra retirer quelque profit d'une tentative d'extraction par les voies naturelles; ainsi, lorsqu'il s'agira de tumeurs épiglottiques ou encore de tumeurs de la cavité laryngienne facilement pédiculisables.

Dans le premier cas, c'est un homme de 52 ans, qui souffrait d'une dyspnée continue depuis six mois ; il pouvait à peine avaler quelques gouttes de liquide et cornait quand on le poussait à respirer profondément. Pas d'engorgement ganglionnaire. L'examen laryngoscopique montra une tumeur qui remplissait le vestibule du larynx et dont la base d'implantation ne pouvait être vue. Il fut décidé avec le Dr L. Labbé, dans le service duquel se trouvait le patient, que l'on tenterait l'extirpation par les voies naturelles. Une première tentative, pratiquée au moyen d'une pince, amena un tel accès de suffocation, qu'il fallut immédiatement faire la trachéotomie. Quelques jours après, on fit une nouvelle tentative avec le galvanocautère; une anse fut passée sous la tumeur qui put être enlevée : elle présentait le volume d'une grosse noix. Tous les troubles disparurent rapidement, et le malade, après l'ablation de sa canule, put reprendre sa profession de crieur public. Un an après, la tumeur avait reparu aussi volumineuse; elle fut de nouveau extirpée; une nouvelle guérison de onze mois suivit, et alors seconde récidive qui était tellement étendue, qu'il ne fallait plus songer à opérer d'autant plus que les ganglions étaient envahis ; le malade ne tarda pas à succomber à la cachexie ; mais il avait eu, grâce à l'intervention une survie de vingt-trois mois.

Le second fait se rapporte à un homme de 59 ans, atteint d'une végétation épithéliale sous-glottique que Krishaber détruisit avec le galvanocautère en plusieurs séances ; l'opéré vécut encore deux ans après cette opération.

B. — Des laryngotomies appliquées à l'extirpation des tumeurs malignes.

Nous avons vu ce que les laryngotomies peuvent donner pour l'extirpation des tumeurs bénignes. Leurs résultats pour la cure des tumeurs malignes sont loin de ceux qu'elles fournissent pour les précédentes ; aussi, si elles ont été mises en usage pour les attaquer, alors qu'on n'était pas encore édifié sur leur valeur, ne les voyons-nous aujourd'hui que rarement pratiquées.

Sarcomes. — Von Bruns (*Die Laryngotomie*, 1878, p. 58, etc.), a pu recueillir 4 observations de thyrotomies pour sarcomes du larynx. Dans 2 cas, la récidive survint de un à deux mois après l'opération ; 2 fois il n'y eut pas de récidive constatée sept mois et demi et huit mois après l'opération ; dans le cas de G. Bürck [1], fibro-sarcome, la corde vocale enlevée avait été remplacée par un tractus cicatriciel, qui se rapprochait un peu de celle du côté opposé pendant la phonation ; dans le cas de Laroyenne [2], il s'agissait d'un sarcome fasciculé de la corde vocale droite.

A ces faits, nous pourrons ajouter un cas de pharyngotomie, sous-hyoïdienne, pratiquée par Burow [3] chez un homme de 30 ans, pour un sarcome fasciculé de la face laryngée de l'épiglotte. Il avait tenté en l'espace de huit mois, deux fois l'extirpation par les voies naturelles. Il y avait eu récidive et on avait été forcé de faire la trachéotomie. La canule trachéale fut alors

[1] G. Bück. *Medic. chirurg. Transactions*, London, vol. LV, p. 61.
[2] Laroyenne. *Gazette hebdomadaire*, p. 780, 1873.
[3] Burow. *Berliner klinische Wochenschrift.*, n° 8. p. 101, 1877.

remplacée par une canule-tampon ; l'on fit la pharyngotomie : l'insertion se trouvait très bas ; la tumeur fut extirpée avec des ciseaux de Cooper. La canule-tampon fut enlevée le soir même ; la canule ordinaire fut retirée le huitième jour et l'opéré était guéri au bout d'un mois ; il a été revu en bonne santé un an et demi après.

Pour les sarcomes limités, circonscrits, alors qu'ils n'ont pas encore infiltré les tissus voisins, nous admettrions la laryngotomie, à condition qu'il soit entendu qu'il ne faut rien ménager au point de vue de l'ablation large du néoplasme : dans les cas de *fibrosarcome*, à moins de contre-indications spéciales, nous essayerions d'abord l'extirpation par la bouche, surtout si le siège du néoplasme s'y prêtait facilement, en faisant, s'il le fallait, la trachéotomie préliminaire.

Epithéliomes et carcinomes (Cancers). — Lorsque le cancer est limité à l'intérieur du larynx, qu'il n'a pas encore envahi les cartilages, au moins profondément comme le démontre alors généralement son hypertrophie, lorsqu'il n'a pas gagné les parties molles voisines, œsophage et pharynx, ni infecté les ganglions, la laryngotomie peut-elle permettre d'ouvrir une voie suffisante pour l'extirper sans avoir de récidives ? Nous avons, bien entendu, supposé les conditions les meilleures. Von Bruns (*loc cit. die Laryngotomie*, p. 64) a déjà répondu à cette question en rassemblant 18 observations de cancers du larynx traités par la thyrotomie. Celle-ci n'a été dans tous qu'une opération palliative, prolongeant à peine de quelques mois les jours du malade. Dans 5 cas elle a présenté des difficultés telles qu'il a été impossible de la mener à bonne fin ; 1 fois la mort a été due à l'opération (pyohémie), une autre fois sa cause est restée inconnue ; 6 autres fois l'extirpation a été incomplète (4 fois) ou suivie de récidive (2 fois) qui n'est arrivée, pour ces cas, qu'un an et demi après l'intervention. La survie moyenne a été de dix mois environ. Une seule fois il n'y a pas eu récidive locale ; le cas de Sands (*loco cit.*) est remarquable en ce que vingt-deux mois après la thyrotomie pratiquée pour épitélioma, la malade fut emportée par une généralisation du mal aux reins et aux capsules surrénales. Il n'y avait aucune récidive dans le larynx.

Quelques faits nouveaux que nous avons pu rassembler ne modifient guère le bilan des laryngotomies pour le traitement des cancers. Ainsi Salzer (1) a publié tous les cas de laryngofissure pour cancers, appartenant à Billroth de 1870 à 1884. Il y en a 7; 2 opérés sont morts de l'intervention, l'un de pyohémie l'autre d'œdème pulmonaire; des 5 cas restant, 1 a été perdu de vue après 2 opérations successives; pour trois la récidive est survenue un mois, deux mois, treize mois après la laryngofissure; dans un seul cas il n'y avait pas de récidive après deux ans et neuf mois.

Ceux de Moure (2) et de Burow (3) sont encore moins favorables. Dans celui de Moure, douze jours après la thyrotomie la tumeur avait reparu avec le même volume qu'auparavant, il semble y avoir eu récidive par continuité; l'extirpation du larynx fut proposée et refusée; dans celui de Burow, l'opéré mourut trois jours après la laryngofissure, sans cause appréciable.

Vient enfin le fait rapporté par Perrin (4) d'un épithélioma de l'épiglotte extirpé par la pharyngotomie sous-hyoïdienne, avec le thermocautère et sans trachéotomie. L'opéré guérit et il n'y avait pas de récidive trois mois après l'opération.

En résumé nous croyons que malgré l'ouverture la plus large possible du larynx en faisant la laryngotomie totale, cette opération n'a pas les avantages que lui assignait Desormeaux (5) dans un mémoire bien connu et lu à l'Académie de médecine, Il faut des conditions exceptionnellement bonnes de localisation du cancer, de nature de la tumeur, de diagnostic précoce, pour obtenir un résultat comme celui qu'obtinrent Billroth par

(1) Salzer. *Archiv für klin. Chirurgie*, Bd. XXXI, p. 848, 1885.
(2) Moure. *Revue mensuelle de laryngologie, d'otologie*, etc., 1er juillet 1884.
(3) Burow. *Berliner klin. Wochenschrift*, p. 633, 1878.
(4) Perrin. *Annales des maladies de l'oreille et du larynx*, t. VIII, p. 75, 1882.
(5) Desormeaux. *Du cancer primitif du larynx*. (*Bulletin de l'Académie de médecine*, t. XXXV, p. 641, 1870.

exemple, et notre excellent ami le Dr J. Bœckel auquel nous devons l'observation inédite ci-dessous. Dans le premier cas le malade vivait encore deux ans et neuf mois après l'intervention, dans le second quatre ans et demi après.

Voici le résumé du premier fait : La lésion était limitée à la corde vocale droite ; l'opération fut faite un an après les premiers symptômes nets de la maladie, le diagnostic ayant été porté après l'ablation par Stœrk d'un petit fragment de la tumeur.

Cependant nous sommes loin de rejeter la thyrotomie ; nos ressources contre les tumeurs malignes sont assez maigres pour que nous usions même des méthodes opératoires qui ne donnent que des succès exceptionnels, du moment qu'elles n'entraînent pas un notable danger pour l'existence.

OBSERVATION.

Epithélioma papillaire sessile du larynx ; trachéo-laryngotomie en une fois ; guérison avec intégrité de la voix après quatre ans et demi, par Jules Bœckel (inédite).

Noël Ch..., 53 ans, m'est adressé le 15 juin 1881, par le Dr Bedel de Schirmeck, pour un polype du larynx qui, dans ces derniers temps, a à plusieurs reprises déterminé des accès de suffocation redoutables. Je le fais entrer au service de chirurgie (salle 103) dont je suis actuellement chargé, le 15 juin 1881.

Jusqu'à il y a deux ans, le malade a toujours joui d'une excellente santé. En 1879, il s'enroua pour la première fois de sa vie ; il ne fit guère attention à cette indisposition qu'il mit sur le compte de son métier de postillon.

L'enrouement cependant augmenta, puis peu à peu la voix se perdit entièrement. L'aphonie ayant persisté pendant près d'un an, le malade se décida à consulter M. le Dr Bedel, qui constata au laryngoscope la présence d'une tumeur végétante sur la corde vocale gauche. Il pratiqua plusieurs cautérisations, mais bientôt se déclara une dyspnée de plus en plus inquiétante. C'est alors que notre confrère conseilla à son client de se faire admettre à l'hôpital de Strasbourg. L'examen du malade qui est de bonne constitution, légèrement cyanosé par moment, permet de reconnaître que les organes thoraciques sont sains.

Par l'examen laryngoscopique répété à différentes reprises, on constate la présence d'une tumeur villeuse, sessile, remplissant toute la cavité du larynx, et semblant s'implanter sur la corde vocale gauche dans toute sa longueur ; elle masque la corde opposée, dont on n'aperçoit le bord blanchâtre que pendant les inspirations très profondes ; l'espace glottique est fermé, sauf en arrière où l'écartement est de 2 à 3 millimètres. Cornage intense avec dyspnée considérable rendant l'examen laryngoscopique difficile. L'extirpation par les voies naturelles me semblant impossible, vu le volume et l'implantation du polype, je me propose de faire la trachéo-laryngotomie. Un fragment de la tumeur, enlevé à l'aide d'une pince, est examiné par M. P. Meyer, qui y constate des globes épidermiques et une structure analogue à *celle des épitheliomas*. Comme moi, il est d'avis de faire la laryngotomie.

Dans la nuit du 17, le malade est pris d'une crise de suffocation très intense. La sœur de service fait une légère piqûre de morphine et applique des compresses froides sur le cou.

A la visite du matin, nouvel accès nécessitant l'opération immédiate.

Trachéo-laryngotomie le 18 juin 1881.

On commence par faire la trachéotomie au bistouri. Le malade, bien que n'étant pas chloroformé, ne bouge pas. On fait l'incision des trois premiers anneaux et du cricoïde et on introduit une grosse canule par laquelle on anesthésie le malade à l'aide du chloroforme.

Pendant qu'on l'endort, le malade se met à se tourner et à s'agiter. Ses efforts entraînent une hémorrhagie veineuse considérable, mêlée de crachats spumeux qui sont expulsés par la canule. Cette scène se renouvelle à chaque nouvelle quinte de toux, aussi on suspend la chloroformisation.

On fait la section du thyroïde le long de son arête médiane, ainsi que celle de la membrane thyro-hyoïdienne jusqu'à l'os hyoïde à l'aide de forts ciseaux. On passe alors dans chaque moitié du thyroïde un fort fil de soie destiné à récliner et à maintenir le larynx béant. La tumeur apparaît aussitôt ; elle occupe non seulement la corde vocale gauche, mais encore tout le sinus de Morgagni et le ligament aryépiglottique du même côté. On l'extirpe à l'aide de ciseaux courbes ; le sinus est raclé à l'aide d'un curette tranchante.

Le polype est de couleur rosée ; sa surface est bosselée et présente en miniature l'aspect d'un chou-fleur. Pas d'hémorrhagie autre que celle qui résulte du point d'implantation de la tumeur. Le sang s'écoule en partie par la bouche. On tamponne pendant quelques instants le larynx avec de l'eau de Pagliari après avoir placé une éponge au niveau de la trachée, pour empêcher le sang de couler dans les bronches.

Le cartilage n'est pas suturé. On place la canule dans la trachée.

On fait à la peau six sutures entrecoupées. On place une éponge phéniquée sur la canule.

Le soir le malade se plaint en avalant.

Le 19. T. matin, 39°,4 ; T. soir, 39°,4. Respiration normale. Rien à l'auscultation de la poitrine.

Le 20. T. matin, 39°,5 ; T. soir, 40°,3.

Le 21. T. matin, 38°,6 ; T. soir, 39°. Abondante sécrétion muco-purulente par la canule. État général satisfaisant. Alimentation liquide.

Le 22. T. matin, 38°,6 ; T. soir, 38°,4.

Les jours suivants l'expectoration diminue.

Le 25. Enlèvement définitif de la canule. Température normale.

Le 30. État très satisfaisant ; l'opéré se lève depuis deux jours.

L'examen laryngoscopique démontre que la plaie intérieure du larynx bourgeonne ; la plaie extérieure est réunie sauf celle de la trachée.

Le 3 juillet. La plaie de la trachée est presque cicatrisée ; le malade parle distinctement à voix basse. État très satisfaisant.

Le 6. Je présente mon opéré à la séance générale de l'Association des médecins du Bas-Rhin.

Le 7. Un dernier examen laryngoscopique montre que la cicatrisation est à peu près complète ; la glotte fonctionne très bien.

Le malade sort le 8 avec une fistulette qui se ferme au bout de huit jours.

Il a été revu quatre ans et demi après l'opération. La voix est parfaitement revenue. Rien du côté du larynx.

C. — De l'extirpation du larynx.
Laryngectomies.

L'extirpation du larynx consiste à enlever tout ou partie de l'organe de la phonation (charpente et parties molles).

Elle est totale dans le premier cas, partielle dans le second ; elle est unilatérale lorsqu'on n'enlève que la moitié droite ou gauche du larynx.

L'extirpation du larynx a été d'abord entreprise expérimentalement avant d'entrer dans la pratique chirurgicale et quelques mots d'historique sur la question ne seront pas inutiles.

C'est à Albers (1) que revient le mérite d'avoir tenté le pre-

---

(1) Albers. *Beiträge zur Physiologie des Kehlkopfes mit besonderer Rücksicht auf die Laryngotomie*. (*Journal der Chirurgie von Græfe und Walther*, p. 224, 1829.)

mier l'extirpation du larynx sur des chiens ; ses recherches sont consignées dans un travail sur la laryngotomie qui date déjà de 1829. On y trouve notées quatre expériences, dont voici le résumé :

1re Expérience. Ablation de la moitié inférieure gauche du cartilage thyroïde. Guérison sans fistule.

2e Expérience sur le même chien. Ablation d'un autre morceau du cartilage, marche favorable de [la blessure, rétablissement de la voix. Guérison.

3e Expérience. Extirpation sur le même, longtemps après, de tout le larynx ; la trachée est coupée au niveau du deuxième anneau, mort une heure après l'opération ; on avait blessé la carotide.

4e Expérience. Ablation totale du larynx sans lésion artérielle notable. Alimentation impossible, rend tout par la plaie ; pas de dyspnée ; mort le lendemain.

Jusqu'en 1870, nous ne trouvons aucun fait nouveau ; c'est alors que Czerny (*loc. cit.*) publie dans la *Wiener mediz. Wochenschrift*, une étude expérimentale très complète sur l'extirpation du larynx et montre qu'elle est possible [même avec l'ablation de l'épiglotte, sans que l'animal succombe. Bien plus, il prescrit déjà l'alimentation, les premiers jours après l'intervention, avec la sonde œsophagienne, et imagine une canule vocale.

Se basant sur ces expériences, Billroth le 31 décembre 1873, fait la première extirpation totale du larynx chez l'homme pour un cancer, avec succès opératoire ; mais l'opéré mourait au bout de sept mois après d'une récidive survenue quatre mois après.

Cependant, ainsi que le rapportait Foulis, au Congrès international de Londres de 1881, ce n'était pas la première fois qu'on extirpait le larynx ; l'opération avait été faite en 1866, mais sans aucun retentissement par Watson et contre une affection différente du cancer, un rétrécissement syphilitique grave et l'opéré mourait trois semaines après de pneumonie. Lorsque Billroth fit sa première extirpation totale, il n'avait aucune connaissance du fait précédent qui ne fut divulgué par son auteur que lorsque l'opération fut entrée dans la pratique chirurgicale.

A Billroth appartient donc sans conteste la priorité effective et l'honneur d'avoir mené à bonne fin cette redoutable opération et d'avoir guéri son opéré.

Cependant l'idée avait aussi germé en France, bien avant que Czerny n'eût entrepris ses expériences et nous en trouvons la preuve dans la thèse de Schwebel (Strasbourg 1866), dans laquelle l'auteur rapporte une phrase de Kœberlé, disant dès 1856, que si après avoir commencé une laryngotomie, il reconnaissait que l'ablation serait forcément incomplète, il n'hésiterait pas à enlever toutes les parties malades en procédant à une extirpation partielle du larynx. Il n'hésiterait même pas devant une extirpation totale de cet organe ; pensant qu'il vaut mieux encore avoir recours à cette opération que de ne rien faire du tout. Ce chirurgien avait donc prévu les laryngectomies totale et partielle.

De même notre maître, le professeur E. Bœckel (de Strasbourg), dans un mémoire lu à la Société de chirurgie, avait dit de l'extirpation partielle, qu'elle ne lui paraissait ni difficile ni dangereuse.

Hermantier (1) dans une thèse sur l'histoire de la laryngectomie, mit en relief ces opinions déjà émises par des chirurgiens français.

En Allemagne aussi, des revendications se sont produites au point de vue de la priorité de l'idée.

C'est ainsi que von Langenbeck (2) rapporte dans un travail sur sa première laryngectomie, qu'il pratiqua l'opération de la façon dont il l'avait conçue dès 1854, en se trouvant en face d'un cas analogue dont il rapporta l'histoire à sa clinique. De même Hüeter (3), bien avant 1870, avait eu la pensée d'enlever le larynx à une femme encore robuste, qu'il voyait mourir, sans

____

(1) Hermantier. *De l'extirpation totale du larynx* (historique ; technique opératoire). (Thèse de Paris, 1876.)

(2) Langenbeck. *Extirpation du larynx et de l'os hyoïde, d'une portion de la langue, du pharynx et de l'œsophage.* (Berlin. klin. *Wochenschrift.* 16 août 1875, nº 33.)

(3) Hüeter. *Handbuch der allgemeinen und speciellen Chirurgie von Pittha und Billroth,* Dritter Band, Erste Abtheilung. *Tracheotomie und Laryngotomie,* p. 99, 1880.

pouvoir la guérir, d'un cancer de la région aryténoïdienne.
Hüeter avait alors songé à faire d'abord une trachéotomie le plus
bas possible, comme opération préliminaire, d'enlever le larynx
puis de suturer la muqueuse du pharynx à la peau, de façon à
créer ainsi une fistule permanente qui lui permit d'alimenter
facilement la malade.

Tous ces germes devaient néanmoins rester stériles et il faut
arriver aux dates que nous avons indiquées pour voir paraître
l'extirpation du larynx.

A partir de l'opération de Billroth les extirpations totales se
succèdent en Autriche, en Allemagne, en Italie, en Angleterre,
en Amérique, en Russie, etc.

En France la priorité de l'opération appartient à notre excellent maître le Dr L. Labbé qui l'a pratiquée l'an dernier dans
de bonnes conditions; le malade succomba accidentellement
à une pneumonie 4 mois après l'opération. Depuis elle a été
rèpétée 4 fois encore et 2 fois en notre présence, M. le
Dr Labbé nous ayant invité gracieusement à lui servir d'aide.

Nous transcrirons plus loin ces deux faits en priant notre
maître de recevoir tous nos remerciements pour l'obligeance
qu'il a mise à nous les communiquer; nous les ferons suivre
d'une troisième observation inédite du professeur Socin qui a
de plus eu la bonté, lors de son séjour à Berlin au XVe Congrès
des chirurgiens allemands, de nous renseigner sur le sort de
quelques opérés et nous a transmis très sommairement
quelques nouveaux cas : nous l'en remercions de tout cœur.

La mortalité opératoire effrayante de l'extirpation totale et les
troubles fonctionnels profonds apportés par la suppression du
larynx dans son entier conduisirent les chirurgiens à pratiquer
l'extirpation partielle et unilatérale. C'est encore Billroth qui,
en 1878, l'entreprenait pour la première fois; elle devait
ensuite être soutenue par Schede, Kuster et surtout Hahn (1)
au XIIIe Congrès des chirurgiens allemands, 1884.

L'extirpation du larynx fut portée devant le Congrès international des Sciences médicales de Londres en 1881 et fut vive-

(1) Hahn, Schede et Küster. 13e Congrès des chirurgiens allemands,
Berlin, 1884. (*Centralblatt für Chirurgie*, Annexe, p. 55, 1884.)

ment discutée. Tandis que Foulis et Schech en sont des partisans décidés, Solis Cohen, et F. Semon se prononcent contre et préfèrent la trachéotomie palliative.

Foulis (1) pouvait déjà à ce moment rassembler 32 extirpations totales et 6 extirpations partielles, mais avec des résultats lamentables au point de vue opératoire et thérapeutique. Depuis, plusieurs travaux importants ont été écrits sur la question. Nous devons surtout une citation, après la description qu'a donnée Max Schüller (2) de la laryngectomie dans la *Deutsche Chirurgie* de Billroth et Lücke, aux mémoires de Hahn (3), Zezas (4), de Salzer (5) Lublinski, (6) ; à un travail remarquable de Burow (7), enfin à l'article Laryngectomie, inséré dans l'Encyclopédie internationale de chirurgie (t. VI, p. 131, 1886) par Solis Cohen de Philadelphie. Ce dernier travail et celui de Hahn contiennent une statistique assez complète de toutes les extirpations du larynx faites avant leur publication et nous avons, notamment dans le tableau de Solis Cohen, trouvé des renseignements précieux sur des opérés dont le sort était inconnu. En France il a peu été écrit sur elle, et pour cause, cette opération n'ayant été pratiquée chez nous que depuis l'an dernier. Cependant nous signalerons une revue critique de Blum (8) en 1882, sur l'extirpaiion du larynx et une excellente revue

(1) Foulis (de Glasgow). *Indications pour l'extirpation complète ou partielle du larynx. (Congrès international de Londres (sect. de laryngologie)*, vol. III, p. 255, 1881. Analysé dans *Annales des maladies de l'oreille et du larynx*, t. VII, 1881, p. 241.)

(2) Max Schüller. *Tracheotomie, laryngotomie und extirpation des Kehlkopfes.* (XXXVIIe livr. de la Chirurgie de Billroth et Lücke, p. 196, Stuttgard, 1880.)

(3) Hahn. *Ueber Kehlkopfsextirpation bei Carcinome. (Arch. für klin. Chir.*, Band. XXXI, p. 171, 1884. *(Sammlung klin. Vorträge.* n° 260, 1885.)

(4) Zesas. *Ueberblick ueber die von der Kehlkopfsextirpation gewonnenen Resultate. (Archiv. für klin. Chirurgie*, Bd. XXX, Hft 3, p. 665.)

(5) Salzer. *Larynx operationen in der Klinik Billroth's*, 1870-1884. *(Arch. für klin. Chirurgie*, Bd. XXXI, Hft. 4, p. 848-888, 1885.)

(6) Lublinski. *Ueber den Kelkhopfskrebs. (Berlin. mediz. Wochenschrift*, p.122, 22 février 1886.)

(7) Burow. *Arch. of Laryngology*, april 1883.

(8) Blum. *De l'extirpation du larynx* (revue critique). *(Arch. de méd.*, juillet 1882.)

d'ensemble et critique du professeur Heydenreich de Nancy (1) en 1885 ; enfin tout récemment un travail de Baratoux (2) inséré dans le *Progrès médical.*

Voici, au point de vue du nombre des cas que nous avons pu recueillir, les résultats auxquels nous sommes arrivé.

Nos tableaux comprennent :

1o 87 extirpations totales pour cancers.

2o 8 extirpations totales pour sarcomes.

3o 2 extirpations totales pour polypes ou soi-disant polypes.

4o 20 extirpations unilatérales ou partielles pour cancers.

5o 2 extirpations partielles pour sarcomes.

Ce qui fait un total de 119 faits dont plusieurs inédits.

Le nombre des cas d'extirpation du larynx est plus grand encore que le chiffre précédent en y comprenant celles que l'on a faites par erreur, pour des tuberculoses du larynx, celles que l'on a pratiquées contre des rétrécissements syphilitiques comme Watson puis Heine de Prague. Mais nous n'avons pas à en tenir compte ici. Nous ne nous occuperons que de l'extirpation contre les tumeurs.

TECHNIQUE OPÉRATOIRE.

Extirpation totale.

L'extirpation totale du larynx comprend plusieurs temps que nous allons successivement décrire:

1o *Trachéotomie préliminaire immédiate ou médiate ; — Tamponnement de la trachée ; — Anesthésie.* — La trachéotomie, dans le plus grand nombre des cas qui ont été opérés a toujours été faite un certain temps avant l'opération, tantôt de parti pris, tantôt parce que le chirurgien avait la main forcée par la dyspnée

(1) Heydenreich. *De l'extirpation du larynx.* (*Semaine médic.*, p. 175, nᵘ 21, 1885.)

(2) Baratoux. *De l'extirpation du larynx.* (*Progrès médical,* nᵒ 13, p. 263 et 308, 1886.)

menaçante. Aussi la voyons-nous précéder, dans ces cas, la laryngectomie de quelques jours à quelques mois, 11 mois dans un cas. Il est évident qu'alors elle ne saurait être rattachée à l'opération proprement dite.

Dans quelques observations, elle a été faite immédiatement avant l'opération et dans une même séance, et dans quelques autres enfin, la trachée a été divisée transversalement au moment même de l'opération après section de la peau, et on y a introduit une canule (Von Bruns, par exemple).

La première manière de faire, avons-nous dit, est la plus fréquente et nous paraît la mieux justifiée. Comme nous l'avons dit, la trachéotomie a souvent été faite pour obvier à des accidents respiratoires, ou comme premier temps d'une thyrotomie qui n'a pas donné les résultats désirés, ou enfin de parti pris. Les chirurgiens qui conseillent cette façon d'agir pensent que la trachéotomie, faite 15 jours à 3 semaines avant l'opération, permet au malade, souvent débilité par une respiration précaire, de reprendre des forces et favorise de plus une adhésion entre le tube trachéal et les parties molles environnantes, l'empêchant de se rétracter après sa division, comme le ferait une trachée sectionnée immédiatement avant l'extirpation du larynx. Pour obvier à cet inconvénient, les partisans de cette dernière manière d'opérer suturent la trachée à la peau du cou, de façon à la fixer artificiellement. C'est ce que fit dans sa 2e opération, Gussenbauer, qui reproche à la trachéotomie faite quelque temps avant de créer une plaie au voisinage de la laryngectomie, ce qui peut donner lieu à des complications.

La meilleure manière de faire nous paraît être, de l'avis presque unanime, la première : trachéotomie préalable 15 jours à 3 semaines avant et faite de telle façon qu'il reste un pont de peau entre elle et la plaie de l'extirpation du larynx pour isoler les deux foyers traumatiques autant que possible.

A quel endroit faut-il pratiquer l'incision de la trachée ?

Ici encore des divergences : les uns sont pour la trachéotomie supérieure, les autres pour l'inférieure ; la première ouvre le tube aérien immédiatement au-dessous du cricoïde, la seconde un peu plus bas. Nous serions plutôt, d'après ce que nous avons

vu et lu, partisan de la trachéotomie faite un peu bas, comme
le recommande Lublinski, de façon à avoir, pendant l'opération,
les mouvements libres du côté du larynx et, de plus, pour que si
une récidive survenait après la guérison opératoire, elle n'en-
vahît pas immédiatement la plaie trachéale et vous forçât à faire
une ouverture au-dessous.

En somme, à moins d'indications spéciales tirées de la briéveté
du cou de l'individu, par exemple, trachéotomie préliminaire
15 jours à trois semaines avant, et faite plutôt en bas qu'en
haut ; telle est, croyons-nous, la règle générale à suivre.

La trachéotomie faite, on doit chloroformer l'opéré et empêcher l'introduction du sang et de liquides septiques dans le
poumon, pendant et après l'opération.

La question de l'anesthésie a été généralement résolue de la
même façon par tous les opérateurs ; le chloroforme est donné
par la canule trachéale, munie d'une petite éponge, ou encore
d'un tube qui conduit à un entonnoir garni d'une éponge et
dans lequel l'on verse l'anesthésique. Hahn a donné dans ce but
à sa canule trachéale, une courbure qui en dirige l'orifice extérieur en bas et en avant, de façon à laisser bien libre le champ
opératoire ; nous ne pouvons que mentionner l'éssai de Bottini,
de faire l'anesthésie locale et elle lui a d'ailleurs très mal réussi.

L'obstacle à l'introduction des liquides dans les voies respiratoires est une des conditions essentielles de la bonne conduite
de l'opération ; aussi l'ingéniosité des chirurgiens a-t-elle cherché à l'assurer de la façon la plus parfaite sans pouvoir toujours y arriver. On s'y est pris de manières bien différentes.

Les uns ont employé une canule obturatrice, les autres ont
mis le malade dans une position telle, que le sang ne pût pas
couler dans la trachée ; les autres encore, après la trachéotomie
préliminaire immédiate, ont appliqué dans la trachée sectionnée
au-dessus du niveau de la canule, une éponge rendue aseptique ;
les derniers enfin, ont combiné plusieurs de ces procédés.

Le meilleur ce nous semble est encore de se servir des canules obturantes, dont la plus connue et la plus employée aussi,
est la canule-tampon de Trendelenburg (1), avec cette modification

(1) Trendelenburg. *Berliner klin. Wochenschrift*, n° 19, 1871.

qu'au lieu d'air, on injecte d'après les indications de Michaël (1),
un liquide dans le petit sac élastique qui entoure l'extrémité trachéale de l'instrument.

Le liquide ne filtre pas comme l'air et le ballon ne se dé-
gonfle pas aussi facilement qu'avec la canule à air primitive.
Nous représentons ici une canule construite sur les indications
de F. Semon et qui présente ceci de particulier, c'est que, le
tube destiné à amener le liquide est caché dans la canule. Mi-

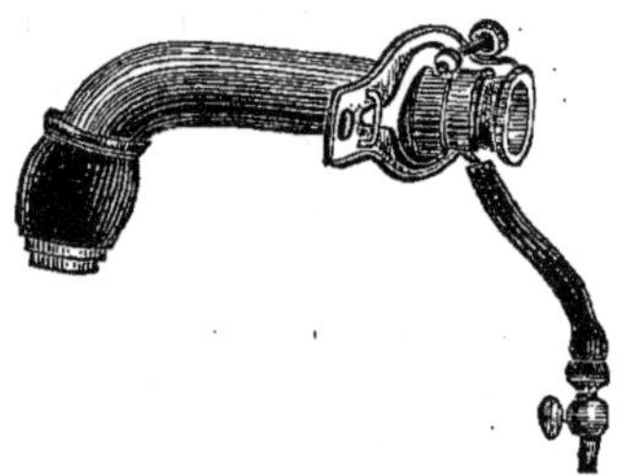

FIGURE 1 (tirée de Solis Cohen).

chaël a préconisé une autre canule obturatrice dont l'extrémité
est recouverte d'éponge préparée entourée d'une lame de tissu
imperméable, dans laquelle on injecte un liquide; nous ren-
voyons pour plus de détails, pour la description de ces modifications au travail original. Nous en dirons autant pour la canule
entourée d'éponge préparée de Hahn.

Un reproche que nous adressons aux canules-tampons en général, c'est qu'il reste toujours au-dessus de l'endroit où commence le ballon élastique ou toute autre disposition, un espace situé entre la trachée et la portion libre de l'instrument;
cet espace, naturellement déclive, reçoit tous les liquides qui
découlent d'en haut, et il faut avoir grand soin, si on veut obtenir une asepsie complète, de le remplir d'une gaze antiseptique telle que la gaze iodoformée.

Une condition essentielle à notre avis pour le bon fonction-

(1) Michaël. *Die permanente Tamponnade der Trachea.* (*Langenbecks Archiv.
für klinische Chirurgie*, Bd. XXVIII, Hft. 3.)

nement de la canule, est d'y accoutumer le malade avant l'opération; c'est encore une indication pour la trachéotomie préliminaire. On lui fait porter l'instrument tous les jours pendant
quelque temps au lieu d'une canule ordinaire, en gonflant le
ballon de façon à habituer la trachée à supporter la pression
excentrique à laquelle elle sera soumise, soit pendant, soit quelque temps après l'extirpation. M. le Dr L. Labbé s'est très
bien trouvé de cette manière de faire pour ses deux opérés.

Quelques chirurgiens comme Czerny, Gussenbauer (*loc. cit.*),
par exemple, ont cherché à empêcher l'introduction du sang à
l'aide d'une petite éponge enfoncée dans la trachée au-dessus
de la canule; cela est moins sûr, car l'éponge peut s'exprimer à
un moment donné et laisser couler du liquide autour de la canule ordinaire. Elle pourra néanmoins être un auxiliaire utile
lorsque la canule-tampon ne sera pas tout à fait étanche.

Nous n'insisterons pas sur la position la tête en bas mise en
usage par Maas et Bottini; elle est incommode et insuffisante,
à moins qu'on ne la combine avec le tamponnement.

La canule-tampon placée, l'opéré endormi et la tête légèrement
renversée en arrière sur un coussin, voici comment se pratique
l'opération.

2° *Extirpation du larynx*. — Les incisions ont varié avec les
chirurgiens et surtout avec l'étendue des lésions en face desquel-
les ils se trouvaient.

Lorsque le mal n'a pas envahi les tissus périphériques au larynx, une incision verticale ou bien en T suffira généralement
pour découvrir l'organe. Lorsqu'une incision unique est faite,
elle doit partir un peu au-dessus de l'os hyoïde exactement sur
la ligne médiane, puis suivre cette ligne vers le bas et aboutir
au-dessus de l'incision de la trachéotomie, au-dessous du cricoïde.

Lorsqu'on fera une incision en T, qui est à notre avis préférable parce qu'elle donne plus de jour et permet de dégager beaucoup mieux les côtés du larynx sans trop la prolonger en bas, la
branche horizontale du T sera parallèle au bord de l'os hyoïde
et faite à son niveau; elle aura une longueur de 5 à 6 centimè-

tres et de son milieu partira l'incision verticale. Cette première incision mènera jusque sur les muscles de la région thyro-hyoïdienne en haut, la charpente cartilagino-fibreuse du larynx en bas et au milieu.

En haut, on détachera, en liant au fur et à mesure les vaisseaux qui donnent du sang, les muscles qui recouvrent le larynx, en les décollant avec un instrument mousse, une spatule, par exemple, et en se tenant constamment contre le cartilage, ce qui est une précaution de la plus haute importance. On fera de même en bas, où l'on trouvera généralement à lier les branches de la crico-thyroïdienne. Lorsque l'organe est bien libéré sur sa partie médiane et sur les côtés, et suivant toute sa hauteur, ce qui sera rendu plus facile, si les muscles latéraux forment boutonnière par une incision transversale profonde et supérieure parallèle à celle de la peau, il s'agit de le dégager en arrière, en haut et en bas.

Plusieurs plans opératoires ont été tracés et suivis par les opérateurs; les uns sectionnent d'abord la trachée et relèvent le larynx de bas en haut, pour couper à la fin seulement les parties supérieures; les autres suivent la méthode inverse. Nous sommes avec la majorité plutôt partisans de la première façon qui est plus facile, parce que l'on opère sur une région plus dégagée au début et que lorsqu'on arrive en haut vers le pharynx et la base de la langue, le larynx tiré en avant permet une section plus aisée des parties qui restent.

On sectionne donc la trachée transversalement, immédiatement au-dessous du cartilage cricoïde, à petits coups, en redoublant d'attention en arrière, près de l'œsophage; il est indiqué alors de décoller à l'aide du doigt où d'une sonde cannelée les deux organes, de façon à ne pas risquer la blessure du conduit œsophagien; nous conseillons à ce moment de surveiller de très près le chloroforme; sous l'influence du tiraillement des nerfs de la région, l'on peut voir survenir un arrêt de la respiration qui dans l'un des cas auxquels nous avons assisté a duré vingt-cinq minutes. (Grâce à la respiration artificielle le malade est revenu à lui et c'est celui qui est actuellement encore guéri.) Lorsque la trachée aura été sectionnée, un crochet introduit dans le larynx l'attirera en haut et en avant, afin de le détacher de l'œsophage et celui-ci sera libéré peu à peu de bas en haut en ayant soin, si la paroi postérieure du larynx est envahie de ne laisser rien de suspect. Il ne faut pas hésiter lorsque l'œsophage est pris lui-même, à en emporter tout ce qui est malade : le larynx ne tient plus maintenant que par ses parties supérieures, ses attaches aux grandes cornes, les membranes thyro-hyoïdiennes, glosso-épiglottique et l'éperon laryngo-pharyngiens.

Réclinant et tirant l'organe en dehors, après avoir fortement écarté les parties molles, l'on sectionne d'abord la grande corne du cartilage thyroïde d'un côté, du moment qu'elle n'est pas altérée ; puis on coupe la membrane thyro-hyoïdienne ; là on rencontre l'artère laryngée supérieure qu'on lie doublement et qu'on sectionne après. Le bistouri dirigé en arrière sépare l'épiglotte du larynx sur la ligne médiane si elle doit être conservée ; le bistouri est dirigé en haut et coupe les replis glosso-épiglottiques, si elle doit être sacrifiée ; on procède ensuite du côté opposé à la même opération que tout à l'heure, enfin le larynx ne tient plus que par l'éperon laryngo-pharyngien qui est fendu à son tour. La conservation de l'épiglotte doit être subordonnée à son intégrité. Pour peu qu'il y ait doute il faut l'enlever : car l'absence d'épiglotte n'empêchera pas plus tard la déglutition de se faire. On se conduira de même pour les cornes du thyroïde.

Il faut bien veiller lorsqu'on procède de bas en haut à ce que la trachée soit bien tamponnée, car le sang qui s'écoule tend naturellement à s'y engager.

C'est à cause de cette éventualité que l'on a conseillé et exécuté la libération de haut en bas ; la section des connexions supérieures du larynx se fera de la même façon que précédemment ; on détachera celui-ci de haut en bas de la paroi pharyngo-œsophagienne et ce n'est que lorsque toute hémorrhagie aura été arrêtée qu'on coupera d'arrière en avant la trachée au-dessous du cricoïde. Maas et Wegner (cas n°° 11 et 17. *Ext. total. cancers*) ont conseillé, lorsque le cricoïde n'est pas atteint par la lésion de respecter la partie inférieure et de n'enlever que le chaton, afin d'avoir un anneau rigide pour la pose d'un larynx artificiel ; c'est ce que fit notre maître L. Labbé chez le nommé Duch. Il faut alors sectionner le cartilage en arrière avec une pince concave et inciser en avant dans l'espace crico-thyroïdien. La conservation de l'anneau du cricoïde a été repoussée d'un autre côté par ceux qui ont accusé le fragment restant de gêner par une sorte de bascule produite au moment de la déglutition le passage des matières alimentaires dans l'estomac (Hahn).

Nous avons supposé que l'opération était faite au bistouri. Les deux fois que nous l'avons vu pratiquer, les incisions su-perficielles seules ont été faites de la sorte, tout le reste de l'acte chirurgical a été accompli avec le couteau galvanique, à l'aide duquel on coupe et détache à petits coups les parties molles ; c'est Bottini qui le premier en fit usage après avoir fait des expé-riences répétées sur des animaux. Les trois opérations de L. Labbé ont été faites de la sorte et il en a été de même de celle qu'à faite Caselli pour enlever un énorme sarcome du larynx et des parties voisines.

D'après ce que nous avons vu, le galvanocautère a le grand avantage de ne donner presque aucun écoulement de sang, lors-que l'on coupe à petits coups et que le couteau est porté au rouge sombre.

Lorsque la tumeur a franchi les limites du larynx et envahi les parties molles qui l'entourent, il faudra se donner beaucoup plus de jour que lorsque le cancer est limité et il sera quelquefois nécessaire, outre l'incision en T, que nous recommandons dans tous les cas, d'y ajouter une incision horizontale inférieure de façon à constituer deux lambeaux, qui permettront une large mise à nu de l'organe. Lorsque le cancer envahit en bas la tra-chée, il y a lieu d'extirper toutes les parties malades immédia-tement au-dessus de la canule et c'est alors qu'une trachéotomie faite très bas sera surtout utile. Lorsque la tumeur envahit les parties supérieures, os hyoïde, base de la langue, on procédera comme Langenbeck, Caselli et Gussenbauer ; Gussenbauer (*loc. cit.*), recommande de sectionner l'os hyoïde ; cette manœuvre permettrait de remonter facilement jusque vers les parties les plus profondes.

Il nous est impossible de spécifier ici toutes les modifications introduites dans le manuel opératoire ; elles varieront suivant les conditions anatomiques qui se présenteront.

Si l'on trouvait des ganglions, il y aurait lieu de les enlever.

Il est bien entendu que c'est pour ne rien omettre que nous avons décrit l'opération lorsque la tumeur a dépassé les limites du larynx : même Hahn la regarde dans ces cas comme contre-indiquée.

L'extirpation totale est toujours une opération longue qui a duré jusqu'à trois heures un quart dans le cas de Caselli ; dans les deux cas auxquels nous avons assisté, sa durée n'a pas dépassé deux heures et demie.

En terminant cette description, nous rappellerons que Billroth et d'autres encore n'hésitent pas lorsqu'il y a doute sur la limitation exacte du mal, lorsque le cancer est circonscrit à l'organe vocal et confiné dans sa cavité, à faire une thyrotomie exploratrice qui permettra de reconnaître ses limites et d'enlever ensuite, soit le larynx en totalité, ou seulement en partie. Si la thyrotomie pouvait suffire à elle seule bien entendu, cela n'en serait que mieux. Nous avons vu combien peu l'on pouvait y compter.

Plusieurs fois aussi l'on a fait la pharyngotomie sous-hyoïdienne comme opération préliminaire, pour continuer ensuite, l'ablation étant reconnue impossible par cette voie, par la laryngectomie totale (Hahn, Axel Iversen, etc.).

L'opération terminée, il existe au niveau de la région antérieure du cou une grande plaie verticale béante, dont le fond est constitué par la paroi antérieure de l'œsophage et une partie plus ou moins grande de la portion inférieure du pharynx ; sa communication avec la bouche et le pharynx sera d'autant plus large qu'on aura enlevé une plus grande portion de ce dernier.

Avant de procéder au pansement, on s'assurera encore qu'il n'y a pas de ganglion en explorant directement le paquet vasculaire carotidien et on les extirpera s'il y en a. On s'assurera aussi qu'il n'y a plus de tissus suspects, surtout au niveau des anfractuosités. Dans un cas, Holmes, chez un opéré qui succomba quarante heures après de collapsus, avait laissé une partie du cancer qui s'était insinuée jusqu'à l'amygdale (cas n° 75).

Avant d'étudier le pansement, nous décrirons l'extirpation unilatérale ou partielle.

3° *Extirpation unilatérale ou partielle.* — Les précautions et temps préliminaires sont les mêmes que plus haut et voici comment Hahn (1) a décrit l'opération : Une incision en L, à branche horizontale dirigée au niveau de l'os hyoïde du côté de la moitié à enlever, est faite de façon que la branche verticale médiane, arrive en bas au-dessous du cartilage cricoïde. La face antérieure du larynx est mise à nu sur la ligne médiane. On sectionne alors le cartilage thyroïde et l'on inspecte la cavité du larynx, aussi bien que possible, pour juger de l'étendue de la lésion; si l'opération est possible, on coupe le milieu du cricoïde après l'avoir détaché de la trachée d'un côté seulement, et on fait l'ablation de bas en haut, après avoir libéré toute la face latérale correspondante du larynx. L'opération achevée Hahn suture l'œsophage à la membrane thyroïdienne; la plaie est tamponnée après introduction d'une sonde dans l'œsophage.

Heine (2) (de Prague) a inauguré, dans un cas de résection pour sténose syphilitique, la méthode dite sous-périchondrale qui a été suivie par le Dr Péan (3) dans ses deux extirpations du larynx, dont l'une totale; elle consiste, lorsque les cartilages sont encore assez résistants, à détacher le périchondre après avoir fait la thyrotomie et la cricotomie, à aller le décoller jusqu'à la partie postérieure avec la muqueuse et les produits morbides qui l'infiltrent, puis, par un mouvement de torsion à les enlever; la muqueuse et le cancer sont ensuite excisés à coups de ciseaux ou de galvanocautère, aussi largement que possible; les parties postérieures du larynx sont enlevées de la même façon et il n'y a aucun danger de blesser les vaisseaux et nerfs, puisque le périchondre est conservé et forme comme une barrière.

Pour les résections partielles, nous pourrions décrire presque

(1) Hahn. *Berliner klin. Wochenschrift*, 16 juin 1884.
(2) Heine. *Archiv für klin. Chirurgie*, p. 515, Band. XIX, 1876.
(3) Péan. *Gazette médicale de Paris*, p. 181, 17 avril 1886.

autant d'opérations distinctes que de cas, les parties enlevées pouvant être plus ou moins étendues, suivant les besoins de l'intervention.

L'extirpation totale ou partielle terminée, quel est le mode de pansement, quels sont les soins consécutifs ?

4° *Pansement ; soins consécutifs.* — Après avoir veillé à l'hémostase la plus complète possible, et s'être assuré que la canule-tampon ou tout autre appareil obturant remplit *efficacement* son rôle, une sonde œsophagienne est introduite par la plaie du cou, par l'œsophage jusque dans l'estomac ; elle peut être laissée à demeure pendant les premiers jours qui suivront l'extirpation, ou bien être mise en place à chaque alimentation. Toute la plaie résultant de l'ablation est énergiquement tamponnée à l'aide de gaze iodoformée et de petits tampons attachés par de longs fils sont placés dans la partie inférieure immédiatement au-dessus de la canule ; la sonde œsophagienne en est soigneusement entourée ; quelques opérateurs ont fait passer la sonde par une fosse nasale et l'ont laissée à demeure : ce fut le cas pour les deux opérés de Péan.

Lorsque la plaie résultant de l'extirpation est très étendue, il n'y a aucun inconvénient à la fermer en haut par quelques points de suture qui en rapprochent les bords ; il ne faut pas suturer les parois de l'œsophage et de la partie inférieure du pharynx, même lorsque l'éperon pharyngien aura complètement disparu.

Le malade sera alimenté à la sonde œsophagienne pendant les 8 ou 15 premiers jours, souvent jusqu'après la 4e semaine, et même pendant deux, trois mois. De temps en temps, la plaie étant bien solidement tamponnée de façon à ce qu'il ne ressorte aucun aliment, on lui fera faire quelques essais de déglutition sans la sonde, qu'on réintroduira s'ils ne réussissent pas. Lorsque ceux-ci se font facilement, le cathéter est retiré. En général, la déglutition se rétablit d'autant plus rapidement que la brèche pharyngo-œsophagienne est plus petite. Dans un cas où Gussenbauer avait pu conserver toute la partie supérieure molle de l'orifice pharyngien, elle se rétablit au bout du 3e jour. (*Prager*

(*Mediz. Wochenschrift*, p. 331 ; 1883.) Le malade put, à partir de ce moment, ne plus subir le cathétérisme.

Lorsque la déglutition se rétablit, c'est généralement celle des solides qui se fait d'abord le plus facilement, puis les aliments demi-liquides sont avalés sans rejet par la plaie du cou ; enfin les liquides eux-mêmes finissent par passer aussi, mais toujours plus tardivement.

Pendant tout le traitement, l'on veillera très strictement à l'asepsie de la bouche et de la gorge, grâce à des lavages fréquents et aussi complets que possible.

Quant à la canule-tampon, elle est laissée à demeure au moins pendant huit à dix jours, jusqu'à ce que la période des hémorrhagies secondaires soit passée, que la plaie soit en bonne voie de granulation, et elle est alors remplacée par une canule ordinaire que le malade portera jusqu'au moment où l'on pourra lui appliquer un larynx artificiel, généralement de quinze jours à quatre, cinq semaines, ou au moins une canule à cheminée. Il faut veiller pendant tout ce temps à ce que la solution de continuité ne se rétrécisse pas trop, pour que l'on puisse sans difficulté faire la prothèse. C'est contre cette tendance que nous avons eu à lutter chez un opéré du docteur Péan, auquel nous fîmes plusieurs fois, à la clinique du docteur Fauvel, la dilatation du trajet cicatriciel, pour lui poser un larynx artificiel.

Quelquefois, l'ouverture reste trop large et l'on est alors obligé plus tard, soit de faire une opération autoplastique pour la diminuer, soit de se servir d'un tube vocal de grosse dimension et muni même, comme dans un cas de Lange (n° 5, Ext. tot. sarcomes), d'une plaque obturatrice pour remplacer la paroi antérieure du pharynx et de l'œsophage, lorsqu'elle manque.

Lorsque l'extirpation n'a été qu'unilatérale, voire même plus partielle, les choses se passent, en général, plus simplement ; la nutrition par la sonde dure encore moins longtemps, et de plus, dans quelques rares cas, l'on a pu laisser se fermer tout à fait la plaie du cou, et la voix s'est rétablie presque complètement. L'observation rapportée par Schede est bien intéressante à cet égard (*Centralbl. f. Chirurgie*, annexe, p. 55. 1884). Au niveau du point où avait existé la corde vocale de la moitié du larynx ex-

tirpée, se voyait un tractus cicatriciel qui se trouvait exactement en face de la corde vocale encore saine; celle-ci s'en rapprochait facilement pendant l'émission des sons.

Lorsque l'on a fait une trachéotomie inférieure séparée du
foyer de l'extirpation, il faut, au bout de deux, trois jours, placer
la canule dans la trachée, au niveau de l'angle inférieur de la
plaie supérieure et laisser se fermer la plaie trachéale située au-
dessous.

Ceci n'est pas nécessaire lorsque la trachée a été ouverte dans
l'angle inférieur de la plaie d'extirpation ou sectionnée immédiatement en travers et munie d'un tube, comme dans un fait
de Von Bruns (voir tabl. extip. tot. pour cancers, n° 18).

Lorsque les accidents graves et la plupart du temps mortels
que nous allons étudier plus loin ne surviennent pas, la guérison s'effectue assez rapidement, et il y a lieu de songer à l'application d'un larynx artificiel dans une période qui variera de
quinze jours à quatre semaines, à dater de l'opération. Il faut
attendre que la déglutition soit rétablie et que l'on n'ait plus besoin de la sonde œsophagienne.

5° *De la prothèse laryngée. Larynx artificiels.*—C'est Czerny, qui
eut l'idée de remplacer le larynx enlevé par un appareil artificiel
destiné à produire la voix; c'est à Gussenbauer, alors assistant
de Billroth que revient le mérite d'avoir le premier fait construire, sur ses données, un larynx artificiciel pour le premier
opéré de Billroth; le dessin en est représenté dans *Archiv. f.
kl. chirurgie* (tome XVII, tab. II, fig. I). Il se composait de trois
pièces essentielles, une canule trachéale destinée à être introduite dans la trachée, une canule laryngienne qui, glissant dans
la première, venait se placer dans le conduit cicatriciel résultant de l'extirpation du larynx; elle portait à sa partie supérieure un petit couvercle représentant l'épiglotte, muni d'un
ressort métallique destiné à le tenir ouvert et permettant en
même temps son facile abaissement par la pression de la base
de la langue; enfin la pièce vocale, que l'on introduisait en dernier lieu, consistait en une languette métallique, libre, pouvant
par conséquent vibrer sous l'influence du passage de l'air, en-

cadrée par un cadre métallique aussi ; les canules laryngée, trachéale et phonatrice étaient percées au même niveau, de façon
à ce que les orifices se correspondant, l'air pût passer de la trachée dans la bouche ; à cet effet, la canule vocale était munie
d'une soupape qui permettait l'inspiration, mais se fermait pendant l'expiration.

La canule phonetique était en argent, tandis que les deux
autres avaient été construites en caoutchouc durci.

Telle est la première forme de larynx artificiel adoptée.

Elle n'était pas sans inconvénient : le malade de Billroth put se
faire entendre et comprendre, mais à chaque instant, l'appareil
vocal s'engorgeait, était recouvert de mucosités, ce qui nécessi-
tait son retrait fréquent.

Aussi a-t-on modifié de différentes façons le larynx artificiel
primitif que nous venons de décrire, tout en conservant sa disposition générale.

Ces modifications ont surtout porté sur les rapports de la canule trachéale avec la canule laryngée et la construction de l'appareil phonateur.

Primitivement on introduisait d'abord celle de la trachée et il
fallait passer à travers l'orifice supérieur de celle-ci pour entrer
avec le tube laryngé dans le trajet cicatriciel ; Foulis fit construire pour son opéré un larynx artificiel qui s'appliquait de la
façon suivante : 1º introduction de la pièce laryngée ; puis 2º de
la canule trachéale à travers l'orifice de celle-là ; 3º enfin, dans
cette dernière, pose de l'appareil à languette métallique ; nous
en donnons ci-contre la figure en coupe (fig. 2).

Gussenbauer pour permettre une adaptation plus facile et
l'introduction plus aisée du tube laryngé, le fit construire plus
tard en anneaux articulés, les uns avec les autres. On en trouvera le dessin et la description détaillée sur laquelle nous ne
pouvons insister, dans (*Prager mediz. Wochens.*, p. 309, 1883) ;
il fait encore passer la canule laryngée dans la canule de la trachée ; mais a modifié profondément la disposition de l'appareil
phonateur de façon à permettre son retrait et son nettoyage facile. Pour empêcher, ce qui est souvent un grand inconvénient,
même avec les épiglottes artificielles, l'introduction des aliments

pendant la déglutition, on enlève l'appareil vocal, et on le remplace par une canule obturatrice qui se moule sur celle de la trachée.

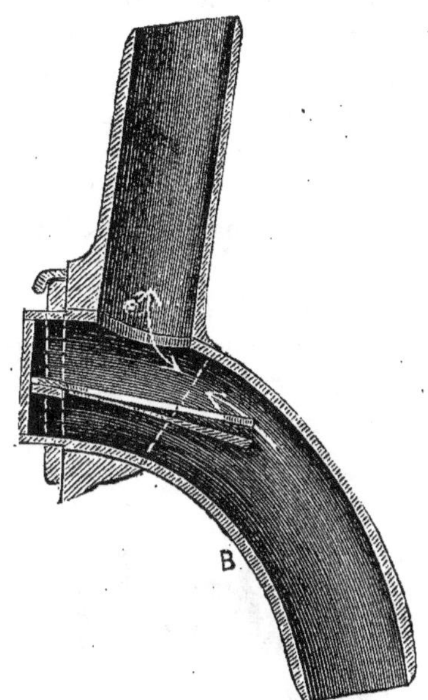

FIGURE 2 (tirée de Solis Cohen).

Von Bruns a modifié la disposition destinée à produire le son; un grand nombre de malades sont en effet fortement incommodés par le bruit métallique que produit la languette, lorsqu'elle se met à vibrer sous l'influence du passage de l'air expiré. Von Bruns songea à utiliser des membranes élastiques en caoutchouc se rapprochant par cela même davantage de la nature des cordes vocales. Son fils perfectionna cette disposition, pour la description de laquelle nous renverrons au travail original (*Arch. f. klinische chirurgie*, t. XXVI, fasc. 3, p. 780, 1881).

Nous finirons cette étude prothétique en décrivant en quelques lignes la canule vocale, qui a été construite par notre habile fabricant, M. R. Matthieu, pour le dernier opéré du docteur Péan. Elle est formée de trois parties : la canule trachéale double

(il y a deux tubes l'un dans l'autre) percée d'un orifice ovalaire
sur sa convexité ; la canule laryngée, articulée comme celle de
Gussenbauer et de Von Bruns ; enfin, une pièce en forme de
verrou qui s'engage dans une glissière dont est munie la canule
trachéale ; une quatrième pièce consiste en une sorte de couvercle s'adaptant à l'orifice de la canule de la trachée et munie
d'un clapet s'ouvrant de dehors en dedans. La portion laryngée
est introduite d'abord, puis la canule de la trachée, enfin, la
pièce vocale et par-dessus le clapet : de cette façon, la canule
interne trachéale et la pièce phonatrice constituent un tout qu'il
est facile de retirer quand on le veut et de replacer très aisément.

Voici, en coupe, l'appareil construit l'an dernier pour l'o-
péré du docteur L. Labbé, qui diffère assez notablement du
précédent et se rapproche beaucoup du premier larynx de Gussenbauer (fig. 3).

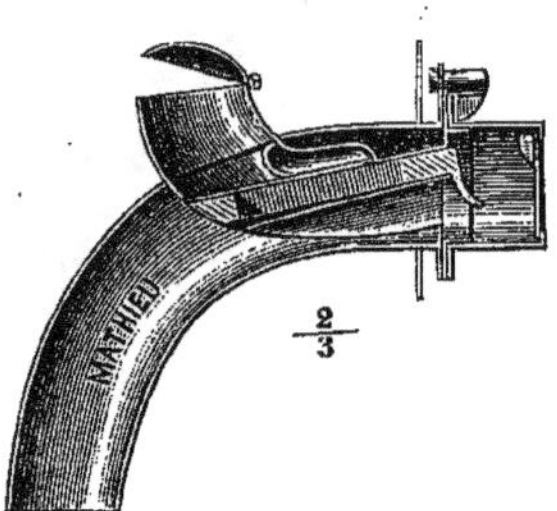

FIGURE 3.

Maintenant que nous connaissons l'appareil, nous devons
avouer que, la plupart du temps, les services qu'il rend sont très
minimes et la plupart des opérés qui ont eu l'occasion de s'en
servir pendant quelque temps, l'ont laissé complètement de
côté pour ne garder que la canule trachéale ou bien les deux canules trachéale et laryngée, qui constituent une vraie canule à
cheminée.

Les principaux inconvénients signalés sont souvent la difficulté d'expirer, par suite de l'insuffisance du passage de l'air,
lorsque la languette vibrante se recouvre de mucosités ; la diffi-

culté d'avaler par suite de la longueur de la canule laryngée ou de sa courbure trop dirigée en arrière ; enfin, le timbre désagréable de la voix. L'opéré que nous avons vu ne peut garder son larynx artificiel plus de cinq à six minutes ; passé ce temps, il respire difficilement. Il est juste d'ajouter que peut-être les dimensions en sont un peu petites et l'on se propose de lui construire une canule un peu plus forte. La voix est très facilement émise et la parole très compréhensible à une certaine distance.

En résumé, c'est d'après les dispositions anatomiques individuélles que devront être faites telles ou telles modifications.

Maintenant que nous connaissons l'opération, quels sont ses résultats immédiats et éloignés ? Quelle est sa valeur opératoire et thérapeutique ? Pour en juger, nous n'avons qu'à parcourir les tableaux contenant les cas que nous avons rassemblés. Nous les ferons suivre de deux observations inédites de notre maître le docteur L. Labbé et de l'observation, inédite aussi, du professeur Socin.

Nous considérerons séparément l'extirpation totale et l'ablation unilatérale, partielle ou résection du larynx.

TABLEAUX D'EXTIRPATIONS

DU LARYNX.

Laryngectomies totales pour cancers.

NUMÉROS.	CHIRURGIEN et Indications bibliographiques.	DATE.	AGE.	SEXE.	LÉSION.	ÉTENDUE de L'OPÉRATION.	RÉSULTAT.	REMARQUES.
1	Billroth (Vienne). *Archiv. f. klin. Chirurg.*, Bd XVII, S. 343.	1873 31 déc.	36	M.	Epithélioma du larynx.	Larynx, tiers supérieur de l'épiglotte, une partie des deux anneaux supérieurs de la trachée.	Mort de récidive sept mois après l'opération.	La récidive fut remarquée au bout de quatre mois.
2	Heine (Prague). *Archiv. f. klin. Chirurg.*, Bd XIX, S. 515.	1874 23 avril.	50	M.	Carcinome du larynx.	Tout le larynx.	Mort de récidive six mois après l'opération.	
3	Maas (Breslau). *Archiv. f. klin. Chirurg.*, Bd XIX, S. 507.	1874 1er juin.	57	M.	Adéno-fibrome carcinomateux.	Tout le larynx.	Mort de pneumonie deux semaines après l'opération.	
4	Schmidt (H.) (Francfort). *Archiv. f. klin. Chirurg.*, Bd XVIII, S. 189.	1874 12 août.	56	M.	Epithélioma du larynx.	Tout le larynx.	Mort le quatrième jour de collapsus.	
5	Watson (P.-H.) (Edimbourg). Foulis. *Trans. Intern. med. Congress.*, 1881.	1874	60	M.	Epithélioma du larynx, s'étendant jusqu'à la corde vocale gauche.	Larynx.	Mort de pneumonie en deux semaines.	
6	Schönborn (Kœnigsberg). *Berlin. klin. Woch.*, 20 septembre 1875, S. 525.	1875 22 janv.	72	M.	Cancer du larynx.	Tout le larynx.	Mort le quatrième jour.	
7	Langenbeck (Berlin). *Berlin. Klin. Woch.*, 1875, n° 33, S. 453. — *Archiv. f. klin. Chirurg.*, Bd XXI, supplém., S. 136.	1875 21 juill.	57	M.	Cancer de la partie supérieure du larynx, de l'épiglotte et de l'os hyoïde.	Tout le larynx, l'os hyoïde, une partie de la langue, du pharynx et de l'œsophage.	Mort quatre mois après d'une récidive dans les ganglions cervicaux.	
8	Multanowski (St-Pétersb.). *Centralb. f. Chirurg.*, 1882, n° 25, p. 420. — Lettre du Dr A. Schmidt au professeur Burow. (*Archiv. of Lar.*, april 1883.)	1875 27 juill.	59	M.	Carcinome ?	Tout le larynx.	Mort de pneumonie croupale trois mois après l'opération.	
9	Multanowski (St-Pétersb.). *Centralb. f. Chirurg.*, 1882, n° 25, p. 420. — Lettre du Dr A. Schmidt au professeur Burow. (*Archiv. of Lar.*, april 1883.)	1875 9 août.	47	M	Carcinome ?	Tout le larynx.	Mort de récidive deux mois après l'opération.	
10	Billroth (Vienne). Salzer. *Archiv. f. klin. Chir.*, t. XXXI, p. 878.	1875 11 nov.	54	M.	Carcinome diffus du larynx ayant envahi les cartilages.	Tout le larynx.	Mort le quatrième jour de broncho-pneumonie.	Pas de trachéotomie préalable.
11	Maas (Fribourg). *Archiv f. klin. Chirurg.*, Bd XX, S. 535.	1876 5 févr.	50	M.	Epithélioma du larynx.	Tout le larynx, à l'exception de l'épiglotte et d'une petite portion du cartilage cricoïde.	Mort de récidive six mois après l'opération.	Récidive à la partie postérieure de la langue, trois mois après l'opération. Mort par hémorrhagie des masses ulcérées.
12	Gerdes (Jever). *Archiv. f. klin. Chirurg.*, Bd XXI, S. 473.	1876 30 mars.	76	M.	Cancer fibreux.	Tout le larynx.	Mort le quatrième jour de collapsus.	
13	Reyher (Dorpat). *S.-Petersburger med. Woch.*, nos 17 et 18, 1877.	1876 mai.	60	M.	Epithélioma des cordes vocales.	Tout le larynx, à l'exception de l'épiglotte.	Mort le onzième jour de pneumonie hypostatique.	
14	Watson (Edimbourg). Lettre de l'opérateur au Dr Foulis.	1876	60	F.	Epithélioma du larynx avec dégénérescence des ganglions.	Tout le larynx et les ganglions dégénérés.	Mort au bout d'une semaine d'embolie pulmonaire.	Les veines faciale et linguale furent coupées pendant l'opération.
15	Kosinski (Varsovie). *Centralb. f. Chirurg.*, n° 26, 1877, S. 101. — Communication privée de l'opérateur au Dr Foulis.	1877 15 mars.	36	F.	Epithélioma cylindrique du larynx avec perforation de la peau.	Tout le larynx.	Mort de récidive neuf mois après l'opération.	

Laryngectomies totales pour cancers (SUITE).

NUMÉROS.	CHIRURGIEN et Indications bibliographiques.	DATE.	AGE.	SEXE.	LÉSION.	ÉTENDUE de L'OPÉRATION.	RÉSULTAT.	REMARQUES.
16	Bottini (Turin). *Ann. des mal. de l'or. et du larynx*, p. 182, 1878.	1877 29 août.	48	M.	Epithélioma du larynx.	Tout le larynx et une partie de l'œsophage.	Mort le troisième jour de pneumonie double.	Opération « non sanglante » avec le couteau galvanocautère.
17	Wegner (Berlin). *Verh. der deutsch. Gesellsch. f. Chir.*, 1878. — Communication privée du chirurgien au Dr Foulis.	1877 16 sept.	52	F.	Carcinome du larynx, du volume d'une noisette et né du ventricule droit.	Tout le larynx et l'épiglotte; la moitié inférieure du cartilage cricoïde fut respectée.	Le malade était bien le 12 avril 1878.	
18	Von Bruns (Vict.)(Tübingen). *Wien. med. Presse*, 17 novembre 1878. — Communication du professeur Paul Bruns au Dr Foulis.	1878 29 janv.	54	M.	Epithélioma du larynx datant de cinq ans.	Tout le larynx.	Mort de récidive neuf mois après l'opération.	Pas de trachéotomie préliminaire. Après l'opération, collapsus, hyperpyrexie pendant une semaine.
19	Billroth (Vienne). Salzer. *Archiv. f. klin. Chir.*, B. XXXI, p. 880.	1879 27 févr.	43	F.	Epithélioma du pharynx, du larynx et du corps thyroïde.	Tout le larynx, une partie du pharynx et de l'œsophage.	Mort pendant la septième semaine par suite du passage d'une sonde dans le médiastin.	
20	Macewen (W.) (Glascow). Foulis. *Trans Int. med. Cong.*, 1881.	1879 31 juill.	56	M.	Carcinome? du larynx et de l'extrémité supérieure du pharynx; une masse ganglionnaire au côté gauche du cou.	Le larynx, une partie du pharynx et la masse ganglionnaire.	Mort en trois jours de pneumonie.	
21	Multanowski (St-Pétersb.). *Centralb. f. Chirurg.*, n° 25, 1882, p. 420. — Lettre du Dr A. Schmidt au professeur Burow. (*Archiv. of Lar.*, avril 1883.)	1879 4 déc.	60	M.	Cancer.	Tout le larynx.	Mort le cinquième jour de pneumonie.	
22	Langenbuch. *Verh. der deutsch. Ges. f. Chirurg.*, Bd X.	1879	Agée.	F.	Carcinome ?		Mort le troisième jour de collapsus.	
23	Billroth. Salzer. *Archiv. f. klin. Chir.*, B. XXXI, p. 879.	1879 29 nov.	60	M.	Carcinome? pris d'abord pour un syphilome.	Ablation totale du larynx et d'une partie de la trachée, avec l'épiglotte.	Mort de pneumonie trois jours après.	
24	Billroth. Salzer. *Archiv. f. klin. Chir.*, B. XXXI, p. 879.	1880 14 sept.	26	M.	Epithélioma d'abord traité par la thyrotomie, infiltrant les cartilages.	Ablation totale du larynx et du Ier anneau de la trachée.	Mort d'hémorrhagie le huitième jour.	
25	Reyher (Carl.) (St-Pétersb.). *Wolner's med. Journ.*, 1880, H. 1. — Lettre de l'opérateur au Dr Foulis.	1880	40	M.	Carcinome.	Larynx.	Mort le septième jour de broncho-pneumonie septique.	
26	Thiersch (Leipzig). *Deutsch. Zeitschrift f. Chir.*, Bd XVI. S. 149. — Lettre de l'opérateur, 8 novembre 1883, à Solis Cohen.	1880 26 févr.	36	M.	Epithélioma glandulaire.	Tout le larynx et deux anneaux de la trachée.	Mort le 19 août 1882, huit jours après une seconde opération nécessitée par la récidive. Le malade a survécu à l'extirpation du larynx deux ans et demi.	Trachéotomie le 27 septembre 1879. Laryngotomie pour pénétrer jusqu'à la tumeur, le 3 février 1880. Récidive observée pour la première fois en 1882. Hémorrhagie artérielle, ligature de la carotide. Nouvelle hémorrhagie. On essaie l'extirpation. Carcinome diffus au-dessous du sternum.

Laryngectomies totales pour cancers (SUITE).

NUMÉROS.	CHIRURGIEN et Indications bibliographiques.	DATE.	AGE.	SEXE.	LÉSION.	ÉTENDUE de L'OPÉRATION.	RÉSULTAT.	REMARQUES.
27	Thiersch (Leipzig). *Deutsch. Zeitschr. f. Chirurg.*, Bd XVI, S. 149. — Lettre de l'opérateur, 8 novembre 1883, à Solis Cohen.	1880 15 avril.	52	M.	Epithélioma.	Tout le larynx.	Le malade vivait et se portait bien le 8 novembre 1883, trois ans et sept mois après l'opération.	Trachéotomie le 2 mars 1880.
28	Novaro. *Giorn. di R. Academia di med. di Torino*, t. XXIX, p. 34, 1881. — *Arch. Ital. d. Lar.*, anno I, p. 75, 1881-1882.	1880 19 juill.	63	M.	Epithélioma.	Tout le larynx.	Récidive au bout de quatre mois. Excision du lobe droit du corps thyroïde et d'une partie du pharynx (14 janvier 1884). Mort d'hémorrhagie onze jours après.	Trachéotomie sous-thyroïdienne le 14 juillet 1880.
29	Czerny (Heidelberg). Lettre de l'opérateur au Dr Foulis. — *Berlin. klin. Woch.*, nº 26, 1882.	1880 11 oct.	47	M.	Epithélioma du larynx et des parties molles sus-jacentes.	Le larynx et les parties molles qui sont en avant de lui.	Mort d'épuisement et d'hémorrhagie cinq mois après (23 mars 1881).	Vaste récidive dans la gorge.
30	Thiersch (Leipzig). *Deutsch. Zeitschr. f. Chirurg.*, Bd XVI, S. 149, 1881.	1880 10 nov.	45	F.	Epithélioma glandulaire du pharynx et du larynx.	Le larynx et une partie du pharynx.	Mort par récidive en quatre mois (16 mars 1881).	Trachéotomie le 17 octobre 1880. Récidive observée six semaines après l'opération.
31	Bircher (H.) (Aarau). Lettre de l'opérateur au Dr Foulis. — *Trans. Int. med. Congress.*, 1881.	1880 3 déc.	49	F.	Squirrhe du corps thyroïde, envahissant le larynx.	Excision du corps thyroïde ; six mois après, récidive ; le larynx est excisé avec une portion du pharynx.	Mort en seize jours de pneumonie et de gangrène pulmonaire.	
32	Pick (Londres). *Brit. med. Journ.*, 9 avril 1881, p. 562.	1881 16 janv.	39	M.	Epithélioma du larynx, précédé de papillomes.	Larynx et épiglotte.	Mort en cinq jours de pleurésie et de péricardite.	
33	Thiersch (Leipzig). *Deutsch. Zeitschr. f. Chirurg.*, Bd XVI, S. 149, 1882.	1881 17 janv.	57	F.	Cancer glandulaire du pharynx et du larynx.	Tout le larynx et une partie du pharynx.	Mort le septième jour de pneumonie secondaire infectieuse.	Trachéotomie le 9 décembre 1880.
34	Toro (Cadix). *Med. Record*, 6 august 1881, p. 167.	1881 9 mars.	»	»	Epithélioma du larynx.	Os hyoïde, base de la langue et larynx.	Mort le quatrième jour d'emphysème pulmonaire.	
35	Winiwarter (Liège). *Clin. chir. univ. Liège.* — *Monatschr. f. Ohrenheilk.*, nº 9, 1882. — Lettre de l'opérateur, 7 octobre 1884, à Solis Cohen.	1881 avril.	55	F.	Carcinome ?	Tout le larynx.	La malade était vivante et se portait bien en juillet 1884, trois ans et quatre mois après l'opération.	
36	Foulis (Glascow). *Brit. med. Journ.*, 7 mai et 11 juin 1881. — *Trans. Int. med. Congress.*, 1881.	1881 30 avril.	50	M.	Epithélioma du larynx (précédé de papillomes).	Larynx.	Bien et fort en août 1881.	
37	Czerny (Heidelberg). *Berliner klin. Wochens.*, nº 26, 1882. — Lettre du chirurgien à Solis Cohen.	1881 12 mai.	47	M.	Epithélioma.	Larynx et les deux anneaux supérieurs de la trachée.	Mort de récidive dix mois après l'opération.	
38	Reyher (Carl.) (St-Pétersb.). Lettre de l'opérateur au Dr Foulis. (*Trans. Int. med. Congress.*, 1881.)	1881 14 mai.	57	M.	Carcinome ?	Larynx.	Mort le cinquième jour de broncho-pneumonie septique.	
39	Kocher (Berne). *Archiv. of Lar.*, N. Y., avril 1883.) — Lettre à Solis Cohen, septembre 1883.	1881 16 mai.	59	M.	Carcinome ?	Tout le larynx, sauf une partie du cartilage cricoïde.	Mort en 1883, c'est-à-dire deux ans après l'opération, d'une lésion cancéreuse de l'abdomen. Pas de récidive locale.	Le malade portait une épiglotte artificielle de sa propre invention, pour éviter la gêne de la déglutition, que lui causait l'absence d'épiglotte.
40	Tilanus (Amsterdam). *Centralb. f. Chirurg.*, nº 31, 1882. — In *Dissert. Coenen.*	1881 mai.	51	M.	Epithélioma.	Tout le larynx.	Mort en trente-six heures de collapsus.	

Laryngectomies totales pour cancers (SUITE).

NUMÉROS.	CHIRURGIEN et Indications bibliographiques.	DATE.	AGE.	SEXE.	LÉSION.	ÉTENDUE de L'OPÉRATION.	RÉSULTAT.	REMARQUES.
41	Gussenbauer (Prague). *Prag. med. Woch.*, n° 32, 1883.	1881 19 mai.	48	M.	Epithélioma.	Tout le larynx.	Le malade était bien, plus de deux ans après l'opération. Il faisait son métier de maître d'équitation.	Encore vivant actuellement. (Communication de Gussenbauer au professeur Socin, à Berlin, avril 1886.)
42	Volker (Brunswick). *Academisch. Processch.*, S. 84, u. 112. (Amsterdam, 1882.)	1881 28 mai.	44	F.	Epithélioma.	Tout le larynx.	Mort de suffocation cinq mois après l'opération.	La malade étouffa pendant qu'elle avait ôté sa canule pour la nettoyer.
43	Albert (Vienne). *Wiener. med. Presse*, n° 44, S. 1373, 1881.	1881 6 juill.	45	M.	Epithélioma emplissant presque toute la moitié droite du larynx, ganglion carotidien.	Tout le larynx, sauf l'épiglotte ; une légère partie de l'œsophage y adhérait.	Mort le huitième jour de bronchite diffuse et de pneumonie lobulaire.	Le 13 juillet, hémorrhagie de la carotide interne, arrêtée par une ligature au-dessus et au-dessous du point érodé. Collapsus le même soir ; mort le lendemain.
44	Hahn (Berlin). *Sammlung. Klin. Vorträge Volkmann*, n° 260, p. 5.	1881 13 août.	46	M.	Carcinome à petites cellules.	Tout le larynx.	Mort en vingt-cinq jours de gangrène pulmonaire, pleurésie purulente.	
45	Margary (Turin). *Arch. ital. de Lar.*, 1881-1882, p. 121, 172.	1881 29 sept.	36	F.	Epithélioma de l'œsophage et du larynx.	Larynx, premier anneau de la trachée ; corps thyroïde, partie du pharynx et de l'œsophage.	Mort par hémorrhagie le 25 mars 1882.	Récidive au bout de trois mois.
46	Gussenbauer (Prague). *Prag. med. Woch.*, n° 33, 1883.	1881 octobre.	62	M.	Epithélioma.	Tout le larynx.	Le malade était vigoureux et bien portant vingt et un mois après l'opération.	Vit encore actuellement. (Communic. du prof. Socin, avril 1886.
47	Reyher (Carl.) (St-Petersb.). *St-Petersburger med. Zeitsch.*, n° 28, 1882. — Lettre de l'opérateur au professeur Burow.	1881 10 oct.	73	M.	Cancer.	Larynx et les trois anneaux supérieurs de la trachée.	Mort de récidive neuf mois après l'opération.	
48	Reyher (Carl.) (St-Pétersb.). *St-Petersburger med. Zeitsch.*, n° 28, 1882.	1881 10 oct.	65	M.	Cancer.	Larynx.	Mort le septième jour de pneumonie.	
49	Schede (M.) (Hambourg). *Deutsch. med. Woch.*, n° 33, 1882, S. 45. — Lettre de l'opérateur, septemb. 1884, à Solis Cohen.	1881 4 nov.	54	M.	Cancroïde.	Larynx, os hyoïde et corps thyroïde.	Récidive six mois après l'opération, mais trop étendue pour qu'on puisse opérer. Date de la mort non mentionnée.	
50	Novaro. Lettre du professeur F. Massei (de Naples), le 7 octobre 1884, à Solis Cohen.	1882 janvier.	68	M.	Carcinome ?	Tout le larynx et les anneaux supérieurs de la trachée.	Mort subite le 8 mars 1883. Il n'y a pas eu de récidive.	Crico - trachéotomie en hâte le 12 septembre 1881. Thyrotomie et ablation par raclage, le 30 décembre 1881.
51	V. Holmer (Copenhague). Réimpression de Hospitals-Tidende, Copenhague, 1883.	1882 15 mars.	57	»	Epithélioma.	Le larynx, sauf l'épiglotte.	Mort de récidive.	
52	Maydl (Carl.) (Vienne). *Wien. med. Presse*, 24 mars 1884, S. 364.	1882 27 mars.	46	M.	Epithélioma.	Tout le larynx et la partie supérieure de la trachée.	Mort le cinquième jour. Hémorrhagie artérielle intense. Stéatose du foie. Propagation à la trachée.	
53	Reyher (Carl.) (St-Pétersb.). Lettre de l'opérateur au professeur Burow.	1882 7 avril.	55	M.	Carcinome épithélioïde.	Tout le larynx, le pharynx et une partie de l'œsophage.	Mort d'épuisement quatorze jours après l'opération.	
54	Kocher (Berne). Lettre de l'opérateur à Solis Cohen.	1882 13 mai.	54	M.	Carcinome.	Tout le larynx et les ganglions carcinomateux.	Récidive ganglionnaire sept mois après l'opération. Le malade était encore vivant sans récidive locale le 24 août 1883, seize mois après l'opération.	

Laryngectomies totales pour cancers (SUITE).

NUMÉROS.	CHIRURGIEN et Indications bibliographiques.	DATE.	AGE.	SEXE.	LÉSION.	ÉTENDUE de L'OPÉRATION.	RÉSULTAT.	REMARQUES.
55	Whitehead (W.) (Manchest.). *Lancet.* 4 novembre 1882, p. 741. — Lettre de l'opérateur à Solis Cohen, 31 janvier 1883.	1882 23 mai	46	M.	Epithélioma de la corde vocale droite et des parties sous-jacentes, s'étendant jusqu'à la partie supérieure de la trachée.	Cartilages thyroïde et cricoïde et deux anneaux de la trachée. L'épiglotte reste intacte.	Vivant le 31 janvier 1883. Probablement encore en vie.	
56	Von Bergmann (Würzbourg). Jochelson. *Centralb. f. Chir.*, 1882, p. 420.	1882 11 juin.	54	M.	Carcinome (adéno-sarcome) ?	Tout le larynx.	Récidive, février 1883; mort. (Zésas, Archiv. f. Klinich Chirurgie Bd. XXX, p. 663).	
57	Burow (Kœnigsberg). *Arch. of Lar.*, avril 1883.	1882 7 juill.	63	M.	Carcinome ?	Tout le larynx, sauf l'épiglotte.	Mort de suffocation soudaine quatre mois et demi après l'opération.	
58	V. Holmer (Copenhague). Réimpression de Hospitals-Tidende, Copenhague, 1883.	1882 18 juill.	63	M.	Epithélioma.	Larynx, épiglotte et une partie du pharynx	Mort en quatre jours de récidive.	
59	Novaro. Lettre du professeur F. Masséi (de Naples), 10 septembre 1884, 7 octobre 1884, à Solis Cohen.	1882 26 juill.	52	M.	Carcinome?	Tout le larynx.	Vivant sans trace de récidive le 7 octobre 1884, près de deux ans et trois mois après l'opération.	Trachéotomie en hâte le 19 avril 1882. Ablation d'un nodule du volume d'une noisette, le 8 nov. 1882.
60	Novaro. Lettre du professeur F. Masséi (de Naples), 10 septembre 1884, 7 octobre 1884, à Solis Cohen.	1882 18 août.	72	M.	Cancer.	Tout le larynx.	Mort subite par suffocation le 19 avril 1883. Une plume (d'oie ?) trouvée dans la trachée. On s'en était servi pour nettoyer la canule. Pas de trace de récidive.	Trachéotomie sous-thyroïdienne le 11 juin 1882.
61	Maydl (Vienne). *Wien. med. Presse*, S. 1672, 1882. — *Wien. med. Presse*, S. 367, 1884.	1882 31 août.	50	M.	Epithélium cylindrique.	Le larynx, sauf le cartilage cricoïde. Excision d'un ganglion gros comme un œuf.	Vivant et bien portant, seize mois après l'opération.	
62	Kocher (Berne). Volkmann. *Samm. klin. Vorträge*, n° 224, S. 1944. — Lettre de l'opérateur, 24 septembre 1883, à Solis Cohen.	1882 28 sept.	43	M.	Cancer.	Tout le larynx et une partie de l'œsophage.	Vivant aux dernières nouvelles.	
63	Winiwarter. Lettre à Solis Cohen.	1882 septem.	46	M.	Cancer.	Tout le larynx, sauf le cartilage cricoïde. Quelques ganglions.	Récidive en avril 1883, sept mois après l'opération.	
64	Winiwarter. Lettre à Solis Cohen.	1882 octobre.	50	M.	Cancer.	Tout le larynx, une partie du pharynx, plusieurs ganglions lymphatiques. Résection de la veine jugulaire interne.	Mort la neuvième semaine d'inanition. La plaie bourgeonnait parfaitement.	
65	Gussenbauer. *Prager med. Woch.*, n° 34, 1883.	1883 6 févr.	63	M.	Epithélioma.	Les cartilages et les muscles; l'épiglotte et la muqueuse du sommet du larynx en rapport avec les replis aryténo-épiglottiques furent conservés.	Bien portant six mois après l'opération.	Pour essayer d'éviter la laryngectomie, on avait fait la veille la trachéotomie, immédiatement suivie de la thyrotomie. Vit encore. (Communication du prof. Socin, avril 1886.)
66	Preetorius (A.). *Deutsche Zeitschr. f. Chirur.*, Bd XIX, S. 621. — *Centr. f. Chir.*, 21 juin 1884.	1883 23 juill.	54	F.	Epithélioma.	Larynx, sauf la moitié inférieure du cartilage cricoïde. Deux ganglions volumineux.	Pas de récidive en novembre 1883.	Trachéotomie préliminaire, quatorze jours avant l'opération.
67	Leisrink (H.). *Berlin. klin. Wochr.*, p. 70, 4 février 1884.	1883 8 août.	72	M.	Epithélioma.	Tout le larynx.	Mort après quatre mois de pneumonie, guérie de l'opération.	Trachéotomie préalable.

Laryngectomies totales pour cancers (SUITE).

NUMÉROS.	CHIRURGIEN et Indications bibliographiques.	DATE.	AGE.	SEXE.	LÉSION.	ÉTENDUE de L'OPÉRATION.	RÉSULTAT.	REMARQUES.
68	Novaro. *Gaz. deg. Osp*, 9 décembre 1883. — Lettre du professeur F. Masséi, à Solis Cohen.	1883 1er oct.	54	M.	Epithélioma.	Tout le larynx, le corps thyroïde et une partie de la paroi du pharynx.	Mort en un mois de pneumonie croupale.	Pas de trachéotomie préalable ; on n'a pas employé la canule de Trendelenburg.
69	Von Bergmann (Berlin). Zésas. *Arch. f. klin. Chirur.*, Bd XXX, H. 3, S. 672, 1884.	1883		M.	Carcinome		Mort de pneumonie quatre jours après l'opération.	
70	Kocher (Berne). Lettre de l'opérateur à Solis Cohen.	»	»	»	Cancer.	Le larynx.	Le malade vivait avec des ganglions envahis, sans récidive locale, en septembre 1884, plusieurs mois après l'opération.	
71	Hahn (E.) (Berlin). *Sammlung. Klin. Vorträge Volkmann.*, n° 260, p. 8.	1884 janvier.	58	M.	Cancer.	Tout le larynx avec une partie de l'œsophage et l'épiglotte.	Le sujet a survécu un mois à l'opération. Mort de bronchite diffuse, collapsus.	
72	Vogt (Greifswald). *Mittheilungen aus der chirur. Klin. zu Greifswald*, cité par Zézas, *loc. cit.*	1884 février.	29	F.	Carcinome ?	Le larynx.	Mort d'épuisement sept jours après l'opération.	
73	Hahn. *Sammlung. Klin. Vorträge Volkmann*, n° 260, p. 14.	1884 3 nov.	52	F.	Cancer de la partie supérieure de l'œsophage et du larynx.	Extirpation totale.	Guérie. Rentrée chez elle trois mois après.	Morte de récidive.
74	Jones (Th.) (Manchester). *Lancet*, 2 août 1884, p. 192.	1884 26 avril.	43	M.	Epithélioma lobulé.	Tout le larynx, le premier anneau de la trachée, les parois inférieure et latérale du pharynx.	Bien portant le 14 juin 1884, un mois et demi après l'opération.	
75	Holmes (Londres). *Brit. med. Journ.*, 25 octobre 1884, p. 800.	1884 26 mai	63	M.	Epithélioma.	Tout le larynx, sauf la moitié gauche du cartilage cricoïde. Résection du pharynx.	Mort de collapsus en quarante heures.	Une masse antérieure au larynx et allant jusqu'à l'amygdale ne put être entièrement enlevée.
76	Hahn (E.) (Berlin). *Sammlung. Klin. Vorträge Volkmann*, n° 260, p. 9.	1883 11 févr.	43	M.	Cancer.	Le larynx, une partie de l'œsophage.	Guéri pendant quatorze mois, puis récidive régionnaire de même nature. Ablation. Nouvelle récidive ; ablation. Troisième et quatrième récidive et toujours ablation.	Mort le 10 avril 1885 d'une nouvelle récidive régionnaire. A l'autopsie, pas de ganglions ni de métastases.
77	Durante (Rome). Lettre du professeur F. Masséi (de Naples), 10 septembre 1884, à Solis Cohen.	1884			Cancer.	Le larynx.	Mort en deux ou trois jours.	
78	Jordan Lloyd. *The Lancet*, p. 971, 29 novembre 1884.	1884	51	M.		Le larynx.	Mort de pneumonie six jours après l'opération.	
79	Bergmann. *Petersburger mediz. Woch.*, n° 27, 1885.	1885	46	M.	Epithélioma envahissant l'épiglotte et surtout la moitié droite.	Ablation du larynx et de l'épiglotte.	Guérison après six semaines. S'en va muni d'un larynx artificiel de Foulis.	
80	Park (de Buffalo). *Brit. med. Journ.*, 24 octobre 1885, p. 802.	1885 28 janv.	Agé.	M.	Epithélioma.	Ablation du larynx.	Guérison.	Revu guéri en septembre, huit mois après l'opération ; parle avec un larynx artificiel.
81	Péan. *Gaz. méd. de Paris*, 17 avril 1886, p. 181.	1886 27 févr.	35	M.	Epithélioma, surtout à droite, sans ganglions ; variété pavimenteuse (Cornil).	Ablation totale, moins l'épiglotte saine.	Guérison.	Ce malade a été vu par moi ; il n'y a pas trace de récidive, mais la plaie du cou est tellement étroite et le canal laryngé tellement étroit qu'il est très difficile de lui appliquer un larynx artificiel.

Laryngectomies totales pour cancers (SUITE ET FIN).

NUMÉROS.	CHIRURGIEN et Indications bibliographiques.	DATE.	AGE.	SEXE.	LÉSION.	ÉTENDUE de L'OPÉRATION.	RÉSULTAT.	REMARQUES.
82	L. Labbé. Inédite.	1886 février	51	M.	Epithélioma lobulé.	Extirpation totale, moins la partie annulaire du cricoïde. Ablation d'un ganglion carotidien.	Mort de broncho-pneumonie le quatorzième jour.	
83	L. Labbé. Inédite.	1886 31 mars.	50	M.	Epithélioma lobulé (Remy) se rapprochant du cancroïde cutané, ayant envahi les cartilages et la trachée.	Extirpation totale, avec un anneau de la trachée.	Guéri de l'opération.	Vu le 20 mai guéri.
84	Mikulicz. Communication écrite, professeur Socin.	»	»	»	Cancer du larynx.	Extirpation totale.	Mort par inanition au bout de plusieurs mois, la déglutition n'ayant pas pu se rétablir.	
85	Mikulicz. Communication du professeur Socin	1886	»	»	Cancer du larynx.	Extirpation totale.	Guérison ne date que de quelques semaines.	
86	Axel Iversen. *Arch. f. klin. Chir.*, B. XXXI, p. 647, 1885.	1883 3 août.	44	F.	Cancer pharyngo-laryngé.	Ablation totale du larynx avec une partie du pharynx et de l'œsophage.	Mort 3 m. après ; pas de récidive. Septicémie à la suite d'une opérat. pour élargir l'infundibulium œsophago-trachéal.	Pharyngotom. sous-hyoïdienne suiv. immédiat. de l'extirp. Trachéot. inférieure immédiat. avant.
87	Axel Iversen. *Arch. f. klin. Chir.*, B. XXXI, p. 656, 1885.	1884 12 août.	48	M.	Cancer épithélial pharyngo-laryngé.	Ablation totale du larynx avec une partie du pharynx.	Vu guéri 8 mois 1/2 après l'opération.	Trachéotomie inférieure. Pharyngotom. sous-hyoïdienne puis extirpation

Laryngectomies totales pour sarcomes.

NUMÉROS.	CHIRURGIEN et Indications bibliographiques.	DATE.	AGE.	SEXE.	LÉSION.	ÉTENDUE de L'OPÉRATION.	RÉSULTAT.	REMARQUES.
1	Bottini (Turin). Giornal della R. Academia de medicina di Torino, nº 14, 20 mai 1875. — Lettre du professeur F. Masséi à Solis Cohen.	1875 6 févr.	24	M.	Sarcome du larynx à cellules rondes et à cellules fusiformes.	Tout le larynx.	Le sujet se portait bien le 7 octobre 1884, dix ans après l'opération.	L'opération donna lieu à une hémorrhagie abondante et fut suivie d'un érysipèle grave.
2	Foulis (Glascow). *Lancet*, 13 october 1877 et 29 march 1879.	1877 10 sept.	28	M.	Sarcome tenant à la fois du papillome et du sarcome fuso-cellulaire.	Tout le larynx, à l'exception des cornes supérieures du cartilage thyroïde et de la moitié des cartilages aryténoïdes.	Mort de phthisie trachéale et pulmonaire le 1er mars 1879.	
3	Czerny (Heidelberg). Lettre de l'opérateur au Dr Foulis. — *Berliner klin. Woch.*, 27 juin et 3 juillet 1882. (Maurer).	1878 24 août.	46	M.	Lympho-sarcome dans et sous les cordes vocales, perforant le cartilage thyroïde ; les ganglions voisins étaient envahis.	Tout le larynx et les ganglions malades.	Mort de récidive quinze mois après. Pleurésie droite, novembre 1879.	Ablations multiples de masses cancéreuses récidivées (5 opérations). Suppuration de ganglions dégénérés par métastase. Résection de la veine jugulaire, des artères carotides primitives interne et externe.

Laryngectomies totales pour sarcomes (SUITE ET FIN).

NUMÉROS.	CHIRURGIEN et Indications bibliographiques.	DATE.	AGE.	SEXE.	LÉSION.	ÉTENDUE de L'OPÉRATION.	RÉSULTAT.	REMARQUES.
4	Caselli, Azzio (Reggio-Emilia). *Bull. del scienc. med.*, Bologna, t. IV, 1880. — *Il Raccoglitore medico*, p. 321, oct. 1879.	1879 20 sept.	19	F.	Sarcome du larynx, du pharynx, du palais et base de la langue.	Tout le larynx, le pharynx, la base de la langue, les parties molles du palais et les amygdales.	La malade était bien en août 1881.	L'opération prit plus de trois heures et fut faite largement à l'aide du galvano-cautère ; elle n'amena que peu d'hémorrhagie.
5	Lange (F.) (New-York). *Arch. of Lar*, N.-Y., vol. I, p. 36.	1879 12 oct.	74	M.	Sarcome du larynx envahissant le pharynx.	Larynx, corne droite de l'os hyoïde, partie de l'œsophage.	Mort d'asthénie sept mois après l'opération. Récidive.	
6	Mac Leod (Calcutta). *Lancet*, 26 avril 1884, p. 750.	1883 19 sept.	54	M.	Sarcome.	Tout le larynx, avec une tumeur du pharynx et du corps thyroïde. Ganglions lymphatiques indurés.	Mort le cinquième jour d'hémorrhagie secondaire.	L'examen microscopique indique un sarcome ; tissu embryonnaire, cellules fusiformes et polynucléaires.
7	Hahn (Berlin). *Sammlung klinisch Vorträge* Volkmann, n° 260, p. 16.	1885 17 mai.	43	M.	Sarcome très riche en cellules, infiltrant les muscles périphériques.	Larynx et épiglotte.	Cité comme guéri.	Mort depuis par récidive, d'après les renseignements donnés par le professeur Socin.
8	L. Labbé et Cadier. *Annales des maladies de l'or. et du larynx*, p. 100, 1885.	1885 12 mars.	59	M.	Sarcome fasciculé ; début probable par corde vocale supérieure.	Ablation du larynx en laissant une rondelle inférieure du cartilage cricoïde.	Guéri ; ne parle presque pas, avec un larynx artificiel.	Mort de pneumonie le 6 juin 1885.

Laryngectomies totales pour papillomes.

Schwartz.

NUMÉROS.	CHIRURGIEN et Indications bibliographiques.	DATE.	AGE.	SEXE.	LÉSION.	ÉTENDUE de L'OPÉRATION.	RÉSULTAT.	REMARQUES.
1	Ruggi. *Centralbl. f. Chir.* n° 45, 1882. — *Racoglitore med.* t. XVIII, p. 36, 1882. — Lettre du professeur Masséi à Solis Cohen.	1882	10	M.	Papillome du larynx.	Tout le larynx.	Vivant le 7 octobre 1884.	Guérison en vingt-huit jours.
2	Mac Leod (Calcutta). *Ind. med. Gaz.*, vol. XVIII, p. 24. 26. 1883. Lancet, 15 septembre 1883. — *Journ. am. med. Assoc.*, 27 octobre 1883, p. 587.	1882 15 nov.	35	M.	Papillome du larynx (tuberculeux).	Tout le larynx et le corps thyroïde.	Mort cinq mois et demi après de tuberculose pulmonaire.	L'autopsie a montré des tubercules miliaires dans les deux poumons, de petites vomiques dans le poumon droit. La tumeur naissait de l'intérieur du larynx.

Laryngectomies unilatérales ou partielles pour cancers.

NUMÉROS.	CHIRURGIEN et Indications bibliographiques.	DATE.	AGE.	SEXE.	LÉSION.	ÉTENDUE de L'OPÉRATION.	RÉSULTAT.	REMARQUES.
1	Billroth (Vienne). Salzer. *Archiv. für klinische Chirurgie*, B. XXXI, p. 862.	1878 7 juillet.	50	M.	Epithélioma unilatéral étendu de la corde vocale gauche au cartilage cricoïde.	Moitié gauche du larynx et une partie de la corde vocale droite.	Vivant en juin 1879 ; mais six mois après l'opération la récidive s'était manifestée dans les ganglions cervicaux et dans la trachée.	Le malade pouvait parler, sans appareil, d'une voix sourde mais distincte, et était capable de prendre part aux travaux d'un comité. Mort en novembre 1879.
2	Reyher Carl (Saint-Pétersb.). Lettre de l'opérateur au Dr Foulis.	1880 9 mars.	57	M.	Carcinome ?	Partie gauche du larynx.	Il n'y avait pas de récidive quatorze mois après l'opération.	
3	Caselli. *Bull. Sc. méd de Bologne*, t. VI, 1880.	1880 9 nov.	7	M.	Enchondrome du larynx.	Une grosse tumeur et l'aile droite du cartilage thyroïde.	Mort en deux jours.	
4	Hahn (Berlin). *Sammlung kl. Vorträge Volkmann*, n° 260, p. 4.	1880	68	M.	Cancroïde à marche lente.	Moitié du larynx.	Le malade était vivant trois ans et demi après l'opération, sans récidive.	Encore vivant actuellement. (Communication au professeur Socin, avril 1886.
5	Billroth. Salzer. *Archiv. f. klinische Chirurgie*, B. XXXI, p. 864.	1881 11 févr.	65	M.	Carcinome ? du pharynx et du larynx envahissant le côté droit.	Ablation de la moitié droite du larynx et du pharynx.	Mort de septicémie. Pneumonie lobulaire (2 ganglions cervicaux du côté gauche du cou) cinq semaines après.	
6	Schede (Hambourg). *Beilage zum Centralbl. f. Chir.* n° 23, 1884, S. 55.	1882 19 oct.		M	Epithélioma corné.	Moitié droite du larynx ; épiglotte conservée.	Le malade vivait dix-huit mois après l'opération.	Le malade, qui est dentiste, parle assez bien sans appareil pour que ses clients ne s'aperçoivent pas de son infirmité. Un pli cicatriciel joue le rôle de la corde vocale qu'il a perdue.
7	Hahn (Berlin). *Sammlung kl. Vorträge Volkmann*, n° 260, p. 7.	1883 11 août.	54	M.	Carcinome ?	La moitié du larynx.	Malade reste seize mois sans récidive.	Récidive en décembre 1884 dans l'angle supérieur de la plaie. Réopération, ablation d'une partie de la langue, et mort dix jours après, janvier 1885.
8	Wagner, Clinton (New-York). *Arch. of Lar.*, p. 130, 1883.	1883 22 févr.	53	M.	Epithélioma (récidive).	Moitié droite du larynx et du premier anneau de la trachée.	Mort de collapsus le douzième jour.	La tumeur avait d'abord l'aspect d'un papillome (examen microscopique). Deux thyrotomies furent faites. (V. *Arch Lar.*, p. 51, 1883, *Med. News*, feb. 3, 1883)
9	Billroth. Salzer. *Archiv für klinische, Chirurgie*, B. XXXI, p. 867.	1883 8 nov.	60	M.	Epithélioma de l'épiglotte et des ganglions cervicaux.	Ablation de l'épiglotte et du tiers supérieur du cartilage thyroïde.	Mort de pneumonie cinq semaines après ; pas de récidive dans le larynx.	
10	Billroth. Salzer. *Archiv. für klinische Chirurgie*, B. XXXI, p. 869.	1884 25 juin.	60	M.	Epithélioma de la moitié droite du larynx.	Ablation de la moitié droite des cartilages thyroïde et cricoïde, et d'une végétation douteuse de la corde vocale gauche.	Guérison.	Constatée encore en octobre 1884. Rétrécissement du canal laryngien ; est obligé de porter une canule pour respirer.
11	Billroth. Salzer. *Archiv. für klinische Chirurgie*, B. XXXI, p. 871.	1884 15 juil.	58	M.	Carcinome du larynx et du pharynx, moitié droite et les ganglions.	Ablation de la moitié droite du larynx et du pharynx et des ganglions.	Récidive déjà le 9 septembre 1884, et peu après dans les ganglions.	
12	Billroth. Salzer. *Archiv. für klinische Chirurgie*, B. XXXI, p. 872.	1884 6 sept.	46	M.	Carcinome de la moitié droite du pharynx et du larynx. Ganglions.	Extirpation partielle. On laisse le cricoïde.	Guéri ; vu le 31 octobre 1884.	
13	Hahn. *Sammlung kl. Vorträge Volkmann*, n° 260, p. 14.	1884 12 oct.	53	M.	Cancer.	Ablation partielle, laissant une partie du cartilage thyroïde à droite et le cricoïde entier.	Mort quatre jours après de pneumonie ou de médiastinite (autopsie non faite.	

Laryngectomies unilatérales ou partielles pour cancers (SUITE ET FIN).

NUMÉROS.	CHIRURGIEN et Indications bibliographiques.	DATE.	AGE.	SEXE.	LÉSION.	ÉTENDUE de L'OPÉRATION.	RÉSULTAT.	REMARQUES.
14	Störck. *Anzeiger der KK. Gesellschafft der Aerzte in Wien*, 24 avril 1885.	1885		M.	Epithélioma du larynx.	Extirpation partielle du cartilage thyroïde.	Le malade parle et avale bien, avec une canule à cheminée.	La trachéotomie n'avait donné que peu de soulagement. Störk fit la thyrotomie et se trouva alors conduit à réséquer la charpente.
15	Morris. *British med. Journal*, 18 july, p. 110, 1885.	1885		M.	Epithélioma ayant débuté il y a quatre ans.	Ablation du thyroïde en entier et du cricoïde en partie.	L'observation s'arrête le lendemain de l'opération !	On avait fait la trachéotomie quatre mois avant ; malgré cela, la dyspnée revenait, par suite de la pression du néoplasme sur la canule.
16	Péan. *Gazette médicale de Paris*, 17 avril, p. 181, 1886.	1886 6 mars.	65	M.	Epithélioma lobulé (Cornil).	Ablation du thyroïde et des aryténoïdes.	Mort de broncho-pneumie par introduction de la sonde œsophagienne dans la trachée et pénétration de lait.	
17	Socin (de Bâle). Inédito.	1885 16 mars.	56	M.	Cancer.	Ablation de la moitié d'abord, puis, après une récidive, ablation de l'autre moitié le 26 mai.	Mort après la seconde opération.	
18	Kraske (de Fribourg). Commun. écrite, prof. Socin.	»	»	»	Cancer du larynx.	Ablation partielle.	Récidive au bout de seize mois.	
19	Kraske (de Fribourg). Commun. écrite, prof. Socin.	»	»	»	Cancer du larynx.	Ablation partielle.	Récidive au bout de quatre mois.	
20	Mikulicz (Cracovie). Commun. écrite, prof. Socin.	»	»	»	Cancer du larynx.	Ablation partielle.	Guéri depuis un an ; parle sans larynx artificiel et sans canule.	

Laryngectomies unilatérales pour sarcomes.

NUMÉROS.	CHIRURGIEN et Indications bibliographiques.	DATE.	AGE.	SEXE.	LÉSION.	ÉTENDUE de L'OPÉRATION.	RÉSULTAT.	REMARQUES.
1	Gerster (New-York). *Arch. of Lar.*, vol. 1, p. 124. 1880. — Lettre de l'opérateur au D' Foulis.	1880 5 mars.	50	M.	Sarcome de la partie droite du pharynx, du larynx et de la base de la langue.	Moitié droite de l'os hyoïde, du larynx et du pharynx, amygdale droite, épiglotte et une partie de la base de la langue.	Mort de pleurésie le 9 mars 1881, un an après l'opération Il n'y avait pas eu de récidive.	
2.	Küster. *Beilage zum Centralbl. f. Chir.*, nº 22, 1884, s. 57.	1881	50	M.	Sarcome d'une corde vocale.	Un côté du larynx.	Guérison.	Opérations intralaryngées multiples ; la corde vocale est excisée ; récidive rapide ; alors, on pratique l'excision d'une moitié du larynx.

OBSERVATION I.

*Epithélioma du larynx ; extirpation du larynx par le Dr L. Labbé ;
pneumonie ; mort.*

M. Duch est âgé de 51 ans, a toujours joui d'une bonne santé, et n'accuse aucune maladie antérieure; il n'a jamais eu la syphilis ; il raconte qu'il a eu un peu d'eczéma de la face vers le mois d'avril 1884, et fait remonter le début de sa laryngite au mois de mai de la même année (1884). Depuis cette époque, la voix s'est modifiée, enrouement presque constant avec quelques alternatives d'amélioration.

Il se présente à la clinique du Dr Cadier le 13 décembre 1884, et il est soumis à un examen complet. On constate chez lui de la rougeur du pharynx avec des granulations et de la stase veineuse de cet organe.

Du côté du larynx, il y a de la rougeur des éminences arythénoïdes, de l'épaisissement du bord des cordes vocales avec développement assez marqué des glandes. On constate également un peu de gonflement de la commissure postérieure.

En janvier 1885, le malade se trouve un peu mieux et part en voyage dans le Midi.

Il ne revient qu'en septembre 1885, et alors M. le Dr Cadier constate une tumeur assez volumineuse, ulcérée, de la bande ventriculaire gauche. M. Cadier porte alors le diagnostic d'épithélioma laryngien.

En novembre, la tumeur a augmenté de volume ; l'aphonie est complète. Par la palpation du cou, on constate un petit ganglion sous le sternomastoïdien gauche.

L'état général est bon. L'appétit conservé. Cependant le malade éprouve un peu de salivation.

Le 5 janvier 1886, la tumeur se développe rapidement; elle envahit toute la bande ventriculaire gauche. Elle présente un aspect bosselé, avec ulcérations blanchâtres. Le malade a de fréquents besoins d'avaler, une salivation abondante. Les ganglions augmentent un peu de volume.

Le 15 janvier, la respiration, facile jusque-là, commence à se modifier. Le malade éprouve de la dyspnée quand il fait quelque effort, et, même au repos, il a un léger degré de suffocation permanente.

En présence de ces signes et du diagnostic porté, M. le Dr Cadier conseille au malade l'ablation de la tumeur, et, le 29 janvier, il pratique la trachéotomie préliminaire. Pour éviter toute perte de sang, l'opération est faite au thermo-cautère. La trachée découverte, on incise au bistouri les 2e, 3e et 4e anneaux de la trachée. L'incision trachéale est faite le plus bas possible.

Les suites de l'opération furent très simples. Le malade n'eut pas de fièvre. Pas de toux. La respiration se fit très librement, et le malade, au bout de quelques jours, se promenait sans aucune dyspnée.

Le 2 février, il est examiné par M. L. Labbé et le Dr Cadier, qui proposèrent au malade l'extirpation totale du larynx. L'opération est acceptée et fixée au 19 février.

Les jours qui précédèrent, M. Cadier applique la canule de Trendelenburg plusieurs fois par jour, jusqu'à ce qu'elle soit tolérée très facilement.

L'opération est pratiquée le 19 février chez les Frères Saint-Jean de Dieu, rue Oudinot, par M. Labbé, assisté du Dr Cadier, de MM. Schwartz, Remy, Charles Labbé, Barette, Castex.

On place devant la canule de Trendelenburg une éponge imbibée de chloroforme, et l'anesthésie est presque complète au bout de quelques instants. M. Labbé fait une incision horizontale parallèle à l'os hyoïde, et une autre sur la ligne médiane, verticale, perpendiculaire à la précédente. Toutefois, cette incision ne rejoint pas la plaie faite pour la trachéotomie. Un pont charnu sépare ces deux plaies.

Puis, avec le galvanocautère, M. Labbé dégage le larynx de chaque côté, sans effusion de sang aucune, en détachant les muscles qui prennent attache sur le larynx. Les grandes cornes du thyroïde sont sectionnées, et alors, attaquant le larynx de bas en haut, M. Labbé sectionne le cartilage cricoïde dans son milieu, voulant conserver une pièce cartilagineuse résistante à la partie supérieure de la trachée. Ce temps de l'opération est assez long et minutieux, afin de ménager les vaisseaux et nerfs situés de chaque côté du larynx.

Enfin, après cette section, on saisit avec une érigne le larynx, qu'on fait basculer de bas en haut, et qu'on dégage lentement avec le galvano-cautère, en rasant les surfaces cartilagineuses.

L'opération effectuée, on constate qu'il ne reste plus que des tissus sains. Il est fait seulement quelques ligatures, car l'opération, la seconde pratiquée par M. Labbé, fut remarquable par la perte de sang, réellement insignifiante. Le malade n'avait pas perdu plus de 200 grammes de sang.

Un tube est placé dans l'œsophage, pour alimenter le malade, et on ne réunit que les parties latérales de la plaie. Le reste est bourré avec des tampons de gaze iodoformée.

Sur le côté gauche du cou, M. Labbé fait une incision de 4 centimètres parallèle au bord antérieur du sterno mastoïdien, et enlève 3 à 4 ganglions carotidiens de la grosseur d'une noisette. Cette petite plaie est ensuite suturée complètement.

L'après-midi se passa bien ; mais la nuit, le malade éprouva de l'agitation, de l'oppression qui augmenta progressivement, et bientôt une asphyxie qui menaçait de l'emporter rapidement. Le lendemain de très bonne heure, on vint chercher le Dr Labbé, qui le trouva presque mourant; il avait la face congestionnée, le pouls petit, à peine perceptible; la respiration ne se faisait plus.

En effet, la canule avait été obstruée par des caillots, et l'air ne pouvait plus arriver aux poumons. Aussitôt on changea la canule; l'excitation de la trachée avec une plume amena le rejet d'une quantité énorme de mucosités sanguinolentes. Dès lors, la respiration s'améliora notablement, et les phénomènes d'asphyxie disparurent; mais il en resta une congestion pulmonaire assez intense, avec de gros râles généralisés dans toute la poitrine.

       20 février, matin, 38°,6 ;   soir, 38°,4.
       21   —   —   38°,2 ;   —   38°,2; pouls, 104.
       22   —   —   38°,2 ;   —   39°.   —
       23   —   —   38°,2 ;   —   38°,2 ;   —   96.
       24   —   —   38° ;   —   37°,6 ;   —   90.
       26   —   —   38° ;   —   38°,4 ;   —   90.

L'aspect de la plaie est excellent. Le lendemain de l'opération, il était survenu un peu d'empâtement autour de la plaie : il a complètement disparu. Plus de rougeur. Plus de gonflement.

L'alimentation se fait très bien par la sonde œsophagienne. La plaie faite au côté gauche pour l'extirpation des ganglions est complètement réunie; les fils sont enlevés.

Les pansements sont faits deux fois par jour avec de la gaze iodoformée. On applique des tampons assez résistants pour empêcher la plaie de se rétrécir trop rapidement.

La suppuration est insignifiante, et l'on voit se développer des bourgeons charnus de très bon aspect.

       27 février, matin, 37°,8 ; soir, 38° ; pouls, matin, 84; soir.
       28   —   —   37°,6 ; — 38°,2 ;   —   —   92 ; — 94.
       1er mars,   —   38°,4; — 38°,6 ;   —   —   90 ; — 120.

Depuis trois jours, l'état continuait à être satisfaisant.

Le 27, M. Cadier pouvait faire manger le malade par la bouche, en protégeant la trachée avec des tampons pressés assez fortement, de manière à éviter le passage des aliments dans les voies aériennes.

Le 1er mars apparaissent des signes de congestion pulmonaire. La nuit est mauvaise, le malade tousse, est un peu agité, a de la fièvre. On entend aux deux bases des râles assez abondants.

Le 2 mars, 38°,8 ; 39°,6 ; pouls, 130.

Etat grave. Râles crépitants et sous-crépitants dans les deux poumons. Le malade s'affaiblit. Fièvre. Transpiration. Expectoration abondante.

Le 3, 38°,6 ; 39°,2 ; 116.

Le 4, 39°,2 ; 39°,4 ; 125, 140.

Il meurt le 5 mars, après avoir présenté des signes évidents de bronchopneumonie des deux poumons.

L'autopsie n'a pu être faite.

Examen du larynx extirpé. La pièce se compose :

1° Du cartilage thyroïde, moins les cornes. Ce cartilage n'est pas modifié dans sa forme, mais il est modifié dans sa consistance : il est ossifié.

Le pharynx a été détaché. Une partie de l'épiglotte seulement est restée adhérente au thyroïde par sa base.

Les lésions portent sur les cordes vocales supérieure et inférieure des deux côtés.

2° Le cartilage cricoïde a été enlevé en partie seulement ; la partie inférieure est restée en place, tandis que la partie postérieure, le chaton, a été détachée.

La lésion s'arrête à un demi-centimètre de la partie enlevée.

Après l'incision du cartilage cricoïde et l'ouverture du larynx, on constate que la corde vocale supérieure *gauche* est transormée en une espèce de boudin irrégulier, dur, du volume d'un haricot, ulcéré à sa partie inférieure.

La corde vocale inférieure gauche présente une ulcération ; on constate que la lésion ne s'étend pas loin de ce côté, et il reste des traces de la cavité ventriculaire.

Côté droit. — La partie postérieure de la corde vocale supérieure à l'union du repli arythéno-épiglottique et de la corde vocale supérieure, est tuméfiée et indurée. Le reste de cette corde vocale supérieure est sain.

La cavité ventriculaire existe.

La corde vocale inférieure de ce côté est beaucoup plus altérée et présente une saillie aplatie, de forme circulaire, ayant près d'un centimètre de diamètre.

La lésion est restée limitée aux parties molles. Du côté gauche, trois ganglions du volume d'une fève sous le sterno-mastoïdien.

A droite, pas de ganglions.

L'examen histologique de ces tumeurs, pratiqué au laboratoire de la Faculté par le Dr Remy, agrégé, a démontré qu'il s'agissait d'un épithélioma pavimenteux lobulé (observ. rédigée par M. Godet, interne du service).

OBSERVATION II.

Epithélioma du larynx ; extirpation, par le Dr L. Labbé.

Le nommé Egermann, 50 ans, concierge, 15, rue Lamennais, est un ancien soldat de cavalerie qui contracta plusieurs blennorrhagies, la dernière en 1870. Il eut la syphilis à l'âge de 25 ans, syphilis d'allures bénignes. Il raconte qu'il eut des taches couleur jambon sur le corps.

Il n'a jamais eu d'enfants.

Depuis quelques années, il s'enrhumait facilement, était très sensible aux pousssières. Il avait la poitrine grasse.

Il y a trois ans, il a été pris d'une extinction de voix subite, aphonie complète. Il alla alors à la clinique du Dr Fauvel, qui lui prescrivit du vin de Mariani et des granules dont il ne peut dire la nature; il guérit très bien de cette aphonie, mais depuis, il avait de temps en temps de l'enrouement, sans toutefois éprouver de douleurs dans la région du larynx.

Le 5 septembre 1885, il est pris dans la matinée d'une sensation de gêne au larynx, avec difficulté pour respirer; la voix est notablement altérée.

Le malade se met au lit, et appelle le Dr Weissgerber. La dyspnée est assez marquée, le malade ne peut garder le lit la nuit; il est obligé de se mettre à la fenêtre pour respirer. Pour calmer sa dyspnée, on lui applique des ventouses plusieurs jours de suite.

L'état ne s'améliore nullement, et le 11 septembre, le Dr Weissgerber reconnait un œdème sus-glottique assez marqué. Depuis une journée, en effet, la dyspnée devenait très intense, accompagnée de phénomènes d'asphyxie. Le malade n'avait pas de crachats sanglants ni d'autre nature.

Le 12 septembre 1885, M. le Dr Barette, prosecteur de la Faculté, est appelé à midi par le médecin du malade et le trouve dans l'état suivant : cyanose, les extrémités froides, la respiration rare et haletante, le pouls presque insensible; l'air n'arrivait plus aux poumons.

Immédiatement, le Dr Barette se met en devoir de pratiquer la trachéotomie; l'opération fut rapide et facile; il n'y eut pas d'hémorrhagie inquiétante.

Après l'introduction de la canule, la respiration est presque nulle. L'excitation de la trachée avec une plume provoque l'expulsion de mucosités très abondantes. Le malade ne réagit en aucune façon; il oublie de respirer.

Pendant vingt-cinq à trente minutes au moins, on est obligé à chaque instant d'exciter la trachée et de provoquer des efforts de toux; ce n'est que de cette façon qu'on arrive à le faire respirer quelque peu et rejeter des mucosités spumeuses très abondantes.

La flagellation de la poitrine, l'application de sinapismes, l'injection sous-cutanée de 2 centimètres cubes d'éther, tels sont les moyens employés par le Dr Barette pour le faire sortir de cet état.

Une heure après l'opération, le pouls s'est régularisé, la cyanose générale a diminué notablement, puis la respiration se régularise peu à peu.

Le soir, à 6 heures et demie, l'état de l'opéré est très bon; il expulse par la canule des mucosités abondantes, le pouls est régulier, la peau un peu chaude.

On applique devant là canule une cravate de gaze imbibée d'eau tiède additionnée de teinture d'eucalyptus qu'on renouvelle de temps en temps.

Les jours suivants, la respiration s'est de plus en plus améliorée; au bout de quelques jours le malade a bon appétit, reprend des forces, se promène.

Comme le diagnostic de l'affection restait très incertain, le malade se présente à la clinique du Dr Cadier, afin que l'on pût pratiquer l'examen laryngoscopique.

25 septembre 1885. — M. le Dr Cadier constate un œdème considérable de la bande ventriculaire droite sans ulcérations; la tumeur en ce point présente un aspect arrondi, lisse, non congestionné.

M. le Dr Cadier porte le diagnostic de gomme de la bande ventriculaire droite, et soumet le malade au traitement spécifique, sirop de Gibert d'abord à la dose de deux cuillerées par jour, puis iodure de potassium, 5 grammes par jour.

Malgré ce traitement, il ne se produit aucune amélioration; cependant on ne constate encore chez lui aucune déformation extérieure du larynx; le malade a de temps en temps des crachats sanguinolents qu'on attribue à l'irritation de la trachée par la canule.

Plusieurs fois, M. le Dr Barette essaie d'enlever la canule, afin de faire respirer le malade par le larynx; mais chaque fois ces tentatives échouent, l'air ne passe pas par le canal laryngien et l'on est obligé de replacer aussitôt la canule.

10 octobre 1885.— Le malade se présente de nouveau chez le Dr Cadier, et l'on constate chez lui des lésions plus avancées; outre la tumeur siégeant sur la bande ventriculaire droite, l'examen laryngoscopique montre que l'éminence arythénoïde droite est absolument immobile et que la cavité laryngienne est remplie presque complètement par le néoplasme.

Déjà, à cette époque, on trouve sur le côté du cartilage cricoïde, une sorte de tumeur ossifiante, adhérente et dépendant du cricoïde; on croit alors à une périchondrite de nature syphilitique, avec tumeurs de même nature remplissant la cavité du larynx, et le malade est soumis au même traitement qu'il continue déjà depuis le 25 septembre.

Pendant les mois d'octobre et novembre, le malade revient une fois par semaine à la clinique du Dr Cadier. On constate que le traitement antisyphilitique n'améliore en rien l'état du malade que l'examen laryngoscopique devient de plus en plus difficile; car chaque fois que l'on place le miroir, le malade se congestionne, et la suffocation est imminente. M. le Dr Barette, à plusieurs reprises, dans les mois d'octobre et novembre, essaie de faire respirer le malade soit en retirant la canule et en fermant la plaie trachéale, soit en appliquant des canules à soupape; jamais l'air ne pouvait passer par le larynx, ce qui démontre une oblitération très complète de cet organe par le néoplasme.

Néanmoins, l'aspect extérieur du larynx, jusque-là normal, ne commence à se modifier que vers le mois de décembre; on constate alors une augmentation de volume de l'organe; les cartilages sont épaissis, envahis à leur tour par la tumeur. A la palpation, on perçoit un empâtement général de toute la région, avec sensation d'une consistance cartilagineuse.

A cette époque, 10 décembre, on supprime le traitement, puisqu'il n'a pas produit la plus petite amélioration.

L'état général du malade est bon; il mange bien, se promène, mais il a facilement des accès de suffocation; aussi, à partir de cette époque, on n'essaie plus de pratiquer l'examen laryngoscopique. On ne constate aucun ganglion dans les régions latérales du cou.

Cet état persiste ainsi tous les mois de janvier et de février 1886, le volume du larynx augmente chaque jour, au point qu'il paraît doublé.

Les accès de suffocation se répètent plus fréquemment et surviennent même pendant le repos, ce qui permet de soupçonner une compression des nerfs récurrents.

Le malade réclame lui-même une opération, et M. le Dr Cadier, n'espérant plus rien du traitement par l'iodure de potassium, amène le malade à l'hôpital Beaujon, pour le soumettre à l'examen de M. le Dr Léon Labbé. On essaie en vain l'examen laryngoscopique; le larynx est rempli par une production néoplasique, les cartilages sont envahis, le tout formant une tumeur du volume du poing. M. L. Labbé, en présence de cet état considère que l'extirpation du larynx est seule possible maintenant; il la propose au malade qui l'accepte, après s'être bien rendu compte des dangers qu'il courait.

L'opération est fixée au 31 mars. Mais le malade entre définitivement dans le service de M. Labbé le 25 mars; car pendant plusieurs jours, on doit lui appliquer la canule de Trendelenburg pendant un quart d'heure environ, pour l'habituer à cet instrument. Les premières fois, lorsqu'on injecte de l'eau dans le réceptacle en caoutchouc, le malade a quelques accès de suffocation, mais bientôt il s'y habitue et supporte très bien la canule.

Le malade est placé dans un pavillon spécial d'isolement et l'opération est pratiquée le 31 mars, à neuf heures du matin, avec l'aide de MM. les Drs Cadier, Schwartz, Remy, Charles Labbé, Barette, et les internes du service.

Le malade est endormi par M. Charles Labbé, qui applique une éponge imbibée de chloroforme au devant de l'orifice de la canule de Trendelenburg. Au préalable, on avait injecté dans le réceptacle la quantité d'eau nécessaire pour amener l'occlusion de la trachée, et empêcher le sang de tomber dans les voies aériennes pendant l'opération.

M. L. Labbé fait au bistouri une incision horizontale parallèle à l'os hyoïde, et une autre verticale, perpendiculaire à la précédente, sur la ligne médiane. Puis, il abandonne le bistouri pour le galvano-cautère, afin de libérer le larynx sur les parties latérales, et d'éviter toute effusion sanguine.

Pendant le cours de l'opération, le malade tout à coup a une syncope, le cœur et la respiration s'arrêtent. Aussitôt on fait la respiration artificielle, on applique le marteau de Mayor sur la région précordiale, on suspend le malade par les pieds la tête en bas. Au bout de vingt minutes seulement la respiration, d'abord faible, se rétablit enfin complètement, et M. Labbé peut ainsi continuer l'opération.

Les grandes cornes du thyroïde sont sectionnées; puis, M. Labbé saisit avec des pinces à griffes le cricoïde, qu'il sectionne complètement, afin de dégager le larynx de bas en haut. Une sonde est introduite dans l'œsophage pour ne pas ouvrir ce conduit, et, avec le galvano-cautère, M. Labbé rase la face postérieure du larynx, ménageant ainsi l'œsophage. Enfin le larynx est dégagé sur les parties latérales, et enlevé complètement.

On s'aperçoit alors que l'orifice supérieur de la trachée est comblé par une masse qui l'obstrue complètement, et se prolonge sur les parties latérales. Toutes ces portions malades sont disséquées lentement, et enlevées, jusqu'à ce qu'il ne reste plus de tissu malade. Il n'est enlevé aucun ganglion.

Le malade a perdu une très petite quantité de sang, qu'on peut évaluer à 250 grammes, pas plus. Puis, on fait l'hémostase complète, les ligatures nécessaires, et l'on applique un tube dans l'œsophage pour l'alimentation du malade. Il respire par la canule de Trendelenburg qu'on laisse en place. Toute la plaie est bourrée avec des tampons de gaze iodoformée. Il n'est fait aucune réunion. On applique enfin de l'ouate et une cravate pour maintenir tout le pansement.

Enfin, le malade se réveille très paisiblement, et n'a pas de vomissements de la journée. L'opération n'a pas duré moins de deux heures et demie.

Les suites furent très simples. La température ne dépasse pas 38°,5 les trois jours qui suivent l'opération, puis elle redevient normale, et n'a subi aucune ascension depuis.

Le malade est nourri par la sonde œsophagienne trois fois par jour ; on lui administre après l'opération du champagne, du rhum. Enfin, le lendemain, il prend environ deux litres de lait et du vin de Banyuls qu'il digère très bien, et, le quatrième jour, on lui administre de la poudre de viande délayée dans du sirop de punch et du lait.

Le pansement est renouvelé deux fois par jour.

16 avril. Le malade se lève et se promène dans la salle. se porte bien, la respiration est normale. On lui enlève le tube œsophagien qu'on replace seulement pour l'alimenter.

Le 20. Le malade peut même déglutir seul ; mais une partie des aliments liquides retombe par la plaie, tandis que l'autre partie seulement pénètre dans l'œsophage.

Avec un tampon, il suffit d'obstruer la plaie sus-jacente à la canule pour diriger les aliments dans l'œsophage.

Le 24. Le malade se lève la plus grande partie de la journée et peut même se promener dans les jardins. L'état général est bon ; la plaie bourgeonne bien dans la partie supérieure, mais à la partie inférieure, sur le pourtour de l'orifice de la trachée, près de la canule, on constate des excroissances, qui sont suspectes, et font craindre une récidive imminente.

20 mai. Les bourgeons n'augmentent pas et prennent plutôt un meilleur aspect.

L'état général du malade est très bon. Il s'alimente sans sonde œsophagienne.

La plaie de l'extirpation se rétrécit beaucoup.

Examen de la tumeur pratiqué au laboratoire d'histologie de la Faculté, par le Dr Remy, agrégé. — L'ablation a porté sur le cartilage thyroïde, moins les cornes, et sur le cricoïde ; mais il est impossible de dire quelle quantité du cricoïde a été enlevée, car le néoplasme l'a totalement transformé.

Sur la ligne médiane, et presque jusque sur les bords postérieurs du thyroïde, le cartilage est détruit. Des nodosités s'élèvent sur sa face antérieure, symétriquement placées, du volume d'une noix chacune. Ces nodosités, recouvertes d'une capsule fibreuse, montrent, après incision, un tissu d'apparence alvéolaire qui éveille de suite l'idée de cancer.

Le volume du thyroïde est doublé par le fait de cette néoplasie. La tumeur ne dépasse pas l'épiglotte en haut ; en bas, elle s'étend jusqu'à la trachée, qui se trouve oblitérée par elle comme par un bouchon.

A l'intérieur du cartilage thyroïde, toutes les parties molles sont prises, on ne trouve que des vestiges des aryténoïdes et du cricoïde.

Les tissus normaux sont remplacés, et les cavités comblées par des végétations *multiples*, dures, de volume très variable. On ne peut reconnaître ni cavité ventriculaire, ni cordes vocale, supérieure et inférieure, ni l'orifice de la trachée. Il y a adhérence de la tumeur avec les tissus superficiels.

La pièce présente en outre un certain nombre de masses enlevées consécutivement à l'ablation du larynx, masses presque aussi volumineuses que la tumeur primitive, de sorte que le volume total de la tumeur enlevée représente bien celui d'une grosse orange.

On trouve une destruction complète de tout le larynx, et sa transformation en un tissu que le microscope a révélé être un épithélioma végétant, ou épithélioma lobulé de Ranvier.

Ce tissu est constitué par des alvéoles à parois de tissu conjonctif plus ou moins épais, à contenu formé de cellules épithéliales, très grosses, polyédriques, et de globes épidermiques.

La cavité des alvéoles est grande et coïncide avec le développement assez rapide qu'avait pris la tumeur.

Comme pronostic histologique, cette néoplasie a la gravité la moins grande des cancers, en ce sens qu'elle reste longtemps avant de se généraliser aux ganglions (obs. rédigée par M. Godet).

OBSERVATION (inédite).

Cancer du larynx ; extirpation totale en deux temps ; mort
(professeur Socin, de Bâle).

Homme, 56 ans, laboureur, entré le 25 février 1885. Sa maladie a commencé en septembre 1884. Douleurs sourdes dans la partie gauche du larynx, enrouement puis aphonie presque complète ; depuis janvier 1885, difficultés de déglutition, gonflement extérieur, beaucoup de douleurs, accès de suffocation.

État actuel. — État général passable, facies pâle, émaciation. Les aliments solides ne passent plus; peu de toux. A la *partie gauche* du cou, une tumeur dure diffuse, très sensible au toucher, occupant surtout la région du cartilage thyroïde ; *à droite* entre l'os hyoïde et le maxillaire inférieur, tumeur lymphatique mobile, de la grosseur d'une noix. Le laryngoscope révèle une tumeur occupant toute la partie gauche de la cavité laryngienne ; la corde vocale de ce côté fait corps avec la tumeur, très rouge et gonflée ; la droite intacte. Muqueuse pharyngienne et œsophagienne gonflée, hyperhémiée, œdémateuse

4 mars. *Trachéotomie* qui n'offre rien de particulier. La déglutition devient toujours plus pénible ; je me décide le 16 mars à enlever la

tumeur. La canule est remplacée par la canule à tampon de Trendelenburg ; chloroforme par la canule. Incision transversale, longue de
5 cent. 1/2, longeant le bord supérieur du larynx, pénétrant jusqu'à
l'épiglotte, puis séparant cette dernière à sa base. La tumeur apparaît
au fond de la plaie ; le doigt s'assure qu'elle fait corps avec le cartilage et qu'elle s'étend sans limites bien tranchées en haut sur la paroi
gauche du pharynx, en arrière sur la paroi antérieure de l'extrémité
supérieure de l'œsophage. Seconde incision longitudinale médiane,
partant du milieu de la première, s'étendant jusqu'à 1 cent. 1/2 au-
dessus de la canule et pénétrant dans la cavité laryngienne.

Extirpation de toute la moitié gauche du larynx y compris le cartilage cricoïde, de la partie supérieure de l'œsophage, d'une grande
partie de la cloison pharyngienne gauche. Cautérisation des bords de
la plaie au thermocautère. Pour finir, extirpation de la tumeur lymphatique droite qui nécessite la ligature des jugulaires externe et fa-
ciale. Suture de l'incision transversale ; le reste de la plaie est tam-
ponné avec de la gaze à l'oxyde de zinc. La canule à tampon fut laissée pendant dix jours puis remplacée par une canule ordinaire.
Alimentation trois fois par jour par la sonde, introduite chaque fois
par la plaie ; plus tard, lorsque celle-ci fut rétrécie, par la bouche.
Impossibilité de faire avaler le malade spontanément ; les liquides
régurgitent par la plaie. Bronchite suppurée qui le fait beaucoup souffrir. Pas de fièvre. Ce ne fut que le 10 mai que la déglutition se
rétablit. Cependant les liquides eurent toujours de la tendance à sortir en partie par la canule trachéal.

14 mai. La plaie n'est pas encore complètement fermée, elle est oc-
cupée par un bouton granuleux de nature suspecte qui a de la tendance à s'ulcérer.

Le 26. Le malade est chloroformé, les granulations de la plaie sont
enlevées ; elles recouvrent une tumeur récidivée qui envahit la partie
droite du larynx, respectée par la première opération, s'étend en
arrière jusqu'au vestibule, en haut jusqu'à la base de la langue et
l'amygdale droite. *Tout est enlevé aussi complètement que possible*, et
la plaie saupoudrée de cristaux d'hypermanganate de potasse est
tamponnée.

Le 31. Hémorrhagie abondante au pansement. Tamponnement avec
des éponges. Fièvre continue.

6 juin. Seconde hémorrhagie très abondante. Faiblesse extrême.
Mort le même jour au soir.

A *l'autopsie* on trouve, dans les parois de la plaie des noyaux cancéreux et un œdème des poumons.

VALEUR OPÉRATOIRE DE L'EXTIRPATION TOTALE DU LARYNX.
—L'extirpation totale du larynx cancéreux est très grave, comme.

nous le montrent les nombreux accidents qui l'ont suivie et se sont terminés par la mort, du fait même de l'opération, ou qui ont pu être enrayés, mais ont mis fortement la vie du malade en danger.

Nous n'avons pas à décrire les accidents des plaies, en général, qui peuvent compliquer celle produite par l'extirpation du larynx.

Lorsque le pansement antiseptique est rigoureusement pratiqué, elles ont été peu notées.

Comme accident tenant à la nature même de l'opération, nous avons trouvé indiqués dans les premières heures qui ont suivi, des accès de suffocation, dus à des mucosités accumulées dans la trachée, ou à du sang qui s'y était écoulé. L'opéré de l'observation I, inédite, du docteur Labbé, faillit mourir suffoqué de la sorte, le lendemain de l'intervention. On changea la canule; mais il resta, par suite des liquides qui avaient pénétré dans les bronches, de la congestion qui aboutit à une broncho-pneumonie mortelle.

Passons immédiatement à l'étude des résultats opératoires.

Voici ceux que nous obtenons par l'analyse des observations : la mort, après l'opération, est survenue dans les huit premiers jours :

Par hémorrhagie traumatique, 3 fois ;

Par collapsus et épuisement, 7 fois ;

Par embolie pulmonaire partie probablement des veines du cou thrombosées, 1 fois ;

Cause de la mort inconnue, 1 fois.

Ce qui fait en tout 12 morts opératoires sur 95 cas d'extirpation totale pour cancers et sarcomes, soit une proportion de 12,6 morts pour 100.

Voilà pour les accidents primitifs.

Mais les complications de beaucoup les plus redoutables pendant les quinze premiers jours qui suivent l'opération, se montrent du côté de l'appareil respiratoire.

C'est ainsi que nous avons trouvé : 19 morts par pneumonie ou broncho-pneumonie, ou pleurésie; en y ajoutant un cas de gangrène pulmonaire où la mort n'est survenue que le vingt-

Schwartz.   17

cinquième jour, mais qui se relie évidemment à la même origine, nous arrivons au chiffre de 20 morts par complications thoraciques, ce qui fait 21 pour 100. On a beaucoup discuté et l'on discute encore sur la cause de la fréquence des broncho-pneumonies graves succédant aux opérations pratiquées sur le pharynx, la bouche, la gorge et le larynx. Tout récemment encore, notre excellent ami et collègue Ch. Monod soulevait cette question devant la Société de chirurgie (p. 127, *Bullet. Soc. chirurgie*, tome XII, 1886), à propos de la trachéotomie préventive dans une ablation de cancer du plancher de la bouche.

Nous ne pouvons, à propos du cancer du larynx, nous étendre sur cette question qui nous mènerait loin de notre sujet. Disons toutefois, parce que cela a une importance au point de vue thérapeutique, que Max Schüller (1), qui a fait sur ce point de pathologie un travail remarquable, pense que ces lésions de nature très variable sont dues, tantôt à l'introduction dans les voies respiratoires de matériaux septiques, tantôt à un état inflammatoire accidentel, tantôt enfin à des inflammations qui existaient déjà avant l'opération. Basé sur ces idées, il est d'avis qu'il ne suffit pas de régler la position du malade et de faire le tamponnement de la trachée pour les prévenir; mais il faut, avant tout, empêcher la décomposition septique des sécrétions, en veillant à une asepsie aussi parfaite que possible de la cavité buccale et pharyngienne.

Quoi qu'il en soit, 33, 6 0/0 des opérés succombent dans les quinze premiers jours de complications primitives ou secondaires, dues à l'opération elle-même.

Nous n'avons pas trouvé que l'âge, l'étendue de la lésion, et par cela même, de l'intervention opératoire aient eu une grande influence sur l'explosion de ces accidents; cependant, nous trouvons parmi les opérés morts de collapsus des sujets âgés de 72, 76 ans.

Dans un certain nombre de faits, il est indiqué que le malade était atteint de catarrhe bronchique. Dans un cas une hémorrhagie mortelle survint chez un sujet atteint de dégénérescence graisseuse du foie.

(1) *Berlin. klin. Wochens.*, 2 octobre 1882.

Ce qui peut être plus important c'est l'état d'affaissement dans lequel était tombé le patient atteint de tumeur maligne avant l'extirpation du larynx.

Mais ce n'est pas tout; outre les complications que nous venons de signaler, nous devons encore tenir compte des faits où l'opéré a succombé plus tard; et alors encore, ou bien ce sont des accidents du côté des poumons, vraies pneumonies ou broncho-pneumonies tardives, qui n'arrivent que quelques semaines et même quelques mois après et les emportent, ou bien encore, l'inanition, comme dans la dernière observation de Mikulicz, par suite du non-rétablissement de la déglutition et de la difficulté d'alimentation par la sonde œsophagienne qui les tuent. Nous ne comptons pas 2 cas de mort par suffocation subite par introduction de corps étrangers dans les voies aériennes ni un autre où le malade a été emporté par une phthisie pulmonaire au bout de quatre à cinq mois. 7 morts à ajouter encore dont 5 de pneumonie tardive, 2 d'asthénie.

Ces 7 morts, ajoutées aux 32 précédentes, nous donnent une proportion de mortalité de 40,9 pour cent, soit 41 pour cent.

Tel est jusqu'ici le bilan opératoire de l'extirpation totale.

L'on peut dire que les 2/5 des opérés ont succombé à l'opération en elle-même, soit dès le début, soit dès les quinze premiers jours, soit plus longtemps après.

VALEUR THÉRAPEUTIQUE. — Ici intervient avant tout la question de la récidive. L'extirpation totale préserve-t-elle au moins de la récidive locale région naire et ganglionnaire?

Les 59 malades opérés qui restent vont-ils survivre et tirer un bénéfice de la grave intervention qu'ils viennent de subir? Voici ce que nous disent les chiffres des extirpations totales des cancers et sarcomes pris en bloc.

Il y a 25 récidives notées sur les 95 cas que nous avons rassemblés, dans la région ou dans les ganglions; et une récidive à distance; ou plutôt pour mieux dire une généralisation probable. Il est dit que le malade mourut deux ans après d'une lésion cancéreuse de l'abdomen; il n'y avait pas de récidive locale (cas n° 39,. Des 25 récidives régionnaires, 22 se sont faites dans la région même opérée précédemment, 3 dans les ganglions cervicaux.

Nous avons cherché à recueillir le plus possible les dates de réapparition du mal; malheureusement elles sont souvent indéterminées, cependant dans 10 cas nous les avons trouvées consignées :

0	mois	à	3	mois	:	1	fois
3	—	à	6	—	:	3	—
6	—	à	1	an	:	4	—
1	an	à	1 1/2	—	:	1	—
1 1/2	—	à	2	—	:	0	—
2	ans	à	3	ans	:	1	—

Sur 18 cas où la date de la mort par la récidive ou les complications qui en dépendent est notée, nous trouvons qu'elle est survenue :

0	mois	à	3	mois	:	2	fois
3	—	à	6	—	:	4	—
6	—	à	1	an	:	8	—
1	an	à	1 1/2	—	:	1	—
1 1/2	—	à	2	ans	:	1	—
2	—	à	3	—	:	2	—

Cas n° 26	Cas n° 76
1 fois 2 ans et demi	1 fois 2 ans un quart

En résumé, 26 opérés d'extirpation totale sur 95 ont encore succombé à la récidive après avoir traversé les dangers de la première période, et cela plus ou moins rapidement, le plus grand nombre avant un an révolu, soit 27 p. 100.

Voici ce que nous avons relevé comme guérisons :

Observés guéris.

1 à 2 mois...	2	
2 à 3 —	1	
3 à 4 —	2	
4 à 5 —	3	
7 à 8 —	1	
8 à 10 —	5	
1 an..........	1	
1 an et 3 mois.	1	Novaro, n° 50.
1 an et 4 mois.	1	Maydl, n° 61.
2 à 3 ans.....	2	Azzio Caselli, n° 4 (sarc.). Novaro, n° 59.
3 à 4 —	3	Gussenbauer, n° 65. Thiersch, n° 27. Winiwarter, n° 35.
5 à .. —	2	Gussenbauer, n° 41. Gussenbauer, n° 46.
10 à .. —	1	Bottini, n° 1 (sarc.).
Douteux........	1	

En regardant encore sous le coup d'une récidive toùs ceux dont la durée de la guérison n'a pas 2 ans, nous sommes donc en droit, et amplement, de regarder le succès définitif comme obtenu dans 8 cas. Nous avons éprouvé, après les chiffres que nous avons signalés plus haut et qui montrent que près des 4/5 des opérés succombent, soit à l'opération et à ses suites, soit à la récidive, un véritable soulagement en apprenant par le professeur Socin la continuation de la guérison des opérés de Gussenbauer ; le tableau de Solis Cohen indique la durée de la survie des opérés de Bottini, Azzio Caselli, Thiersch, Winiwarter, Novaro.

Dans les trois cas de Gussenbauer, il s'agissait d'épithéliomes dûment examinés au microscope, mais de lésions relativement circonscrites qui avaient été lentes à se développer. Le cas de Bottini est un cas de sarcome, de même que celui de

Caselli. Le cas de Thiersch était un epithélioma. Les cas de Novaro et Winiwarter sont intitulés carcinomes. Celui de Maydl était un épithélioma cylindrique limité, mais ayant infecté déjà un ganglion qui fut enlevé. Y a-t il, au point de vue des résultats que nous venons de signaler, quelque différence entre les sarcomes et les cancers proprement dits?

Il est impossible d'énoncer quelque conclusion à cet égard sur le petit nombre de sarcomes qui ont été opérés. Cependant nous remarquerons que les opérés de Bottini et Caselli l'ont été d'une tumeur sarcomateuse et survécurent au moins dix ans et deux ans ; celui de notre maître L. Labbé a été emporté par une complication intercurrente, une pneumonie dont on ne saurait complètement accuser l'extirpation, d'après les détails de l'observation rapportés dans la séance de l'Académie de médecine du 26 janvier 1886.

Celui de Foulis est mort de phthisie pulmonaire un an et cinq mois après l'extirpation ; un autre d'épuisement après sept mois ; trois ont eu des récidives dont l'un au bout de quinze mois.

Il semblerait donc d'après ces quelques chiffres que l'opération est moins grave (un seul opéré mort d'hémorrhagie) et peut être plus efficace pour le sarcome que pour le cancer.

VALEUR OPÉRATOIRE DE L'EXTIRPATION UNILATÉRALE OU PARTIELLE. — Si nous faisons pour les vingt-deux cas d'extirpation partielle du larynx le même travail que celui que nous avons fait précédemment pour la totale, voici les résultats auxquels nous arrivons :

Sur 22 cas d'extirpations partielles, le plus souvent unilatérales, il y a eu 8 morts opératoires, dont 2 après une deuxième opération pour récidive (n°ˢ 7 et 17 du *tableau des extirp. part. pour cancers*).

Ces 8 morts se répartissent ainsi :

Collapsus....................	2	⎫
Septicémie.................	2	⎬ 5
Hémorrhagie	1	⎭
Pneumonie précoce, peut-être 1 médiastinite?......	} 2	⎫ 3
Pneumonie tardive.........	1	⎭

L'extirpation partielle a donc fait périr 5 malades de l'opération même et 3 de complications secondaires dans les 5 premières semaines qui l'ont suivie, ce qui donne une mortalité de 36,3 p. 100, un peu moindre, comme on le voit, que celle fournie par l'extirpation totale.

RÉSULTATS THÉRAPEUTIQUES. — Ils se chiffrent de la façon suivante :

Il y a eu 7 récidives observées dont 2 ont été réoppérées une seconde fois (n°ˢ 7 et 17) et suivies de mort presque immédiatement ; La date de la mort n'est pas indiquée pour les 5 autres.

Ces 7 récidives sont arrivées au bout de

5 semaines	1	fois.
2 mois...........	2	—
4 mois...........	1	—
16 mois..........	3	—

Ce qui nous donne une moyenne de récidives de 31,8 p. 100. Quant aux guérisons, les opérés ont été observés pendant

2 mois........	1	fois.	
4 mois........	1	—	
1 an à 18 mois.	3	—	Küster, n° 2 (sarc.). Mikulicz, n° 20. (Canc.). Kraske, n° 18. (Inédite, Canc.).
18 mois........	1	—	Schede, n° 6. (Canc.).
6 ans	1	—	Hahn, n° 4. (Canc.).
Inconnu........	2	—	

Nous devons toutefois remarquer en parcourant nos tableaux d'extirpation unilatérale ou partielle que plusieurs cas étaient particulièrement défavorables à la réussite de l'opération, notamment les n°s 5 et 11 opérés par Billroth ; l'opéré de Péan est mort d'une complication tout à fait accidentelle. Pour toutes ces raisons, nous reconnaissons qu'elle est moins grave pue l'extirpation totale. Mais le nombre de faits ne nous paraît pas encore suffisant pour que l'on puisse porter un jugement équitable.

En somme, comme guérison d'une certaine durée, nous trouvons avant tous le cas de Hahn (obs. 4), dans lequel il s'agissait d'un épithélioma corné qui avait mis un très long temps à se développer, puis celui de Schede (obs. 6) qui semble avoir été de même nature. En tout comme survie au-dessus d'un an, nous trouvons 5 cas. Pour terminer cette étude statistique de l'ablation du larynx, il nous a paru intéressant de montrer les résultats de chirurgiens rompus à la méthode opératoire, tels que Hahn et Billroth, dont nous possédons jusqu'en 1884 les statistiques intégrales.

Hahn a fait en tout 8 extirpations de tumeurs malignes, soit partielles, soit totales ; sur ces 8 faits, il n'y en a en somme qu'un seul qui se soit terminé par une guérison durable de six ans, les 7 autres opérés sont morts,

Billroth, le père de la laryngectomic, sur 11 extirpations totales et partielles à vu survenir 9 fois la mort et les 2 cas cités par Salzer comme guéris ne portent aucune indication sur la durée de la guérison.

Indications et contre-indications de l'extirpation du larynx.

En face de tels résultats, l'on comprend que Solis Cohen ait rejeté presque complètement l'extirpation du larynx, en faveur de la trachéotomie palliative, qui ne guérit pas il est vrai, mais qui soulage et donne aux malades une survie quelquefois remarquable.

Butlin y est un peu moins opposé que Solis Cohen, et voici ce qu'il conclut de ses recherches : le cancer extrinsèque du larynx, celui qui naît à la limite des voies digestives est de tous le plus mauvais ; il atteint les ganglions et quelquefois de bonne heure ;

il s'infiltre profondément et s'étend assez rapidement ; contre lui,
l'extirpation du larqnx est pour ainsi dire frappée d'insuccès, la
récidive est presque certaine, laissant de côté toute question
opératoire.

Quant au cancer intrinsèque, il est moins grave, il diffuse
plus lentement, il envahit bien plus rarement les glandes
lymphatiques, de plus, il est assez souvent localisé à une moitié
de l'organe. Dans ces conditions, l'extirpatton partielle ou totale
est permise ; elle est contre-indiquée, si les ganglons sont pris et
si la maladie s'est étendue et a forcé les barrières cartilagineuses :
Butlin est un peu moins sévère quand le néoplasme est un sarcome.

Le professeur Heydenreich (*loc. citato*) se rapproche beaucoup
de cette opinion quand il dit : que l'expérience apprend que
vis-à-vis de certaines tumeurs malignes, aucune opération,
quelque radicale qu'elle soit, n'est susceptible d'empêcher la
récidive, tout au plus peut-on peut-être la retarder. Or, étant
donnée l'extrême gravité de l'extirpation du larynx, il n'hésiterait
pas à lui préférer la laryngotomie, et le nombre des cas qui jus-
tifient l'extirpation devient excessivement restreint.

En face de ces juges, nous trouvons d'ardents défenseurs de la
laryngectomie totale ou partielle, tels, pour ne citer que ceux
dont les travaux sont les plus récents, Hahn (*loc. citato*) et Lublinski (*loc. citato*). Pour Lublinski, le but doit être l'extirpation
soit totale, soit plutôt partielle, mais complète du mal ; il faut ne
pas opérer les malades cachectiques ou atteints de lésions pulmonaires, ou encore, les sujets âgés pour lesquels les conditions sont beaucoup plus défavorables. Si le cancer a envahi le
tube digestif, il est presque impossible d'espérer une cure radicale. La présence de ganglions sous-sterno-mastoïdiens, nous
indiquant cet envahissement, doit donc nous arrêter en général ;
mais si la tumeur est intralaryngée, si les ganglions ne sont pas
pris, si elle est restée limitée aux cartilages, sans envahir autour
d'elle, il ne faudra pas hésiter à opérer, et plus l'opération sera
précoce, meilleurs devront être les résultats.

L'extirpation unilatérale sera toujours préférée, quand elle
sera possible, car elle cause moins de troubles consécutifs de la

déglutition, et elle permet quelquefois le rétablissement des fonctions vocales, sans qu'il soit besoin d'user d'un larynx artificiel. Certes, la trachéotomie palliative a beau jeu devant la nécrologie de l'extirpation ; mais elle ne guérit pas, et souvent la situation du malade trachéotomisé est moins enviable que celle d'un opéré par extirpation du larynx.

Hahn soutient, à peu de chose près, les mêmes idées, tout en reconnaissant combien les résultats sont encore précaires.

Pour nous, nous pencherions plutôt vers l'opinion contraire, tout en reconnaissant qu'il peut exister certaines conditions qui indiquent l'opération ou du moins la légitiment.

Et d'abord nous distinguerons les cancers des sarcomes.

Pour les cancers, lorsque la tumeur sera extrinsèque, qu'elle occupera l'orifice supérieur pharyngo-laryngien, qu'elle sera inopérable par la pharyngotomie sous-hyoïdienne, à plus forte raison lorsqu'il y aura des ganglions, nous instituerons lorsqu'il le faudra, le traitement palliatif, sur lequel nous insisterons tout à l'heure, mais nous ne ferons pas la laryngectomie.

Dans presque tous les faits où l'orifice laryngé est envahi sur une certaine étendue, l'opération est beaucoup plus grave et la la récidive bien plus fréquente, si l'opéré résiste au traumatisme et à ses complications.

Contre l'asphyxie, nous aurons la trachéotomie ou plutôt la laryngotomie inter-cricothyroïdienne ; contre la dysphagie, la sonde œsophagienne à demeure, ou passée, quand il le faudra, ou même la gastrostomie.

Lorsque la tumeur sera contenue dans la cavité même du larynx, sans ganglions, si le chirurgien a la main forcée par des accidents respiratoires graves, il fera d'abord la trachéotomie inférieure, puis ouvrira le larynx par la thyrotomie, et se conduira de façons différentes suivant les cas ; si le périchondre et les cartilages sont respectés, la lésion très limitée, cette dernière pourra quelquefois suffire (cas de Billbroth déjà cité) ; s'ils sont envahis, si le sujet est jeune, dans de bonnes conditions de résistance et si ses voies respiratoires sont saines, peut-être nous laisserions-nous aller à l'extirpation, soit totale, soit unilatérale, suivant la limitation du néoplasme, surtout s'il s'agit d'une forme lente et si l'examen microscopique a démontré sa nature relativement bénigne. Tout réside dans une question de diagnostic précoce, et nous avons vu de quelles difficultés il est presque toujours entouré.

On pourrait encore songer à l'extirpation lorsqu'après la trachéotomie, et malgré elle, les accès de suffocation continuent, comme dans le troisième fait de L. Labbé (n° 83. Tabl. extirp. tot. pour cancers), probablement par suite de compression et d'irritation nerveuses.

Si le cancer a dépassé le cartilage, envahi les parties périphéques ou gagné en bas la trachée, toutes autres conditions étant égales, nous ferons la trachéotomie et nous rejeterons tout à fait la laryngectomie.

Pour les sarcomes, nous serions plus porté aux extirpations particlles, une fois la nature du mal reconnue, car le sarcome a pour lui de ne pas infecter les ganglions et de se limiter assez souvent ; bien entendu, nous avons en vue les sarcome intralaryngés et non ceux qui peuvent prendre naissance à l'orifice supérieur, sur l'épiglotte, qui sont quelquefois justiciables de méthodes plus douces.

En somme, pour nous, la trachéotomie et les opérations palliatives nous paraissent devoir être la règle, l'extirpation l'exception. C'est ce qui ressortira encore mieux du paragraphe suivant que nous consacrons au traitement palliatif.

DU TRAITEMENT PALLIATIF DES TUMEURS MALIGNES.

Comme nous venons de le voir, le traitement curatif des tumeurs malignes du larynx est bien restreint ; aussi, le chirurgien est-il obligé la plupart du temps de recourir à un traitement palliatif qui lui est dicté, soit par l'apparition de phénomènes graves du côté de la respiration et de la déglutition, soit par l'exagération de certains symptômes pénibles de la maladie.

Nous allons successivement étudier les indications fournies par les troubles et accidents respiratoires, puis celles auxquelles donne lieu la dysphagie ; ce sont certainement de beaucoup les plus importantes, car c'est de leur suppression ou au moins de leur atténuation que dépend le plus souvent le sort du malade.

 1º *Des indications fournies par les accidents respiratoires.* Nous avons vu en étudiant la symptomatologie que la dyspnée était due, tantôt à l'obstacle même que constitue la tumeur maligne, et généralement alors celle-ci s'accentue à mesure que le mal s'étend lentement et progressivement, tantôt au contraire à des phénomènes de spasme de la glotte et d'œdème du larynx. De tous les accidents de la maladie, ce sont les plus rapidement graves et ceux qui demandent la solution la plus urgente.

Il nous a paru intéressant de rechercher à quelle époque les sujets atteints de cancer du larynx étaient le plus fréquemment soumis à la trachéotomie palliative, autrement dit, combien de temps les troubles du côté de l'appareil respiratoire, sont assez bénins pour ne pas la nécessiter, et voici les résultats auxquels nous sommes arrivé : En compulsant 108 cas de trachéotomies pour cancers du larynx, soit primitifs, soit propagés, nous avons trouvé que la durée de la maladie avant la trachéotomie ou la laryngotomie avait été la suivante :

de 3 à 6 mois.	2 fois.
— 6 mois à 1 an	6 —
— 1 an à 2 ans.	15 —
— 2 ans à 3 —	17 —
— 3 — à 4 —	13 —
— 4 — à 5 —	4 —
— 5 — à 6 —	1 —
— 6 — à 7 —	2 —
plusieurs mois	3 —
plusieurs années.	8 —
Douteuse	3 —
Non notée.	34 —

Il est remarquable de voir, d'après ces chiffres, qu'un grand

nombre de malades atteints de cancers du larynx vivent de 1 an
à 4 ans, avant qu'on soit obligé d'intervenir chirurgicalement.
45 sur 108 étaient dans ce cas.

Krishaber (*loc. cit.*) a établi que dès qu'un malade commence
à avoir du cornage il est en danger de mort et peut être atteint
de suffocation d'un moment à l'autre.

C'est alors que le chirurgien devra se préparer à ouvrir à l'air
une voie artificielle par la trachéotomie et conseiller l'opération
dans le plus bref délai possible, car les conditions seront d'autant plus favorables qu'elle aura été pratiquée plus tôt.

DE LA TRACHÉOTOMIE.

Le chirurgien peut être appelé à opérer dans deux circonstances
différentes, soit qu'il s'agisse d'un accès de suffocation auquel il
faut parer immédiatement sous peine de mort, soit que le malade
ne présente qu'une dyspnée avec cornage qui permette de prendre
une décision après avoir fait un examen de l'état local et général.
Dans le premier cas, on opérera le plus vite et le plus sûrement possible, dans le second l'on pourra, d'après les lésions
locales, ouvrir le tube laryngo-trachéal à tel ou tel niveau.

C'est qu'en effet il y aura lieu tantôt de pratiquer la trachéotomie proprement dite, tantôt la laryngotomie intercrico-thyroïdienne.

Tout récemment, une importante discussion s'est ouverte à
la Société de chirurgie, provoquée par un mémoire du docteur
Richelot (1) sur cette question.

Nous n'avons pas à insister sur le manuel de ces deux
opérations. Grâce aux perfectionnements apportés à la méthode opératoire, à l'appareil instrumental, à la canule à bec
mousse, la laryngotomie intercrico-thyroïdienne pratiquée en un
point où l'arbre aérien est encore superficiel est relativement
facile et inoffensive ; c'est surtout aux travaux du professeur

(1) Richelot. *Laryngotomie intercrico-thyroïdienne.* (*Bulletins de la Société de
chirurgie*, p. 226, t. XII, 1886.)

Verneuil, de Krishaber, de Nicaise (1), qu'elle doit d'avoir pénétré dans la pratique chirurgicale. Elle a ses indications, comme aussi la trachéotomie.

Lorsque le conduit aérien devra être ouvert le plus rapidement possible chez un sujet asphyxiant et que rien au dehors ne décèlera des altérations déjà avancées (augmentation de volume du larynx, etc.), l'on pourra pratiquer la laryngotomie intercrico-thyroïdienne qui mène rapidement au but et permet une ouverture suffisante que l'on pourra agrandir encore par la section du cartilage cricoïde, comme le fit, pour un malade de Richelot, le professeur Richet, ou bien encore l'on pourra réséquer un morceau de l'anneau cartilagineux, comme l'a pratiqué une autre fois le professeur Panas (cricoectomie). Nous préférons la laryngotomie intercrico-thyroïdienne dans tous ces cas, parce qu'elle peut-être faite au bistouri sans grande effusion de sang, et, pour ainsi dire, par ponction de l'espace crico-thyroïdien. Si, au contraire, des lésions existaient déjà du côté des cartilages ou des parties molles périphériques, lésions se traduisant par une tuméfaction de la région, il vaudrait mieux faire la trachéotomie proprement dite, autant que possible, dans les parties saines.

Lorsque les conditions sont différentes, que la dyspnée n'est pas aussi immédiatement menaçante, l'on se guidera, pour inciser la trachée ou la membrane intercrico-thyroïdienne, sur le siège de la lésion du larynx, sur l'état de cet organe et sur les conditions anatomiques du cou.

Lorsque le cancer est extralaryngé, qu'il proémine plutôt du côté du pharynx qu'il ne pénètre dans le larynx, la laryngotomie intercrico-thyroïdienne nous paraît encore indiquée, parce qu'il n'y a pas de risque que le néoplasme vienne presser sur la canule, descendre dans la trachée et l'obstruer, au moins dans un délai rapproché.

Lorsque le cancer est intralaryngé et limité à la portion sus-glottique, la laryngotomie intercrico-thyroïdienne intervien-

(1) Nicaise. *Rapport sur deux observations de laryngotomie intercrico-thyroïdienne*, et autres communications. (*Bullet. Soc. chir.*, 26 avril 1882, *idem*, p. 748, 1878, *idem*, p. 278, 1886.)

dra avec fruit, surtout si la marche du néoplasme a été lente ; mais lorsque l'on soupçonnera que la tumeur a envahi tout le larynx il vaut mieux pratiquer la trachéotomie immédiatement au-dessous du cricoïde. Celle-ci sera faite soit au bistouri, soit ce qui est préférable, pour peu que la région soit profonde et vascularisée par des réseaux veineux, avec le thermocautère, d'après les préceptes donnés par le professeur Verneuil et par Krishaber, et résumés dans un travail de Choukry (1).

L'on risquerait, en effet, en faisant la laryngotomie intercrico-thyroïdienne dans ces cas, de tomber en pleines masses cancéreuses.

Lorsque le mal aura défoncé les cartilages et modifié profondément l'aspect de la région, il vaudra mieux encore pratiquer la trachéotomie proprement dite et cela·assez bas pour dépasser ses limites.

Koch (2) conseille avec beaucoup d'auteurs de faire toujours la trachéotomie très bas, à cause de l'hypertrophie des cartilages du larynx, de la difficulté qu'on rencontre à les diviser quand on veut faire la crico-trachéotomie, et surtout à empêcher les végétations cancéreuses d'atteindre le niveau de l'ouverture inférieure de la canule et de détruire par là le bienfait de l'opération.

Nous ne partageons pas cette opinion qui est aussi exclusive que le serait celle qui n'admettrait que la laryngotomie.

Enfin, lorsque le cou sera court et gonflé par des veines volumineuses ou bien encore que la glande thyroïde sera hypertrophiée et masquera la trachée, la laryngotomie intercrico-thyroïdienne sera plutôt de mise. En résumé, nous réserverions volontiers la laryngotomie de Vicq d'Azyr aux cas où la trachée proprement dite est difficilement abordable, et où rien ne nous indique une propagation étendue à la partie inférieure du larynx, tandis que nous préférerions la trachéotomie proprement dite faite plus ou moins près du cricoïde dans tous ceux où il y a lieu de supposer

---

(1) Choukry. *Trachéotomie et laryngotomie intercrico-thyroïdienne au moyen des instruments incandescents.* (Thèse de Paris, 1878.)

(2) Koch. *Diagnostic du cancer du larynx.* (*Annales des maladies de l'oreille et du larynx*, p . 31, 1879.)

une lésion profonde et ayant dépassé le larynx où atteint ses limites inférieures.

Outre les avantages opératoires résultant d'une situation plus superficielle et plus élevée de la région, de l'absence de gros vaisseaux, la laryngotomie intercrico-thyroïdienne aurait encore celui de s'adapter parfaitement au port d'une canule permanente, comme cela est la règle pour le cancer laryngé, et cela sans plus de menaces d'ulcérations du côté du larynx ou de la trachée, sans lésions appréciables même du côté de la muqueuse de l'espace sous-glottique. Tout au plus peut-on accuser la laryngotomie de donner lieu dans les premiers jours à un peu de dysphagie par suite de la pression de la canule sur la paroi œsophagienne.

Pour toutes ces raisons, la laryngotomie est une bonne opération palliative dans les cas de cancers du larynx donnant lieu à des accidents dyspnéiques. D'ailleurs elle a été pratiquée un certain nombre de fois déjà par le professeur Verneuil, par Krishaber, Richelot, pour des cancers du larynx et toujours dans de très bonnes conditions. C'est ainsi qu'en 1880, comme le raconte Reclus (1) dans sa Clinique et critique chirurgicales, le premier pratiqua au thermocautère l'opération de Vicq d'Azyr sur un homme atteint d'épithélioma laryngé. Le patient très courageux refusa le chloroforme; le cou était long et maigre, aussi l'opération fut rapide. Grâce au thermocautère, il ne s'écoula pas une goutte de sang. L'inflammation locale fut modérée et se calma rapidement; le soulagement fut prompt et pendant quelques mois, le pauvre malade fut absolument convaincu de sa prochaine guérison. Il mourut un an après la laryngotomie.

Ainsi trachéotomie ou laryngotomie intercrico-thyroïdienne, mais de toute façon, ouverture des voies aériennes au-dessous de l'obstacle, telle est la conduite à tenir.

Cette dernière condition est quelquefois impossible à remplir et il faut opérer en plein tissu malade, lorsque le cancer a envahi la trachée à une certaine distance. Quelle que soit la canule que l'on emploie, il est bon de la choisir sans perforation

(1) Reclus. *De la laryngotomie intercrico-thyroïdienne. (Clinique et critique chirurgicales*, p. 330, 1884.)

à la partie convexe de sa courbure. Avec une canule ordinaire pourvue d'un orifice supérieur, l'on risque de voir un fragment du cancer se détacher, ou voire même des végétations s'engager dans son calibre et causer la mort immédiate par asphyxie. La canule devra généralement être longue, surtout lorsqu'on fait la trachéotomie en bas, l'épaisseur des tissus à traverser étant alors beaucoup plus considérable. Lorsque le cancer se prolonge très bas dans la trachée, il faut que la canule dépasse par son ouverture inférieure les limites du mal, et c'est alors qu'elle devra avoir des dimensions telles que l'on sera obligé, après s'être servi pour l'opération même d'une canule de longueur juste suffisante, d'en faire construire une spéciale qui remplisse plus amplement l'indication. On devra veiller à sa fixation exacte ; car si elle venait à se déplacer, surtout dans les cas où elle a traversé des bourgeons cancéreux et fongueux, saignant au moindre contact, ou si elle était retirée, le trajet se refermerait facilement derrière eux et serait très difficile à retrouver ; c'est ainsi qu'Isambert perdit un de ses malades ; il lui fut impossible de remettre l'instrument en place et l'opéré mourut entre ses mains.

Tous les cas, heureusement, ne présentent pas ces complications, qui font alors de la trachéotomie une des opérations les plus redoutables de la chirurgie, une de celles qui demandent le plus d'habileté et de sang-froid.

Nous n'avons pas à indiquer ici les complications qui peuvent entraîner la mort pendant l'opération même, et qui proviennent ou de ce qu'elle a été entreprise *in extremis*, ou de dispositions anatomiques spéciales, ou d'accidents comme celui qui est arrivé à Isambert, ou encore de l'introduction de parcelles de tumeur ou de sang dans l'arbre aérien et de l'asphyxie subite ou rapide. En compulsant nos observations de trachéotomies pour cancers, nous constatons que le collapsus, l'asphyxie et les hémorrhagies sont les trois complications primitives les plus fréquentes, et qui ont entraîné la mort immédiate ou rapide la plupart du temps.

Lorsque le cancéreux a subi et supporté l'opération, quels sont les bénéfices qu'il en retire ?

Schwartz.   18

La trachéotomie est dirigée contre la dyspnée et les accès de suffocation pouvant devenir mortels d'un moment à l'autre.

Les combat-elle efficacement ? A cette question, l'on peut répondre par l'affirmative dans l'immense majorité des faits.

Le malade, qui était en proie à toutes les angoisses de l'asphyxie progressive ou rapide, est absolument soulagé lorsque la canule est introduite et que la respiration s'est rétablie. Cependant, il peut arriver, mais cela est tout à fait exceptionnel, que malgré l'ouverture de l'arbre aérien la dyspnée reparaisse à un moment donné et entraîne même la mort. C'est ce qui est survenu chez un malade de Krishaber. Une tumeur allongée flottant dans la trachée avait été repoussée en bas pendant l'opération, puis était venue boucher l'orifice de la canule et avait causé la suffocation mortelle.

Mais malgré la trachéotomie, un certain nombre d'opérés succombent dans les vingt-quatre heures, s'affaiblissant graduellement ; quelques-uns survivent quelques jours dans les mêmes conditions. La plupart, heureusement, une fois le calme rétabli, se retrouvent dans un état de santé très supportable.

Dans un certain nombre de cas, lorsque les troubles respiratoires dépendaient surtout de phénomènes inflammatoires et de l'œdème sous-muqueux du larynx, non seulement la dyspnée a été supprimée, mais encore, les malades ont retiré un grand bénéfice de la trachéotomie sous l'influence de laquelle les troubles de la voix, la dysphagie lorsqu'elle existe déjà, les douleurs, la salivation, ont pu être heureusement modifiés.

C'est ainsi que le docteur Fauvel rapporte dans son livre (obs. XVI) l'histoire d'un malade trachéotomisé par Demarquay pour un cancer du larynx, qui était aphone avant l'opération, qui put ensuite parler avec une canule à clapet. L'examen laryngoscopique montra que l'œdème qui existait avant la trachéotomie avait totalement disparu.

L'on comprend aisément que tous les symptômes qui dépendent des lésions que nous venons de signaler (inflammation et œdème), et qui s'améliorent généralement lorsque le larynx est mis au repos le plus complet par le passage de l'air à travers une ouverture artificielle, subissent concurremment une modification très favorable. Ce que nous avons dit de la dysphonie et de l'aphonie est aussi vrai pour les troubles de la déglutition, lorsqu'ils existent. Souvent, celle-ci redevient plus facile ; de même pour la salivation et les douleurs. Mais ce ne sont là que des rémissions passagères qui peuvent durer plus ou moins longtemps.

.Le cancer suit son cours, de nouvelles tuméfactions inflammatoires ou œdémateuses surviennent, la tumeur envahit autour d'elle ; la dysphagie et l'inanition qui en résultent, et tous les accidents que nous avons étudiés au chapitre de l'évolution, aboutissent au résultat que nous connaissons. Il n'est pas rare, lorsque le néoplasme végète par en bas, de voir des bourgeons de mauvaise nature, faire issue autour de la canule, saigner au moindre contact, s'étendre et hâter ainsi la mort du patient. Celle-ci est amenée soit par la marche naturelle et fatale de la maladie, soit par une complication intercurrente, soit accidentellement pendant un changement de canule.

C'est ainsi qu'un malade du docteur Fauvel mourut brusquement pour avoir enlevé sa canule qu'il croyait obstruée ; Kris haber a observé au moins une fois une hémorrhagie rapidement mortelle à l'occasion du changement de la canule chez un malade déjà opéré depuis plusieurs mois ; dans un autre cas, il vit survenir une hémorrhagie très grave, mais qu'il put arrêter.

Voici quelle a été la cause de la mort dans les cas où nous l'avons trouvée notée chez les opérés de trachéotomie, dont nous avons rassemblé les observations ; il est souvent difficile de la désigner exactement, parce que plusieurs se réunissent pour aboutir à la même fin.

*Causes de la mort chez les trachéotomisés
pour cancers du larynx.*

Epuisement et inanition	20
Cachexie. . . . . , . . .	13
Asphyxie.	10
Affections thoraciques inflammatoires. .	18
Hémorrhagies	7
Septicémie.	1
Phlegmon du médiastin	1
Morts subites sans causes trouvées à l'autopsie	2

Il ressort de ce tableau que la majeure partie des sujets atteints de tumeurs malignes du larynx succombent à l'inanition et à l'épuisement causés par le défaut de l'alimentation et par d'autres facteurs encore, tels qu'hémorrhagies successives, par exemple, à la cachexie, à des affections thoraciques, pneumonie, broncho-pneumonie et bronchite, œdème pulmonaire.

Mais ces terminaisons n'arrivent que relativement assez tard. comme le montre le tableau ci-après, qui nous fait voir quelle a été la durée de l'existence après la trachéotomie, dans tous les cas où elle a été indiquée.

Survie après la trachéotomie pour cancers du larynx.

Mort immédiate.	3	fois.
0 à 1 jour.	3	—
1 à 2 jours.	2	—
2 à 8 —	5	—
15 jours à 1 mois	6	—
1 mois à 2 —	6	—
2 — à 6 —	19	—
6 — à 1 an	32	—
1 an à 2 ans	12	—
2 ans à 3 —	2	—
3 — à 4 —	1	—
Quelques jours.	3	—
Quelques mois.	2	—
Cas non notés	12	—

En cherchant le nombre des opérés qui ont vécu de deux mois à deux ans, nous trouvons le chiffre de 63, qui représente plus de la moitié de tous les cas trachéotomisés ; 26 sont morts dans les deux premiers mois, soit de l'intervention opératoire, soit de la marche des lésions, qui n'a pas été enrayée par la trachéotomie ; 3 enfin ont survécu de deux à quatre ans. Nous ne croyons donc pas exagérer la survie moyenne de huit mois, qu'indique Augiéras (1) dans sa thèse.

On trouvera les indications nécessaires pour justifier notre tableau, dans la suite des 108 observations, les unes inédites, les autres publiées, qui suivent. A cette occasion, nous remercions de tout cœur le Dr L.-H. Petit qui nous a fourni un document précieux pour notre travail, en nous communiquant une quarantaine d'observations déjà relevées de cancers du larynx trachéotomisés.

1. — V. Ziemssen (p. 374). — II., 55 ans. Durée du mal : 1 an 1/2. Trachéotomie. Survie : nulle.

2. — Albertini (*Ann. d'Omodei*, 1877, t. CCXLI, no 45). — F., 30 ans Durée du mal ? Trachéotomie. Survie : nulle.

3. — (*Guy's Hosp. Reports*, 1877, t. XXII, p. 493). — Sexe ? Durée du mal ? Trachéotomie. Mort.

4. — (Ruhle, *Kehlkopfkrankh*, p. 91). — H., 34 ans. Durée du mal : 6 mois. Trachéotomie. Mort rapide.

5. — Gluge dans Ehrmann (*Polypes du larynx*, 1850, p. 21). — F., 40 ans. Durée du mal : plusieurs années. Trachéotomie. Mort rapide.

6. — Isambert. Contribut. à l'étude du cancer laryngé (*in Ann. des malad. de l'or. et du larynx*, 1876, p. 9). — H. âgé. Observé pendant plus d'un an, 1874. Trachéotomie. Survie courte.

7. — Bryson Delavau, de New-Yorck (Analyse *in Ann. des malad. de l'or. et du larynx*, 1882, p. 47). — H., 54 ans. Durée du mal : 3 ans. Trachéotomie. Survie : 6 heures.

8. — Schindler (*Kleinest' S. Ref.* t. I, 12, 7). — H. ? Durée du mal : 1 an. Trachéotomie. Survie : 12 heures.

(1) Augiéras. *De la trachéotomie dans le cancer du larynx.* (Thèse de Paris, 1880.)

9. — Latil. (*Bulletin soc. Anatom.*, 1878, p. 107). — H., 46 ans. Durée
mal : 3 mois. Trachéotomie. Survie : moins de 24 heures.

10. — Robinson (*Améric. Journal*, 1875, t. LXIX, p. 394). — H., 32
ans. Durée du mal : 3 ou 4 ans. Trachéotomie. Survie : 36
heures.

11. — Callevay (*Med. Times and Gaz.*, 1859, t. II, p. 383, Observ. 88).
— H., 50 ans. Durée du mal ? Trachéotomie. Survie : 48
heures.

12. — Isambert. (*Annales des malad. de l'or. et du larynx*, 1876,
p. 11). — H.? Durée du mal ?. Trachéotomie. Survie : 2 ou
3 jours.

13. Ballet (*Société anatomique*, 1878, p. 116). — F., 59 ans. Durée de
la maladie : 3 mois. Trachéotomie. Survie : 3 jours.

14. — Demarquay (*in Blanc, Th.* Paris, 1872, p. 34). — H.? Durée du
mal : plusieurs années. Trachéotomie. Survie : 4 jours.

15. — Bayer. Deux observ. de trachéotomie (*in Ann. des mal. de l'or.
et du larynx*, 1878, p. 223). — H., 39 ans. Durée de la maladie :
1 an au moins. Trachéotomie. Survie : 4 jours.

16. — Bayer (*Annales des malad. de l'or. et du larynx*, 1877, n° 5). —
H., 46 ans. Durée du mal? Trachéotomie. Survie : 7 jours.

17. — Krishaber (*Annales des malad. de l'or. et du larynx*, 1879, p.
154). — H., 68 ans. Durée du mal : 20 ans ? Trachéotomie. Sur
vie : quelques jours.

18. — Ollier (*in Blanc Th.*, Paris, 1872, p. 62). — Durée du mal : 1 an
Trachéotomie. Survie : quelques jours.

19. — Navratil (*Med. Presse.* Wien, 1868). Survie : quelques jours.

20. — *St. Bartholomeu's Hosp. Rep.*, 1876, t. XII, p. 39 de la statistique). H., 63 ans. Durée du mal ? Trachéotomie. Survie : 2
ou 3 semaines.

21. — Krishaber. (*In th. de Choukry*, p. 82). — F., 48 ans. Durée du
mal : 4 ans 1/2. Trachéotomie. Survie : 3 semaines.

22. — Lefort (*In th. de Choukry*, p. 88). — H., 40 ans. Durée du mal :
9 mois 1/2. Trachéotomie. Survie : 3 semaines.

23. Fauvel (*Malad. du larynx*, 1876, p. 751). — H., 52 ans. Durée du
mal : 1 an : Trachéotomie. Survie : 22 jours.

24. — Krishaber. Obser. de trachéotomie et de laryngotomie par le
procédé thermique (*in Malad. de l'or. et du larnyx*, 1878,
p. 156). — F., 48 ans. Durée du mal : 5 ans. Trachéotomie.
Survie : 3 semaines après état très satisfaisant.

25. — Quenu (inédit). — H., 57 ans. Durée du mal : 4 ans. Trachéotomie. Survie : 1 mois après, excellent état.

26. — Krishaber (*Annales des mal. de l'or. et du larynx*, 1879,
p. 216). — H. ? Durée du mal : 3 ans? Trachéotomie. Survie :
37 jours.

27. — Krishaber (*Annales des mal. de l'or. et du larynx*, 1876, p. 73).
— H., 63 ans. Durée du mal : plusieurs années. Trachéotomie. Survie : 6 semaines.

28. — Lee. (*St. Georges Hospital Reports*, t. III, p, 369, nᵉ 9). — H.,
46 ans. Durée du mal ? Trachéotomie. Survie : 42 jours.

29. — Krishaber. Le thermocautère appliqué à la Trachéotomie sur
l'adulte (*in Annales des mal. de l'or. et du larynx*, 1877, p. 85).
— H., 59 ans. Durée du mal : 4 ans et 3 mois. Trachéotomie.
Survie : Environ deux mois.

30. — Fauvel (*Mal du larynx*, 1876, p. 824). — H., 63 ans. Durée du
mal : 3 ans. Trachéotomie. Survie : 2 mois.

31. — Fauvel (*Mal. du larynx*, 1876, p. 827). — H., 56 ans. Durée du
mal : 1 an Trachéotomie. Survie : 9 semaines.

32. — Quenu (inédit). — H., 45 ans. Durée du mal? Trachéotomie.
Survie : 2 mois 1/2.

33. — Dreyfous. (*Bulletin Soc. anatom.*, 1876, p. 304). — H., 65 ans.
Durée du mal? Trachéotomie. — Survie : 2 mois 1/2.

34. — Richelot. De la laryngotomie intercrico-thyroïdienne. (*Bulletins
de la Soc. de chirurgie*, t. XII, p. 232, 1886). — H. Cancer propagé. Laryngotomie-intercrico-thyroïdienne. Survie : près
de 3 mois.

35. — Routier (Observ. inédite). — H., 41 ans. Durée du mal :
1 an 1/2. Trachéotomie. Survie : 3 mois.

36. — Fauvel (*Malad. du larynx*, 1876, p. 860). — 56 ans. Durée du
mal : 2 ans. — Trachéotomie. Survie : 3 mois.

37. — Krishaber (*Annales des malad. de l'or. et du larynx*, 1877.
p. 85). — H., 59 ans. Durée du mal : 3 ans 1/2. Trachéotomie,
Survie : 3 mois.

38. — Bertherand, in Ehrmann (*Polypes du larynx*, p. 26). — H., 60
ans. Durée du mal : 2 ans. Trachéotomie. Survie : 3 mois.

39. — Valéry Meunier (*Bullet. Soc. Anatomiq.*, p. 187. 1861). — H., 50
ans. Durée du mal : 29 mois. Trachéotomie. Survie : 3 mois
et demi.

40. — Richelot. De la laryngotomie intercrico-thyroïdienne (*Bulletins
de la Société de chirurgie*, t. XII, p. 229, 1886). — H., 52 ans.

Durée du mal : peu de temps. Laryngotomie intercrico-thyroïdienne pour cancer propagé. Survie : 3 mois, 19 jours.

41. — Descouts (*Th. Paris*, 1876). — H., 51 ans. Durée du mal : 2 ans.
Trachéotomie. Survie : 4 mois.

42. — Cadier (inédite). — H., 56 ans. Durée de la maladie : 7 mois.
Trachéotomie. Survie : 4 mois.

43. — Cartaz (*Bullet. Soc. Anatomiq.*, 1874, p. 551) — H., 70 ans. Durée du mal ? Trachéotomie. Survie : 4 mois.

44. — Koch (*Ann. des malad. de l'org. et du larynx*, 1879, p. 9. —
H., 43 ans. Durée du mal ? Trachéotomie. Survie : 4 mois.

45. — Fauvel (*Maladies du larynx*, 1876, p. 816). — H., 59 ans. Durée
du mal : 1 an. Trachéotomie. Survie : 4 mois.

46. — Poland (*Trausact. path. Soc.*, 1850, t. II, p. 205). — F., 31 ans.
Durée du mal : plusieurs années. Trachéotomie. Survie : 4
mois.

47. — Fauvel (*Maladies du larynx* 1876, p. 782). — H., 52 ans. Durée
du mal : 2 ans. Trachéotomie. Survie : 4 mois.

48. — Krishaber (*Ann. des mal. de l'or. et du larynx*, 1877. p. 82). —
H., 49 ans. Durée du mal : 13 mois. Trachéotomie. Survie : 4
mois.

49. — Solis Cohen (*Medical News*, 7 juillet 1883). — Trachéotomie.
Durée du mal ? Survie : 6 mois.

50. — Nicaise (*Progrès médical*, 1879, p. 67). — H., 49 ans. Durée du
mal : 18 mois. Trachéotomie. Survie : 6 mois.

51. — Decori (*Bullet. Soc. Anatomiq.*, 1862). — H., 60 ans. Durée du
mal : 2 ans. Trachéotomie. Survie : 6 mois.

52. — Marelle (*Th. Paris*, 1878, p. 51). — H., 57 ans. Durée du mal :
6 mois. Trachéotomie. Survie : 6 mois et demi.

53. — Solis Cohen (*Medical News*, 7 juillet 1883). — Durée du mal ?
Trachéotomie. Survie : 7 mois.

54. — Solis Cohen (*Medical News*, 7 juillet 1883). — Durée du mal ?
Trachéotomie. Survie : 7 mois.

55. — Fauvel (*Maladies du larynx*, 1876, p. 829). — H., 62 ans. Durée
du mal : 3 ans. Trachéotomie. Survie : 7 mois.

56. — Poyet (observation inédite de cancer). H., 59 ans. Durée du
mal : 2 ans. Trachéotomie. Survie : 8 mois.

57. — V. Ziemssen (p. 371). — Durée du mal ? Trachéotomie. Survie :
8 mois.

58. — Knox (*Glasgow medic. Journ.*, 1883, p. 254). — H., 26 ans. Durée du mal :   . Trachéotomie. Survie : 8 mois.

59. — Cadier (inédite). — H., 53 ans. Durée de la maladie : 2 ans et
demi. Trachéotomie. Survie : 8 mois.

60. — Fauvel (*Maladies du larynx*, 1876, p. 799). — H., 72 ans. Durée
du mal : 4 ans et demi. Trachéotomie. Survie : 8 mois.

61. — Fauvel (*Maladies du larynx*. 1876, p. 805). — H., 43 ans.
Durée du mal : plusieurs années. Trachéotomie. Survie : 8
mois, 10 jours.

62. — Moure (inédite). — H., 50 ans. Durée du mal : 26 mois en tout.
Trachéotomie. Survie : 8 mois et demi.

63. — V. Ziemssen (p. 371). — Durée du mal? Trachéotomie. Survie :
9 mois.

64. — V. Ziemssen (p. 371). — Durée du mal? Trachéotomie, Survie :
9 mois.

65. — V. Ziemssen (p. 371). — Durée du mal? Trachéotomie. Survie :
9 mois.

66. — Krishaber (*Ann. des malad. de l'or. et du lar.*, 1879, p. 153).
F., 32 ans. Durée du mal : 2 ans, 5 mois. Trachéotomie, Survie : 9 mois.

67. — Desnos (*Bullet. Soc. Anatomiq.*, 1878, p. 345). — H., 49 ans.
Durée du mal : 11 mois. Trachéotomie. Survie : 9 mois.

68. — Cooke (*The Lancet*, 1874, p. 412). — H., 58 ans. Durée du mal :
peu d'années. Trachéotomie. Survie : 9 mois.

69. — Trousseau (*Journ. des connais. médic. et chirurg.*, 1840, p. 133).
— H., 45 ans. Durée du mal : 3 ans. Trachéotomie. Survie :
9 mois.

70. — Monod (*Bullet. Soc. Anatomiq.*, 1876, p. 629). — H., 61 ans.
Durée du mal : 3 ans. Trachéotomie. Survie : 9 mois.

71. — Fauvel (*Maladies du larynx*, 1876, p, 831). — H., 55 ans. Durée
du mal : 2 ans. Trachéotomie. Survie : 9 mois.

72. — Fauvel (*Maladies du larynx*, 1876, p. 762). — H., 55 ans.
Durée du mal : 3 ans et demi. Trachéotomie. Survie : 9
mois.

73. — Bryson Delavau (*New-York Med. Record.*, 2 mai 1885.) — H., 40
ans. Durée de la maladie : 6 mois. Trachéotomie. Survie : 10
mois.

74. — Fauvel (*Maladies du larynx*, 1876, p. 820). — H., 49 ans. Durée
du mal : 3 ans. Trachéotomie. Survie : 10 mois.

75. — Moure (inédite). — H., 50 ans. Durée du mal : 30 mois, jusqu'à
la mort. Trachéotomie. Survie : 11 mois.

76. — Trousseau et Belloc (*Phthisie laryngée*, 1837, p. 132). — F.,
    32 ans. Durée du mal : 3 ans. Trachéotomie. Survie : 11 mois.

77. — Cadier (inédite). — H., 67 ans. Durée de la maladie : 8 mois.
    Trachéotomie. Survie : 1 an.

78. — Curling (*Transact. path. Soc.*, 1860, t. IX, p. 39). — H., 62 ans.
    Durée du mal : 1 an. Trachéotomie. Survie : 1 an.

79. — Fauvel (*Maladies du larynx*, 1876, p. 765). — H., 61 ans. Durée
    du mal : 2 ans 1/2. Trachéotomie. Survie : 1 an.

80. — Poyet. Observations inédites de cancer. — H., 55 ans. Durée
    du mal : 2 ans. Trachéotomie. Survie : 1 an.

81. — Castagné. Laryngotomie intercricothyroïdienne (Thèse de Paris,
    1884). — Laryngotomie intercricothyroïdienne pour un épi-
    thélioma du larynx. Durée du mal ? Survie : 1 an.

82. — V. Ziemssen (p. 371). Durée du mal ? Trachéotomie. Survie :
    1 an.

83. — V. Ziemssen (p. 371). Durée du mal ? Trachéotomie. Survie :
    1 an.

84. — Isambert. *Contribution à l'étude du cancer du larynx* (in *Ann.
    des mal. de l'oreille et du larynx*, 1876, p. 6). — H. ? Durée
    du mal : ? Trachéotomie. Survie : plus de 1 an.

85. — Krishaber (*Ann. des maladies de l'oreille et du larynx*, 1879,
    p. 212. — H., 62 ans. Duréa du mal : ? Trachéotomie. Survie :
    1 an passé.

86. — Solis Cohen (*Medical News*, 7 juillet 1883). Durée du mal ? Tra-
    chéotomie. Survie : 13 mois.

87. — Tachard et Verneuil (inédite). — H. ? Durée du mal : 3 ans.
    Trachéotomie. Survie : 13 mois.

88, — Fauvel (*Maladies du larynx*, 1876, p. 784. — F., 47 ans. Durée
    du mal : 6 ans. Trachéotomie. Survie : 14 mois.

89. — Poyet. Observations inédites de cancer. — H., 48 ans. Durée du
    mal : 2 ans 1/2. Trachéotomie. Survie : 14 mois.

90. — V. Ziemssen (p. 371). Durée du mal ? Trachéotomie. Survie :
    1 an 1/4.

91. — Poyet. Observations inédites. Cancer. — H., 47 ans. Durée du
    mal : 2 ans. Trachéotomie. Survie : 18 mois.

92. — Solis Cohen (*Medical News*, 7 juillet 1883. Durée du mal ? Tra-
    chéotomie. Survie : 18 mois.

93. — Reverdin (*Bullet Soc. Anatomiq.*, p. 47, 1871. — F..... Durée
    du mal ? Trachéotomie. Survie : 18 mois.

94. — Krishaber (*Ann. des maladies de l'oreille et du larynx*, 1879, p. 272. — H. Durée du mal : 6 ans. Trachéotomie. Survie 18 mois.

95. — Desprez. Du cancer du larynx. *Th. Paris*, 1882. — H., 50 ans. Durée du mal : longtemps. Trachéotomie. Survie : 3 ans.

96. — Poyer. Observations inédites de cancer. — F., 56 ans. Durée du mal : 3 ans. Trachéotomie. Survie : 3 ans.

97. — V. Ziemssen (p. 371). Durée du mal ? Trachéotomie. Survie : 3 ans 1/2.

98. — Schœffer (*Monatschrift für Ohrenheilkunde*, janvier 1878). H., 71 ans. Durée du mal : plusieurs années. Trachéotomie, Survie : peu de temps.

99. — Bayer. Deux observations de trachéotomie (in *Ann. des maladies de l'oreille et du larynx*, 1878, p. 222). — F., 71 ans. Durée du mal : depuis longtemps. Trachéotomie. Dix jours après la malade se passait de sa canule.

100. — Fauvel (*Maladies du larynx*, 1876, p. 842). — H., 72 ans. Durée du mal : 2 ans. Trachéotomie. Survie : plusieurs mois.

101. — Fauvel (*Maladies du larynx*, 1876, p. 754). — H., 58 ans. Durée du mal : quelques mois. Trachéotomie. Survie : quelques mois.

102. — De Launay. De la laryngotomie intercrico-thyroïdienne (*Thèse de Paris*, 1882). — H., 72 ans. Épithélioma du larynx. Durée du mal : 2 ans. Laryngotomie intercrico-thyroïdienne. Survie : ?

103. — Krishaber (*Ann. des maladies de l'oreille et du larynx*, 1877. p. 88.— H., 63 ans. Durée du mal : plusieurs mois. Trachéotomie. Survie : ?

104. — Gordon Buck (*New-York med. Journ.*, 1865, p. 266. — H. 47 ans. Durée du mal : plusieurs mois. Trachéotomie. Survie : ?

105. — Fauvel (*Maladies du larynx*, 1876, p. 801. -- H., 63 ans. Durée du mal : des années. Trachéotomie. Survie : ?

106. — Albert (*Wiener Medizinische Presse*, 1878, p. 1037.— F., 64 ans. Durée du mal : ? Trachéotomie. Survie : ?

107. — Krishaber (*Ann. des maladies de l'oreille et du larynx*, 1877, p. 68. — H., 42 ans. Durée du mal ? Trachéotomie. Survie : ?

108. — Silver (*Path. Soc. of London*, 1873, t. XXIV, p. 113. — H., 45 ans. Durée du mal : 26 mois. Trachéotomie. Survie : ?

Si nous jetons un coup d'œil général sur les services rendus par la trachéotomie, nous voyons que bien qu'opération palliative, elle a dans un grand nombre de cas donné un résultat incomparablement supérieur à la laryngectomie, et cela sans faire courir aux malades les dangers qui sont inhérents, soit à l'extirpation totale, soit à l'extirpation partielle du larynx. Si nous ajoutons à cela qu'il est des cas où, de toute façon, elle n'est que la seule ressource applicable, nous comprendrons facilement l'hésitation du chirurgien qui se trouve en présence d'un cancer du larynx, fut-il même bien disposé en faveur de la laryngectomie.

Dans une lettre récente que Solis Cohen adresse à ce sujet au Dr Fauvel, et que celui-ci nous a gracieusement communiquée, nous trouvons qu'avec les cas nouveaux publiés depuis, l'opinion de cet auteur n'a pas changé. De même qu'en 1883, devant le congrès de Philadelphie (1), il soutenait la trachéotomie palliative, de même, encore aujourd'hui, il est d'avis que l'extirpation du larynx ne donne pas des résultats tels qu'on puisse la considérer comme un progrès dans la cure du cancer laryngien.

A côté de la trachéotomie, comme mesures palliatives de la dyspnée, nous trouvons certaines autres manœuvres chirurgicales qui peuvent rendre de grands services, mais doivent être employées avec une grande circonspection et prudence : nous voulons parler des ablations palliatives de fragments de la tumeur facilement accessibles par les voies naturelles. Nous avons déjà montré, au moment où nous avons étudié le traitement curatif par ces dernières, quels bénéfices le malade pouvait en retirer dans certains cas. Mais il faut se rappeler que plus on touche à une tumeur de mauvaise nature, à moins d'indications vitales, plus elle a de tendance à s'étendre, à marcher et à provoquer des accidents qui ne seraient probablement pas arrivés aussi vite sans une intervention intempestive.

2º *Indications fournies par les troubles de la déglutition.* — Après ceux de la respiration, ils dominent de beaucoup le tableau pa-

____

(1) Solis Cohen. *Does excision of the larynx tend to the prolongation of life,* Philadelphia, 1883.)

thologique. Ils débutent généralement bien plus rapidement, dans les cas de cancers extrinsèques et pharyngo-lyngiens que lorsque le cancer est limité à la cavité du larynx. Alors aussi il deviennent rapidement une menace pour la vie et le chiffre des opérés de trachéotomie morts d'épuisement et d'inanition nous montre assez leur rôle dans la production de la terminaison fatale.

La trachéotomie en elle-même, comme nous avons eu l'occasion de le dire, peut les amender, lorsqu'ils sont dus à l'œdème et à l'inflammation des parties molles ; à partir d'un certain moment il n'en est plus ainsi, et il faut alors intervenir directement, soit que la déglutition soit excessivement douloureuse, soit qu'il y ait un véritable rétrécissement des voies digestives.

Les seules ressources que nous ayons à notre disposition, lorsque la déglutition des liquides devient difficile, voire même impossible, sont le cathétérisme, avec la sonde œsophagienne, soit intermittent et pratiqué toutes les fois qu'il s'agira d'alimenter le malade ; soit permanent, à l'aide d'une sonde introduite par une fosse nasale et laissée à demeure. On recourra à la première manière de faire, lorsque la manœuvre sera relativement facile et peu douloureuse, à la seconde, lorsque les conditions inverses se présenteront.

Dans un intéressant rapport sur un mémoire de Krishaber, le professeur Lannelongue (1) a montré que cette conduite ne date pas d'aujourd'hui, puisque Boyer l'employa déjà chez une femme atteinte de rétrécissement cancéreux de l'œsophage qui mourut après avoir gardé la sonde pendant cinq mois.

Dans l'observation principale du mémoire de Krishaber, le cathéter fut placé chez une femme atteinte de cancer œsophago-laryngien, et resta à demeure pendant trois cent cinq jours, au bout desquels elle mourut. L'autopsie n'a révélé aucun désordre produit par l'instrument au bout de ce long séjour.

Nous n'hésitons donc pas à recommander cette manière d'agir lorsqu'on y sera forcé, si on le peut et si le sujet le tolère.

(1) Lannelongue. *Traitement des rétrécissements de l'œsophage par la sonde œsophagienne à demeure.*(*Bulletins de la Soc. de chir.*, 2 mars 1881.) — Krishaber. *De la sonde œsophagienne à demeure*, Paris, Masson, 1882.)

Lorsque la dysphagie existe de par la présence d'une épiglotte envahie par le cancer, lors même que l'ablation ne pourrait pas être radicale, il y a lieu de songer à l'extirpation de cet organe par les voies naturelles, pour rétablir la liberté de la déglutition pendant un certain temps. Solis Cohen dit avoir retiré de très bons résultats de cette manière de faire, dans les cas de cancers extralaryngés.

Comme ressource ultime, nous aurions encore à notre disposition les lavements nutritifs et enfin la gastrostomie. Mais les faits nous manquant pour discuter cette dernière opération, nous ne ferons donc que la signaler.

3° *Des indications fournies par les autres symptômes des tumeurs malignes.* — Les plus pénibles pour le malade, sont les douleurs, la salivation; les plus graves les hémorrhagies; les plus répugnants pour l'entourage, la fétidité de l'haleine.

Contre chacun, il y a lieu de diriger une médication palliative, qui les atténuera si elle ne les fait pas disparaitre.

Les douleurs sont quelquefois atroces, tantôt provoquées par a déglutition, tantôt spontanées.

Lorsque la déglutition est améliorée, soit par la trachéotomie ou supprimée par le cathétérisme, le premier facteur disparaît, ou est considérablement diminué par cela même.

Lorsqu'elles persistent et qu'elles sont spontanées, nous aurons à notre disposition toute la série des narcotiques dont le plus recommandable est certainement le chlorhydrate de morphine en injections hypodermiques. Il n'y a pas lieu d'en craindre l'administration, la première indication étant celle de soulager , puisque nous ne pouvons guérir. A coté d'elles se placent les inhalations calmantes et les topiques composés de poudres ou de solutions narcotiques portées profondément jusque sur le siège du mal. Souvent par les mêmes soins la salivation sera diminuée ainsi que l'abondance de la sputation ichoreuse.

De légères cautérisations avec des solutions caustiques faibles de nitrate d'argent, d'acide chromique ont été recommandées par Isambert, Solis Cohen, pour modifier ces états. L'odeur sera combattue par des gargarismes et des lavages avec des solutions de permanganate de potasse ou de tout autre antiseptique non nuisible et non irritant.

Contre les hémorrhagies, les attouchements avec un tampon imbibé de perchlorure de fer ou de tout autre hémostatique pourront rendre service, à moins qu'il ne soit possible d'enlever directement par le galvanocautère chez le trachéotomisé, les parties qui donnent lieu à l'écoulement sanguin. Tous ces moyens bien entendus et variés suivant les indications fournies par chaque cas et suivant aussi la manière de voir de chaque chirurgien procureront assez souvent un état de santé très tolérable jusqu'à la terminaison fatale.

Lorsqu'il se produira des phlegmons, des abcès, ils seront traités comme toujours, et ouverts dès qu'il le faudra ; souvent ils restent fistuleux et les végétations cancéreuses font éruption par l'orifice artificiellement créé.

4º *Indications fournies par l'état général.* — Soutenir les forces du patient, par tous les moyens possibles, les analeptiques et les reconstituants, c'est là le rôle du médecin ; nous ne croyons pas devoir y insister plus longuement. Tel est le traitement palliatif des tumeurs malignes du larynx, soit que la cure radicale n'ait pu être obtenue et que les récidives soit survenues, soit qu'il ait été institué d'emblée.

Résumé du traitement des tumeurs malignes.

Si, nous retournant après le chemin parcouru, nous jetons un coup d'œil d'ensemble sur le traitement des tumeurs malignes et sur les résultat obtenus, noûs voyons que le larynx n'est malheureusement pas mieux favorisé sous ce rapport que les autres conduits et organes muqueux de l'économie. Pour lui, comme pour le rectum, le pharynx, l'utérus, on a tenté la cure radicale par des opérations chirurgicales merveilleusement combinées ; l'on a osé s'attaquer à la continuité du tube respiratoire lui-même, enlevant largement et complètement les parties malades ; on y était d'autant plus engagé que de tous les cancers, c'est peut-être celui qui reste localisé le plus longtemps, qui infecte le plus rarement les ganglions et l'économie ; le succès opératoire a comblé dans un certain nombre de cas ces louables efforts et a démontré, jusqu'où peut aller la médecine opératoire ; mais le succès thérapeutique n'a pas été obtenu, loin de là.

Pour toutes ces raisons, nous croyons que la trachéotomie et les moyens que nous avons passés en revue resteront encore le plus souvent le seul traitement palliatif des accidents que provoquent les tumeurs malignes du larynx, tant que nous ne connaîtrons pas leur origine et leur nature intimes, tant au moins qu'un diagnostic précoce et précis ne nous permettra pas de les découvrir dès leur première apparition.

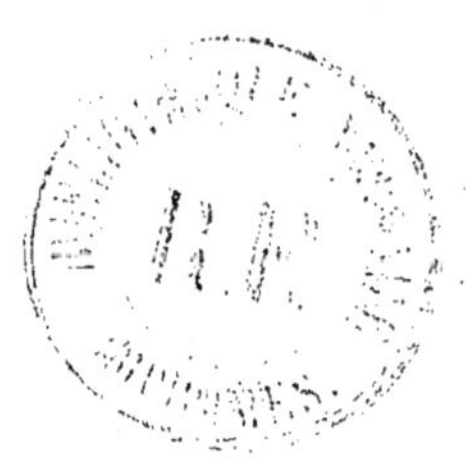

INDICATIONS BIBLIOGRAPHIQUES

QUELQUES TRAVAUX ET MÉMOIRES.

Bœckel. (J. et Eug.) — Polypes et néoplasmes du larynx (Dictionnaire de Médecine et de Chirurgie pratiques, t. XX, p. 302, 1875).

Bœcker. — Extirpation von 12 Kehlkopfpolypen (Deutsche Klinik n°s 38-40, 1874, p. 300).

Boyer. — Traité des Maladies chirurgicales, t. V, p. 492.

Brouardel. — Rapport sur une observation de cancer du larynx (Société anatomique, 1863, p. 26).

Bruns. (V.). — 23 Nene Beobachtungen (Von Polypen des Kehlkopfes, II, Ausg. Tübingen, 1873).

Butlin. — Two Cases of carcinome of the larynx with remark's. (Brit. med. Journ. 8 march 1884).

Cohen Solis. — Diseases of the Throat (New-York, 1872).

Demarquay. — Cancer primitif du larynx (Union Médicale, n° 33, 1870. Gazette des Hôpitaux, n° 33, 1870).

Durham. — On the operation of opening the larynx by resection of the cartilages (The Lancet n° 25, 1871, p. 749, Med. Chirurg. Transact, 1872, vol. LV, p. 17).

Eeman (de Gand). — Syphilome des deux cordes vocales inférieures (Revue de Laryngologie de Moure. février 1886, p. 77).

Elsberg. — Cancer intra-laryngé (New-York med. Record., p. 719, 1882).

Fletcher Ingals. — Malignant disease of the larynx ; associated with cancer of the Breast (Archiv of Laryngology., p. 145, t. I, 1880).

Frânkel. — Du Carcinome du larynx (XV° Congrès de la Société allemande de Chirurgie, 9 avril 1886).

Heinze. — Observations laryngoscopiques multiples (Leipzig, Archivs der Heilk. 1875, p. 65).

Hope (B.) — Removal of papilloma of the larynx ; under local ane.

Schwartz.   19

thesia by hydrochlorat of cocaïne (New-York Médic. Journ.,
22 novembre 1884, p. 587).

Isambert. — De l'emploi de l'acide chromique comme caustique dans
les maladies de la gorge et du larynx (Bulletin général de Thérapeutique, vol. 83, p. 41, 1872).

Jelenffy. — Gegen die Laryngofission (Wiener Mediz. Wochensch.,
p. 1123, 1873).

— — Eine neue Methode zur Ausrottung von Kehlkopfpolypen
(Wiener mediz. Wochenschrifft, n° 11, 1873, p. 243).

Koch (Paul). — Contribution à l'étude du cancer laryngien (Annales des
Maladies de l'oreille et du larynx, t. VI, p. 38, 1880).

Krishaber. — Art. Larynx, Cancer du larynx du (Dictionnaire
encyclopédique des sciences médicales, 2ᵉ série, t. I, p. 769,
1876.)

Labus. — Casuistico di tumori laryngei (Milan, 1873). — Operazioni
laryngoscopiche (Milan, 1874).

Lafont et Isambert. — Cancer intrinsèque du larynx (Annales des maladies de l'oreille et du larynx, t. II, p. 78, 1876).

Langenbeck. — Uber pharyngotomia subhyoïdea (Berliner klinische
Wochenschrift, n°ˢ 2 et 3, 1870, p. 13 et 29).

Lefferts. (G.) — 9 cas de polypes du larynx (The medical Record, New-
York, fev. 1878). — Anal. dans Annales des maladies de
l'oreille et du larynx, t. IV, p. 232, 1878.

Lewin. — Erfahrungen über Larynxtumoren (Berliner klinische Wochenschrift, n° 37, 1874, p. 466).

Livon. — Du traitement des polypes laryngiens (Thèse Paris, 1873).

Mackenzie (M.). — Papillomatous growths in the larynx and trachea
Recurrence after thyrotomy (Transactions of the patholog. Society, t. XXV, p. 39, 1874).

Mackenzie (M.). — On the removal of growths from the larynx (The
Lancet, p. 12, 796, 1871).

Mackenzie (M.). — Cancerous ulceration of the épiglottis (Transactions
of the pathological Society, t. XIX, 1869, p. 61).

Mackenzie (M.). — On the results of thyrotomy for the removal of
growths the larynx (British med. Journ. April., 23, 1873, p. 458).

Mackenzie (M.). — Primary carcinom in the cervical glands; secundary
affection of the larynx (British med. Journal, 24 décembre
1870, p. 682).

Mandl. — Traité pratique des maladies du pharynx et du larynx. (Paris
1872, p. 736 (Polypes); p. 691 (Cancers).

Marmagen. — Traitement électrolytique des tumeurs laryngiennes (Monatschrift für Ohrenheilkunde, n° 5, 1876).

Marmagen (C.). — Zur operation der Kehlkopfgeschwülste (Deutsche Zeitschrifft fur practische Medizin, n° 20, 1876).

Michel (Carl). — Laryngoscopische Operationen (Deutsche Zeitschrift für chirurgie, Bd. IV, p. 454, 1874).

Moure. — Tumeurs papillaires du larynx chez un enfant de 5 ans ayant simulé une adénopathie trachéo-bronchique (Annales des maladies de l'oreille et du larynx, t. VI, p. 146, 1880).

Navratil. — ZurExtraction der Kehlkopfpolypen (Wiener mediz. Presse n° 49-50, 1871, p. 1237, p. 1268).

Navratil. — Beitrag gur Behandlung der Kehlkopfneubildungen (Berliner klinisch. Wochenschrifft, n° 48, 51, 1868, p. 488 et 525).

Newmann (David). — Twolectures on Tumours of the larynx (British med. Journal, p. 579, 1886).

Otto. — Hématome des replis aryténo-épiglottiques (Deutches Archiv f. klinische Médizin, t. XXVII, p. 580, 1880).

Poyet. — Manuel pratique de laryngoscopie, Paris 1883.

Redon. De la Bronchotomie préliminaire, thèse Paris, 1878.

Reichel. — Ueberr den werth der Galvanocaustik als operationsméthode zur Entferming von heubildungen des Kehlkopfes (Berlin. klinische Wochenschrift, n° 51, 1869, p. 556).

Reichelt. — Tumores laryngei (Inaug. Dissertat., Breslau, 1861).

Reverdin. — Polypes du larynx: — Opération. (Revue médicale Suisse Rom., p. 156, 1883.

Richelot. — Laryngotomie intercrico-thyroïdienne. (Union médicale, 11 avril 1886).

Rühle. — Die Kehlkopf krankheiten. (klinisch bearbeitet. Berlin 1861, p. 224).

Ryland. — Treatise on the Diseases and Iujuries of the larynx and Trachea, 1837.

Saint-Germain (de). — De la laryngotomie (Gaz. des hôp. 29 avril 1875).

Sajous (Ch. E.). — Lectures on the diseases of the Nose and Troath. Philadelphia, 1885.

Schech. — Die Galvanocaustik in der chirurgie (Aerztliches Intelligensblatt; n°s 43-44, 1877).

Scheff. — Neue modification eines Kehlkopfinstrumentes, zur Entfernung von Tumoren, die auf der Fläche der Stimmbänder sitzen. (Deutsche Klinik, n° 28, 1874, p. 221).

Schnitzler. — Aniwendung der Galvano-caustik bei kehlkopfkrankheiten (Wochenblatt der Ges der Wiener Arzte, n° 4E, 1868).

Schrôtter. — Ueher dax cocaïnum muriaticum al sanœstheticum für den larynx. (Wiener médiz Zeitung, n° 48, 1884).

Schrôtter. — Ueber Spaltung des kehlkopfes zur Entfernung, von Neu-gebilden. Œsterreichische med. Jahrbücher, p. 8, 1869.

Sommerbrodt. — Larynxcysten (Breslauer àrtztliche Zeischrifft, n° 1 1880).

Trélat. — Académie de médecine, 28 avril 1863. Société de chirurgie, 30 mars, 13 avril 1864 (Laryngotomie pour polype).

Trimbach. — Extirpation des tumeurs laryngiennes (Th. Strasbourg, 1869).

Urlina. — Laryngotomie pour un polype sous-glottique : opération dans la position de Rose (Congrès de laryngologie, Milan, 1880).

Wyss (O.). — Ueber operationen im inneren des kehlkopfes (Correspon-denzblatt der Schweitzer Artze, n° 13, 1872, p. 285).

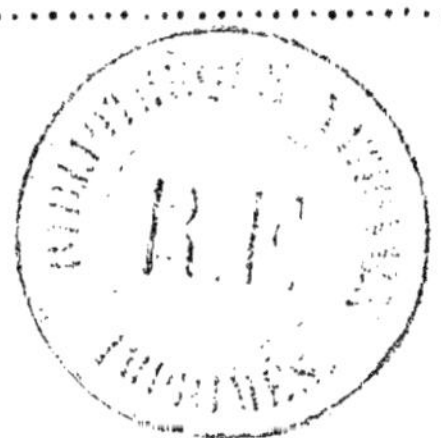

Paris. — Typ. A. PARENT, A. DAVY, succ., imp. de la Faculté de médecine,
52, rue Madame et rue Corneille, 8

CRUVEILHIER. — **Anatomique pathologique du corps humain**, ou Description avec figures lithographiées et coloriées des diverses altérations morbides dont le corps humain est susceptible. 2 vol. infolio, avec 230 planches coloriées. 456 fr.

CZERMAK (J.-N.). — **Du laryngoscope** et de son emploi en physiologie et en médecine. 1860, in-8 avec 2 pl. et 31 fig. 3 fr. 50

DECAYE. — **Précis de thérapeutique chirurgicale.** 1882, 1 vol. in-18 jésus. 6 fr.

Encyclopédie internationale de chirurgie, ouvrage précédé d'une introduction par L. Gosselin. 1883-1886, 7 vol. gr. in-8 de chacun 800 pages à 2 col., avec environ 3,500 figures. Prix de chaque volume. 17 fr. 50

En vente. — Tome I : Pathologie chirurgicale générale, maladies infectieuses et virulentes. — Tome II : Chirurgie générale, maladies chirurgicales communes aux divers tissus. — Tome III : Peau, Muscles, Vaisseaux et Ganglions lymphathiques, Vaisseaux sanguins (Plaies, Affections chirurgicales, Anévrysme), Nerfs. — Tome IV : Os et Articulations (Fractures, Inflammation des os, Luxations, Maladies des articulations), Résections et Tumeurs. — Tome V : Tête, Yeux, Oreilles, Bouche, Face, Nez, Dents, Cou, Rachis. — Tome VI : Larynx, Poitrine, Sein, Abdomen, Hernie, Anus et Orthopédie.

Sous presse : Tome VII (fin).

GOSSELIN (L.). — **Clinique chirurgicale de l'hôpital de la Charité**, 3e *édition*. 1878, 3 vol. in-8, avec figures. 36 fr.

GUYON (F.). — **Eléments de chirurgie clinique**, comprenant le diagnostic chirurgical, les opérations en général, l'hygiène, le traitement des blessés et des opérés. 1873, in-8, avec 63 figures. 12 fr.

JULLIEN (Louis). **Traité pratique des maladies vénériennes.** 1886, 1 vol. in-8 de 1,271 pages, avec 246 fig., cartonné. 21 fr.

LEBERT. — **Traité d'anatomie pathologique générale et spéciale,** ou Description et iconographie pathologique des affections morbides, tant liquides que solides, observées dans le corps humain. 2 vol. in-fol. de texte, et 2 atlas in-fol., comprenant 200 planches dessinées d'après nature, gravées et coloriées. 615 fr.

MANDL (L.). — **Hygiène de la voix parlée ou chantée**, suivie du formulaire pour le traitement des affections de la voix. 1879, in-18 jésus de 320 p., avec figures. 4 fr. 50

RINDFLEISCH (Edouard). — **Eléments de pathologie**, traduit et annoté par le docteur Schmitt, avec une préface, par H. Bernheim. 1886, 1 vol. in-8 de XVI-400 pages.

SESTIER. — **Traité de l'angine laryngée œdémateuse.** 1 volume in-8. 7 fr. 50

TROUSSEAU et BELLOC (H.). — **Traité pratique de la phthisie laryngée**, de la laryngite chronique et des maladies de la voix. 1 vol. in-8 de 488 pages avec 9 planches. Figures noires, 7 fr. Figures coloriées. 10 fr.

TURCK (Ludwig). — **Méthode pratique de laryngoscopie.** 1861, in-8. 80 pages, avec 1 planche lithographiée et 20 figures. 3 fr. 50

VIRCHOW. — **La pathologie cellulaire** basée sur l'étude physiologique des tissus, 4e *édition* revue et complétée par Is. Straus. 1874, 1 vol. in-8, avec 157 figures. 9 fr.

www.ingramcontent.com/pod-product-compliance
Lightning Source LLC
LaVergne TN
LVHW051105060726
842525LV00003B/786